U0321643

穴位贴敷治疗

朱坤福◎著

吉林科学技术出版社

图书在版编目（CIP）数据

穴位贴敷治疗 / 朱坤福著 . -- 长春 ：吉林科学技术出版社，
2017.5
ISBN 978-7-5578-2548-5

Ⅰ . ①穴… Ⅱ . ①朱… Ⅲ . ①穴位－中药外敷疗法
Ⅳ . ① R244.9

中国版本图书馆 CIP 数据核字（2017）第 117240 号

作　　者	朱坤福	策 划 人	刘行光		责任编辑	孟　波	端金香
出 版 人	李　梁	封面设计	陈　翠		制　　版	吴兰娇	

开　　本　710×1000mm　　1/16
字　　数　250 千字
印　　张　26.5
版　　次　2017 年 7 月第 1 版　　　　　印　　次　2019 年 10 月第 3 次印刷
出　　版　吉林科学技术出版社　　　　　发　　行　吉林科学技术出版社
地　　址　长春市人民大街 4646 号　　　邮　　编　130021
发行部电话 / 传真 0431-85635177　85651759　85651628　85652585　85635176
储运部电话 0431-86059116　编辑部电话 0431-86037576　网址 www.jlstp.net
印　　刷　廊坊市鸿煊印刷有限公司
书　　号　ISBN 978-7-5578-2548-5
定　　价　59.00 元

如有印装质量问题 可寄出版社调换

版权所有　翻印必究 举报电话：0431-85635186

序　言

　　穴位贴敷疗法，是以中医经络学说为理论依据的独特疗法，涉及中医经络学、中药药剂学、中药炮制学、中药药理学、中医治疗学等多学科的理论与技术，是我国劳动人民在长期与疾病斗争中总结出来的一套独特的、行之有效的治疗方法，有着悠久的发展历史和独特的治疗效果。穴位贴敷疗法经历代医家的实践、认识、再实践、再认识的发展过程，成为中医治疗学的重要组成部分，理论日臻完善，研究日益深入，应用覆盖临床各科，医患接受与认可度越来越高。

　　朱坤福先生出身于中医世家，自幼对中医有着浓厚的兴趣。大学阶段即开始研究《理瀹骈文》《肘后备急方》《张氏医通》等大量古典中医文献，对穴位贴敷疗法喜好有加，立志发扬光大这门中医独门绝技，并废寝忘食的钻研穴位贴敷疗法。毕业后独立应诊，利用穴位贴敷治疗法治疗风湿骨病、痛经、失眠、疼痛等疾病，效果显著，深受广大患者信任与爱戴。为了服务更多的患者，朱坤福于 2005 年创办了山东朱氏药业集团公司，在传承古中医穴位贴敷疗法精华的基础上，利用现代科学技术，探索并打造新的贴膏贴剂生产工艺，使中医穴位贴敷疗法重新焕发生机。目前，公司贴膏生产涵盖骨科、儿科、妇科等，年销售额 10 亿元以上，已成为全国销量第一的贴膏生产基地，其本人也被授予为中国健康产业领军人物、中国优秀企业家、中国品牌企业创新人物等称号。

　　在服务患者的同时，朱坤福笔耕不辍，系统的整理了古今医家穴位贴敷治疗疾病的有效方法，同时根据自身从医的经验，旁征博引，广聚名方，通贯古今，在更深程度上将穴位贴敷治疗方法丰富细化，几易其稿，终成《穴位贴敷治疗》一书。

　　《穴位贴敷治疗》即将付梓，邀我作序，谨以本人对朱坤福先生的精神与业绩的感言为序。

泰　山　学　者

山东中医药大学青岛中医药研究院院长

教　授　博　导

二 〇 一 七 年 七 月

前　言

　　穴位贴敷疗法有着悠久的历史，与汤剂有异曲同工之妙，是一种传统的中医治病的外治方法，在我国民间广为流传。晋代医学著作《肘后方》中，记载有"治疟疾寒多热少，或但寒不热，临发时，以醋和附子末涂背上"；宋代《太平圣惠方》载有"治疗腰脚风冷痛有风"、"川乌头三个去皮脐，为散，涂帛贴，须臾即止"；明代《普济方》载有"鼻渊脑泻，生附子末、葱涎和于泥，罨涌泉穴"；明代医圣李时珍《本草纲目》载有"以赤根捣烂，八元寸，贴于脐心，以帛束定，得小便利则肿消"。其他如《外台秘要》《简集方》《经验方》《摘玄方》《小品方》等历代医方典籍中，都有关于穴位贴敷疗法的详细记载。

　　贴敷疗法历经数代不断发展和完善，在理论研究和临床应用方面都有新的突破和进展。其价值在于既有药物对穴位的刺激作用，又有药物本身的作用，而且在一般情况下往往是几种治疗因素之间相互影响、相互作用和相互补充，共同发挥的整体叠加治疗作用，使疗效更为明显，一般无危害性和毒副作用。现在贴敷疗法日益受到医学界同仁的重视，已成为人们日常生活中医养健的一种常见方法。在中医"治未病"思想的指导下，国内许多中医院开展三伏贴和三九贴，对一些慢性发作性疾病进行防治，取得了很好的疗效，在国内具有广泛的应用人群和社会影响力。

　　笔者自幼受家传影响，特别是上世纪末有幸在农村工作多年，面对条件艰苦、缺医少药的情况，运用了民间疗法，积累了丰富的经验。此后，在临床中常单用或配用穴位贴敷疗法及其他民间疗法治疗疾病，不仅方便了患者就诊，减轻了病人经济负担，而且临床疗效不断提高。为了将贴敷疗法发扬光大，也为了满足广大读者对中医养生保健的需求，笔者根据多年临床实践，并广泛收集古今医学文献资料，结合家传和师授经验，几经易稿，始编著成《穴位贴敷治疗》一书。

　　本书分上、中、下三篇。上篇简要介绍了穴位贴敷治疗的基本知识，包括穴位贴敷疗法的历史、功用与作用机制、操作流程与注意事项、适应证与禁忌证、穴位选用的原则和方法等；中篇介绍了穴位贴敷治疗的常用药剂，包括穴位贴敷疗法的药物选择、剂型分类、常用中药，并列选通用贴敷通治方30首；下篇重点介绍了呼吸系统、心血管系统、神经系统、消化系统、内分泌系统、妇科、儿科、泌尿生殖系统、五官科、外科和骨科等一百多种常见多发病和部分疑难病症，且每种病细分为病症概述、辩证分析、治疗方法和医生建议。本书对唐、宋以来历代名家医籍以及现代医家、中医期刊、杂志、报刊中发表的贴敷验方、秘方广收博引，遍采众方，纳精荟萃，搜罗完备，计选方约1000首。每方按穴位、药物组成、制用方法、主治、附记等内容依次排列，条分缕析，井然有序。所用药物，取之方便，且方简药微，临床每收良效。为方便读者查找穴位，特意在书末附"穴位贴敷常用穴位分布图"。

　　本书适用于临床医师和基层医务工作者临床参考使用，也可作为家庭养生保健的常备用书。由于编者水平有限，难免有错误疏漏之处，敬请广大读者批评指正。

2017年5月于燕贻堂

目　录

第二章、穴位贴敷治疗的常用中药

第三章、穴位贴敷治疗的通用膏方

下篇 穴位贴敷治疗的常见病症

第一章、呼吸系统病症

第二章、心血管系统病症

第三章、神经系统病症

第四章、消化系统病症

第五章、内分泌系统病症

第六章、妇科病症

第七章、儿科病症

第八章、泌尿生殖系统病症

第九章、五官科病症

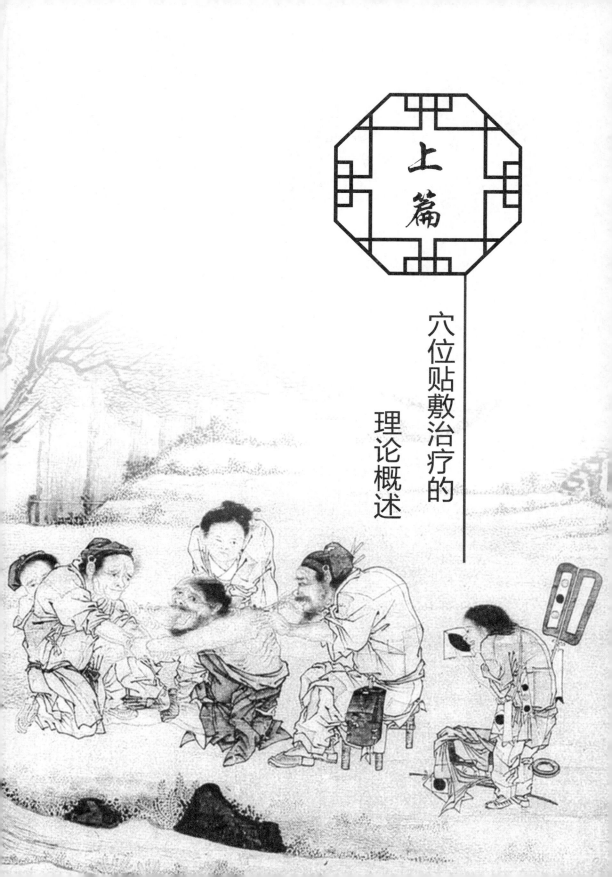

上篇

穴位贴敷治疗的

理论概述

第一章、穴位贴敷治疗的基础知识

第一节、穴位贴敷治疗的历史和发展

穴位贴敷疗法是中医临床常用的外治方法，是指在中医基本理论的指导下根据治疗需要将各种不同的药物制成相应的剂型，贴敷于患处或一定的穴位上，通过药力作用于肌表，传于经络、脏腑，从而达到治疗目的的一种方法。其中某些带有刺激性的药物贴敷穴位可以引起局部充血发泡甚至化脓如灸疮，此时又称为"天灸"或"自灸"，现代也称发泡疗法。若将药物贴敷于脐中（神阙穴），通过脐部吸收或刺激脐部以治疗疾病时，又称敷脐疗法或脐疗。

穴位贴敷疗法的应用在我国有着悠久的历史，可以追溯到原始社会时期。人们用树叶、草茎等涂敷伤口，治疗与猛兽搏斗所致的外伤，进而逐渐发现有些植物外敷能减轻疼痛并止血，甚至可以加速伤口的愈合，这可看做是中药贴敷治病的起源。

在1973年湖南长沙马王堆3号汉墓出土的我国现存最早的医方专著《五十二病方》中，有"妱……以蓟印其中颠"的记载，即用芥子泥贴敷于百会穴，使局部皮肤发红，治疗毒蛇咬伤。春秋战国时期，人们对穴位贴敷疗法的作用和疗效已有一定的认识并逐步运用于临床。在《黄帝内经·灵枢·经脉篇》记载"足阳明之筋……颊筋有寒，则急引颊日移口，有热则筋缓，不胜收放僻，治之以马膏，膏其急者，以白酒和桂，以涂其缓者……"，被后世誉为膏药之始。东汉时期的医圣张仲景在《伤寒杂病论》中记述了烙、熨、外敷、药浴等多种外治之法，而且列举的各种贴敷方，有证有方，方法齐备，如治劳损的五养膏、玉泉膏，至今仍有效地指导临床实践。

上篇 穴位贴敷治疗的理论概述

3

晋唐时期，随着针灸学的发展，医家把外敷法与经络腧穴的功效相结合，出现了穴位贴敷疗法。晋·葛洪的《肘后备急方》中记载"治疟疾寒多热少，或但寒不热，临发时，以醋和附子末涂背上"，并收录了大量的外用膏药，如续断膏、丹参膏、雄黄膏、五毒神膏等，并注明了具体的制用方法。唐·孙思邈在《孙真人海上方》中写道："小儿夜哭最堪怜，彻夜无眠苦通煎，朱甲末儿脐上贴，悄悄清清自然安"，并提出了"无病之时"用青摩卤上及足，动以避"寒心"等未病先防的思想。宋明时期，中药外治法不断改进和创新，极大地丰富了穴位贴敷疗法的内容。宋代的《太平圣惠方》《圣济总录》，明代的《普济方》《本草纲目》中均收载了不少穴位贴敷方并为人们所熟知和广泛采用。

　　清代是穴位贴敷疗法较为成熟的阶段，出现了不少中药外治的专著，其中以《急救广生集》《理瀹骈文》最为著名，二者较为完整的理论体系标志着贴敷疗法的成熟。《急救广生集》又名《得生堂外治秘方》，是程鹏之经数十年精心汇聚而成，详细地记载了清代嘉庆前千余年的穴位外敷治病的经验和方法，并强调在治疗过程中应注意"饮食忌宜""戒色欲"等，是后世研究和应用外治的经典之作。继《急救广生集》刊59年之后，"外治之宗"吴师机结合自己的临床经验，对外治法进行了系统的整理和理论探索，著成《理瀹骈文》一书。书中每病治疗都以膏药贴敷为主，选择性地配以点、敷、熨、洗、掺、擦等多种外治法，且把穴位贴敷疗法治疗疾病的范围推及到内、外、妇、儿、皮肤、五官等科，提出了"以膏统治百病"的论断。书中还依据中医基本理论，对内病外治的作用机理、制方遣药、具体运用等方面，作了较详细的论述，提出外治部位"当分十二经"，药物当置与"经络穴选……与针灸之取穴同一理"之论点。

　　建国以后，专家学者们对历代文献进行考证、研究和整理，大胆探索，不但用穴位贴敷治疗常见病，而且还应用本法治疗肺结核、肝硬化、冠心病、高血压、各种传染病以及其他疑难病种。如用抗癌中药制成的化瘀膏，外用治疗癌症取得了可靠效果，不仅有止痛之效，而且还有缩小癌瘤之功。现在许多边缘学科及交叉学科的出现为穴位贴敷疗法注入了新的活力，一方面运用现代生物、理化等方面的知识和技术，研制出新的具有治疗作用的仪器并与穴位贴敷外治协同运用，另一方面研制出不少以促进药物吸收为主，且使用方便的器具。尤为可喜的是开始注意吸收现代药学的成果，用来改革剂型和贴敷方式：包括加入化学发热物质后配制成的熨贴剂，如代温灸膏等；用橡胶和配合剂（氧化锌、凡士林等）作为基质，加入中药提炼的挥发油或浸膏制成的硬膏剂，如麝香虎骨膏、关节止痛膏等；使药物溶解或分解在成膜材料中制成的药膜状固体帛制剂或涂膜剂，如斑蝥发泡膜等；还有在贴敷方中加入透皮吸收促进剂，来促进治疗性药物高效率地均匀持久地透过皮肤的贴敷剂，如复方洋金花止咳平喘膏等。

穴位贴敷疗法不但在国内影响广泛，在国外也逐渐兴起，被越来越多的人所接受。如德国慕尼黑大学医学部发明的避孕膏，贴敷在腋下可起到良好的避孕效果；日本大正株式会社研制的具有温经活血止痛作用的辣椒膏，在市场上也深受人们的欢迎。

总之，穴位贴敷疗法操作简便易学，使用安全，毒副作用极小而易于被患者所接受，尤其适用于老幼体弱的患者。对于攻补难施之时、不能服药之症、不肯服药之人，更具有内服疗法所不具备的诸多优点，因此被广泛应用于临床各科疾病的治疗，受到越来越多的人的喜爱。

第二节、穴位贴敷治疗的功用及机制

穴位贴敷疗法不仅对局部病变的治疗有良好效果，而且广泛应用于全身性疾病，在临床各科室治疗中占有重要地位。本疗法和内治法的主要区别是给药途径不同，它们的药物作用机制在某种程度上是相同的。正如"外治之宗"吴师机在其《理瀹骈文》所言："外治之理，即内治之理；外治之药，亦即内治之药，所异者，法耳。"

（一）**穴位贴敷的应用原则**

穴位贴敷疗法是以中医基本理论为指导，经络腧穴学说为核心，通过药物对穴位的刺激和吸收作用，而达防病治病的目的。因此，选择药物、穴位和施治方法恰当与否，直接影响到临床疗效，我们必须注意以下几个原则：

1. 强调辨证论治

辨证论治是中医学的基本治疗原则，穴位贴敷疗法亦不例外。一般来说，外治皆本内治之理，因而内治辨证的一般原则、步骤、方法、基本内容和要求，都适用于穴位贴敷疗法，注意辨寒热、审虚实、分表里、察标本，遵循"先辨证、次论治、再用药"的原则，坚决反对把贴敷疗法看成可以脱离理论而简单操作的盲目实践的观点。

2. 讲究正确选穴

穴位贴敷治疗疾病，是通过药物刺激穴位来完成的，根据病情选择相应的穴位是提高疗效的重要途径之一。不同的穴位具有不同的主治特点，尤其是某些特定穴，对相应的脏腑病症有着特殊治疗作用，因此准确选穴外治，有的放矢，直接关系着穴位贴敷的治疗效果。选择穴位时，应该遵循临床上基本的选穴原则和配穴方法。

3. 重视因人因时因地制宜

中医学讲究"天人相应"的自然辩证观，说明了大自然的千变万化、寒暑交替，时刻都影响着人体的生理病理，而人体本身又有禀赋体质、年龄、性别的不同，以及生活习惯和环境等差异，因而运用穴位贴敷疗法，必须注意到自然因素和人的因素，即所谓因人、因时、因地制宜，也就是不但要区别长幼、男女、体质强弱，还要结合季节气候、地域的不同，选择最佳的时机和用药原则。

例如，夏季贴药时间宜短，冬季贴药时间宜长；男性或体质强壮者，用药剂量可稍大，小儿、女性及体质弱者，用药剂量应稍小。我国地域辽阔，各地四季气候差异悬殊，因而在运用中药外敷时，必须结合当地气候特点，严寒地区选药要考虑用偏热性的药，温暖地区选用药要考虑用偏寒性一些的药，等等。

4. 知标本明缓急

疾病分标本，病情有缓急，在应用中药穴位贴敷疗法时，必须分清标本，辨明缓急，这样才能得心应手，使疾病得以痊愈。因此《素问·标本病传论》中说："知标本者，万举万当，不知标本，是谓妄行。"《素问·至真要大论》还说："急则治其标，缓则治其本。"所以，选用贴敷疗法时必须先知标本，然后分明缓急来治疗。

（二）穴位贴敷的功能作用

穴位贴敷疗法是用适宜技术将药物制成散剂、糊剂、膏剂、饼剂等，贴敷于病变部位或穴位上而起治疗作用的方法。其作用和临床适应范围相当广泛，不但可以治疗体表的病症，而且可以治疗内脏的病症；既可治疗某些慢性疾病，又可治疗一些急性病证；临床上内、外、妇、儿各科的急慢性疾病，都可用本疗法。其功能和作用归纳起来，大致有以下几种：

1. 温经通络：选用辛温大热的药物贴敷于穴位，对局部刺激而引起发赤、发泡，热如火燎，从而借助药物温通作用，激发经络之气，有温通经络、祛风除湿、散寒逐痹的作用。临床上可用于治疗寒凝血滞、寒湿阻闭、经络痹阻引起的各种病症（如面瘫、痹证、跌打挫伤、手足麻木等），以及寒邪为患之痛经、虚寒胃痛、寒证等。

2. 健脾和胃：以温热性较强的药物贴敷穴位，通过药物发泡产生的温热刺激，激发经络之气，能促进脾和肠胃的功能旺盛，祛除脾胃寒积，增强脾胃的运化能力，而达健脾止泻、和胃降逆的作用，常用于治疗呃逆、小儿疳积、泄泻等病证。

3. 活血祛风：选用辛温气锐的发泡药物敷贴穴位及患处，通过药物对穴位及患处的发泡刺激，行气活血，促进气血运行，则可达"血行风自灭"的治疗目的，临床可用于治疗一般的皮肤病，如顽癣、疥疮、皮肤瘙痒等病证。

4. 化瘀消肿：气为血帅，气得温则疾，气行则血行。穴位贴敷疗法采用温热刺激药物，可使穴位及患处获得温热刺激，使气机通畅，营卫调和，从而起行气活血、消瘀散结、排除肿胀的作用，可用以治疗气滞血阻之牙痛、痛经、肠痈、瘰疬以及乳痈初起等。

5. 攻毒蚀疮：利用药性峻烈、刺激性强的药物敷贴穴位或患处，通过药物的强烈发泡作用，增强刺激而引起攻毒泄热、腐蚀恶疮，甚至消坚化积的效应，临床可用于外科疮疡初起、恶疮肿毒、疣疾等。

6. 利水消肿：温热性发泡药物敷贴穴位后，借助温热刺激、灼热发泡作用，可激发三焦的气化功能，促进气机通畅，通调水道，使小便通利而达到利水消肿的目的，临床可用以治疗心、肝、肾疾病引起的浮肿、腹水、黄疸、癃闭等。

7. 温肺祛痰：具有辛温走窜的发泡药物敷贴穴位后，通过辛热、灼辣的刺激，局部皮肤发泡如火燎，能温通阳气、调和脾胃、宣肺化痰，使脾、肺、肾三脏功能协调，从而达到降气平喘、祛湿化痰和肃肺顺气的目的，临床常用于支气管哮喘、慢性支气管炎。

（三）穴位贴敷的作用机制

中医学认为：人体经络系统具有沟通内外、联系肢体、运行气血、营养周身、抗御外邪、保卫机体的作用。如经络不畅，气血不通，则会产生各种疾病。贴敷中药有类似针灸的效应，药物通过穴位渗透皮肤进入经络，导入脏腑，直达患病之处，激发全身的经气，起到沟通表里、调和营卫、

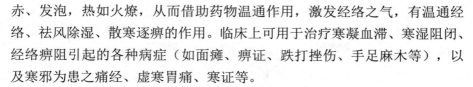

宣肺化痰、止咳平喘、健脾益肾、调节阴阳平衡的作用，最终达到预防和治疗疾病的效果。所以，穴位贴敷养生疗法不仅对穴位有刺激作用，还可以通过皮肤组织对药物有效成分的吸收，发挥明显的药理效应，因而具有双重治疗作用。贴敷疗法的作用机制可分为以下三个方面：

1. 穴位的刺激与调节作用

十二经脉者，内属于脏腑，外络于肢节，是人体气血运行的通道。由于人体是一个有机的整体，经脉与脏腑、肢体有着表里、内外络属关系。《灵枢·本藏》篇说："经脉者，所以行血气而营阴阳，濡筋骨，利关节者也。"经络"内属脏腑，外络肢节，沟通表里，贯穿上下"，是人体营卫气血循环运行出入的通道，而穴位则是上述物质在运行通路中的交汇点，是"肺气所发"和"神气游行出入"的场所。根据中医脏腑 - 经络相关理论，穴位通过经络与脏腑密切相连，不仅反映各脏腑生理和病理的功能，同时也是治疗五脏六腑疾病的有效刺激部位。各种致病因素滞留在人体内部，脏腑功能受到损害和影响，致使经络涩滞，郁而不通，气血运行不畅，则百病生焉。此时，可能在经络循行部位（尤其在其所属腧穴部位）出现麻木、疼痛、红肿、结节或特定敏感区（带）等异常情况。而运用贴敷疗法，激发经络的功能而达到治疗作用，通过经络的传导和调整，纠正脏腑阴阳的偏盛或偏衰，"以通郁闭之气……以散瘀结之肿"，改善经络气血的运行，对五脏六腑的生理功能和病理状态产生良好的治疗和调整作用，从而达到以肤固表、以表托毒、以经通脏、以穴驱邪和扶正强身的目的。如鼻出血，用大蒜捣烂贴涌泉穴；内脏下垂、脱肛等下部的病，可以灸百会穴，用蓖麻仁捣烂敷头顶；蛔虫病、小儿食积可用针刺四缝穴；消化不良，用捏脊法治疗；咳喘，可在肺俞穴贴白芥子膏；胆囊炎、胆石症，用针刺背俞法治疗；急性腰扭伤，以硼砂末点腰眼；面神经麻痹引起的口眼歪斜，可在对侧颊车穴间用鳝鱼血或蓖麻叶捣烂外敷；小儿夜啼，用吴茱萸末 30 克、面粉适量，用水调成糊敷患儿涌泉穴，其效甚佳。如此种种，左病治右，右病治左，对侧取治，均通过穴位、经络的作用，以调整周身的阴阳气血，使脏腑功能恢复正常。

2. 药物吸收后的药效作用

清代名医徐灵胎曾说过："用膏贴之，闭塞其气，使药性从毛孔而至其腠理，通经贯络，或提而出之，或攻而散之，较之服药尤有力，此至妙之法也。"贴敷药物直接作用于体表穴位或病灶表面，使局部血管扩张，血液循环加速，起到活血化瘀、清热拔毒、消肿止痛、止血生肌、消炎排脓、改善周围组织营养的作用。还可使药物透过皮毛腠理由表入里，通过经络的贯通运行，联络脏腑，沟通表里，发挥较强的药效作用。这就如同内服药物在肠胃内分清别浊，能将药之气味透过皮肤直至经脉摄于体内，融化于津液之中，具有内外一贯之妙，正如《理瀹骈文》所言"切于皮肤，彻于肉里，摄入吸气，融入渗液"。并随其用药，能祛病邪，拔毒气以外出，抑邪气以内清；能扶正，通营卫，调升降，理阴阳，安五脏；能挫折五郁之气，而资化源。

不同功效的药物，其产生的治疗效果也是不同的。例如清热解毒的金黄如意散外用，主要是通过清热解毒、止痛消肿而发挥治疗作用；活血祛瘀的消炎散外用主要是使瘀血消除、经脉畅通而起治疗作用。这充分说明外用药的药理作用是与药物的性味密切相关的。此外，药物的配伍比例不同，其治疗作用也有差别，甚至截然不同。例如红升药，单独使用力主提脓祛腐，而其与熟石膏配伍比例增加，祛腐的作用渐次减低，生肌作用逐渐增加。这就说明药物的药理作用，是贴敷疗法作用机制的物质基础之一。

现代医学研究表明：药物完全可从皮肤吸收而发挥治疗作用。贴敷疗法的作用机制比较复杂，既有药物的直接或间接作用，又有药物对穴位的刺激作用。贴敷后，中药可通过皮肤的吸收与经脉的循行，直达病所，发挥药物的"归经"作用；或输布于全身，从而使经络疏通，气血流畅，脏腑安和，阴平阳秘。同时药物贴敷后，穴位受到一定的刺激，通过经络调整也起一定的治疗作用。再者，贴敷多采用芳香透络、气味俱厚、祛毒拔邪之品，芳香化浊，醒脾透络而使邪有出路。此外，贴敷后散出芳香药味，通过鼻窍吸入肺，由肺脏吐故纳新而使药物的气味随血液循环而输布于全身。此外，药物贴敷后，透过表皮细胞间隙并经皮肤本身的吸收作用，使之进入人体血液循环起到治疗作用。此外，还可能是通过神经体液的作用而调节神经、内分泌、免疫系统的功能，从而改善各组织器官的活动，促使机体恢复正常，达到防病治病的目的。

3. 综合作用

穴位贴敷疗法是传统针灸疗法和药物疗法的有机结合，其实质是一种融经络、穴位、药物为一体的复合性治疗方法，而不仅仅是单纯的某一因素在起作用。

一般情况下内服某药物能治某病，用某药外敷也同样治某病，如内服

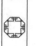

芒硝可治便秘，用芒硝敷脐也能治便秘。但有时也有例外，即外用某药贴敷能治某病，内服却不能治某病，如用葱白敷脐可治便秘，内服却不能治便秘。另外，穴位贴敷疗法中单用一种药物，如葱白、炒盐、大蒜等外敷患处来治疗证型不一的疾病的情况有许多。一种药物治疗多种证型的疾病，仅从辨证施治和药物性味主治上考虑是难以理解的，除了中药的有效生物活性物质外，还有温热刺激作用和经络腧穴本身所具的外敏性及放大效应。治疗同一种疾病，在同一穴位上用药不同，疗效也有差异。如同为治疗哮喘的贴敷方，哮喘丸（白芥子、元胡、甘遂、细辛、丁香、肉桂、生姜汁）的疗效就明显优于哮喘糊（天南星、白芥子、生姜汁），说明药性也起着一定的作用。有的根据病的不同选用不同的贴敷部位或穴位，则更显示出穴位和经脉的作用。如咳嗽贴天突、定喘、肺俞有显著疗效，而贴敷其他穴位或非穴位则疗效不明显；遗尿、痛经贴敷首选神阙穴。

穴位贴敷作用于人体主要表现为一种综合作用，既有药物对穴位的刺激作用，又有药物本身的作用，而且在一般情况下往往是几种治疗因素之间相互影响、相互作用和相互补充，共同发挥着整体叠加的治疗作用。即首先是药物的温热刺激对局部气血的调整，而温热刺激配合药物外敷必然增加了药物的功效，多数具有辛味的中药在温热环境中易于吸收，由此增强了药物的作用效果。药物外敷于穴位上，则刺激了穴位本身，激发了经气，调动了经脉的功能，使之更好地发挥了行气血、调阴阳的整体作用。例如辨证取穴药物贴敷法治疗支气管哮喘，一方面刺激穴位、疏通经络、调理气血、协调阴阳、抗御病邪，另一方面由于药物的发散、走窜，经皮肤吸收并发挥了药物的药理作用，使药物直达病所，药力专而疗效巩固。

第三节、穴位贴敷的优点和注意事项

（一）穴位贴敷的优点

穴位贴敷疗法是针灸疗法的重要组成部分，是我国劳动人民几千年来在同疾病作斗争中总结出来的独特的、行之有效的外治法，在我国民间广为流传和应用，在临床中具有重要的地位和作用。其特点主要有以下几方面：

1. 疗效显著，适应证广

贴敷疗法途径直接、疗效确切、作用迅速。药物经皮肤吸收快速渗入血液，作用于全身并在血液中保持相对稳定的浓度，作用直接，直达病所，直接发挥药效，故其用药疗效确切。

贴敷疗法的适应证遍及临床各科，"可与内治并行，而能补内治之不及"，无论是体表病还是内脏病，无论是急性病还是慢性病，均可运用。目前临床上主要用于感冒、慢性支气管炎、支气管哮喘、肺气肿、肺心病、反复呼吸道感染（如咽炎、扁桃体炎、支气管炎、支气管肺炎等）、鼻炎、风湿性关节炎、类风湿、免疫功能低下、冠心病、心绞痛、腹泻、面神经麻痹、失眠、高血压病、颈椎病、牙痛、月经失调、子宫脱垂、婴幼儿腹泻、遗尿、青少年近视、过敏性鼻炎等的治疗。其治疗的疾病以内科、妇科、儿科、五官科杂病居多，并且具有预防保健作用。

2. 简单易行，便于推广

贴敷疗法的药物配伍及制作较为简单，易学易用，不需特殊的医疗设备和仪器，无论是医生还是患者或家属，可兼学并用，随学随用。同时有费用低廉、简便易行、节省药材、疗效确切、安全可靠、无副作用等优点，而且随时随地都可使用，患者乐于接受。如治疗昏迷、口噤不开的急重危症或食入即吐的胃肠病，敷脐疗法就是值得重视的给药途径之一。对于婴幼儿患者来说，贴敷疗法尤为适宜，该疗法可免除打针吃药之苦，解决了家长最感头痛的问题。

3. 用药安全，诛伐无过

贴敷给药不经消化道，也就避免了药物对胃肠的刺激作用及由此所致的不良反应；药物通过皮肤吸收，可以避免肝脏及消化酶对药物成分的分解、破坏，使药物中更多的有效成分更好地发挥治疗作用。由于某些剧毒药物口服对消化道刺激太大或对肝、肾的毒副作用较大，如斑蝥、巴豆、甘遂、川乌、草乌、马钱子等，采用穴位贴敷，则可避免这些不良反应，并且药物可随时停止进入体内。即使在临床应用时出现皮肤过敏或水疱，亦可及时中止治疗，给予对症处理，症状很快就可消失。

4. 取材广泛，价格低廉

穴位贴敷法所用药物除极少数名贵药材（如麝香）外，绝大多数为常见中草药，价格低廉，甚至有一部分来自于生活用品，如葱、姜、蒜、花椒等，并且用药量很少，既能减轻患者的经济负担，又可大量节约药材。

5. 疗效确切，无创无痛

贴敷疗法是针对穴位给以外用药物刺激的一种方法，是针灸疗法和药物疗法的有机结合，其实质是一种融经络、穴位、药物为一体的复合性治疗方法。药物外敷于穴位既刺激了穴位本身，激发了经气，又调动了经脉的功能，使之能更好地发挥行气血、调阴阳的整体治疗作用；既发挥了药物对穴位的刺激作用，又起到了药物本身的治疗作用。穴位贴敷无创伤、无痛苦，对惧针者、体质虚弱者、不宜服药者尤为适宜。

另外，穴位贴敷药物处方配伍时，对于配伍禁忌可显示出较大的灵活性，即使是药性相反的药物也能配合应用，如《中医穴位贴敷疗法》记载用二甘膏（甘草与甘遂）穴位贴敷法治疗尿潴留等；也可用反佐的药物分别内服和外用，避免了药物配伍产生的毒副作用，又能取得较好的效果。

（二）穴位贴敷的注意事项

1. 严格消毒，预防感染

穴位贴敷一般都会引起小水泡，容易发生感染。因此，敷药之前，一般应用 75% 医用乙醇按常规消毒穴位或疾患皮肤，也可用温开水或其他消毒液清洗穴位皮肤，然后再敷药，以免发生感染。

2. 贴敷后要覆盖固定

穴位贴敷所用的药物都有较强的刺激、灼热和发泡作用，通常在敷药之后，要认真覆盖，束紧固定。方法是医者用消毒纱布或清洁布带覆在敷药之上，外加胶布或橡皮膏贴紧固定，也可用绷带或宽布条束紧固定，以防药物流失或药物脱落而灼伤附近组织。若贴敷在头面部的药物，外加固定更为重要，这可防止药物掉入眼内，避免发生意外。

3. 药量宜小，时间适宜

穴位贴敷药物都有刺激性或毒性，故选取穴位不宜过多，每穴药物用量宜小，贴敷面积不宜过大，贴敷时间一般在 2-4 小时，以免发泡面积过大而引起不良反应。因小儿的皮肤嫩薄，故不宜用刺激性太强的药物，贴药时间一般 1-2 小时或 1 小时以内，避免引起不良反应；头面部、关节、心脏及大血管附近，不宜用刺激性太强烈的药物进行发泡，以免发泡遗留瘢痕，影响容颜美丽或活动功能；孕妇的腹部、腰骶部及某些敏感穴位，如合谷、三阴交穴等处不宜采用贴药发泡治疗，有些药物（如麝香等）孕妇禁用，以免引起流产。对久病体弱消瘦者，以及有严重心脏病、肝脏病等的患者，使用药量不宜过久，以免患者发生呕吐、眩晕等症状。

4. 注意生活调理

穴位贴敷给药时间内，应尽量减少出汗，以使药物与穴位充分接触，并保持医用胶布的粘并。敷药部位在 10 小时内，一般不宜洗冷水或过热水，勿令抓破和拭擦；穴位贴敷治疗的当天，患者要禁止食用寒凉、生冷和辛辣之品。若贴药处皮肤出现水泡，则牛肉、鸭、花生、虾蟹及其他辛辣煎炸食物都要禁食。

5. 间断敷药，疗程宜短

本法之药物刺激皮肤时，容易发生灼伤、起泡，故在治疗过程中，要提倡间歇性敷药。每个或每组穴位，不宜连续敷贴过久，要交替使用，以免药物刺激太久造成皮肤溃疡，影响继续治疗。使用膏剂敷贴时，应注意膏的软硬度，并须及时更换，以防药膏干燥、裂伤皮肤，引起疼痛或溃烂。每个疗程之间应休息 5-7 天，以免皮肤损伤过度，引起继发性感染。

6. 处理好水泡

本法敷药之后，局部皮肤出现水泡，这是无菌化脓的正常现象，也是本法治病的必然结果。水泡出现之后，要注意局部清洁卫生，小的水泡不必特殊处理，让其自然吸收即可；对于较大的水泡，则应由医师根据情况进行处理，一般不会感染，愈后不留瘢痕。有皮肤过敏或皮肤破损者，不宜用此法。

第二章、穴位贴敷治疗的操作方法

第一节、穴位贴敷治疗的操作流程

(一) 穴位选配

1. 选穴原则

选穴原则就是穴位贴敷选取腧穴需要遵循的基本法则，根据中医基本理论，包括近部取穴、远部取穴和辨证取穴。近部取穴、远部取穴是主要针对病变部位而确定腧穴的选穴原则，辨证取穴是针对疾病表现出的症候或症状而选取腧穴的选穴原则。

(1) 近部取穴：就是在病变局部和距离较接近的范围选取穴位的方法，是腧穴局部治疗作用的体现，即"腧穴所在，主治所在"。如颠顶痛选百会，胃痛取中脘，面瘫取颊车、牵正穴等，应用较广泛。

(2) 远部取穴：就是在病变部位所展和相关的经络上，距离经络较远的部位选取穴位的方法，是"经脉所过，主治所及"治疗规律的体现。如胃痛取足阳明胃经足三里，下牙痛选手阳明大肠经合谷等，都是远部取穴的具体运用。

(3) 辨证选穴：就是根据疾病的症候特点，分析病因病机而辨证选取穴位的方法。临床有些病证，如发热、多汗、盗汗、昏迷等均无明显局限的病变部位，而呈现全身症状，这时我们采用辨证选穴，如肾阴不足导致的虚热选肾俞、太溪等。另外，对于病变部位明显的疾病，根据其病因病机而选取穴位也是治病求本原则的体现，如牙痛根据病因病机可分为风火牙痛、胃火牙痛和肾虚牙痛，风火牙痛可选风池、外关，胃火牙痛可选内庭、二间，肾虚牙痛可选太溪、行间。

对症选穴是根据疾病的特殊症状而选取穴位的原则，是腧穴特殊治疗作用及临床经验在贴敷处方中的具体运用，如哮喘选定喘穴，腰痛选腰痛点，崩漏选断红穴等，这是大部分奇穴的主治特点。

2. 配穴方法

就是在选穴原则的指导下，针对疾病的病位、病因病机等，选取主治作用相同或相近，或对于治疗疾病具有协同作用的腧穴进行配伍应用的方法。临床上穴位配伍的方法多种多样，但总体可归纳为两大类，即按经脉配穴法、按部位配穴法。

（1）按经脉配穴法：即以经脉或经脉相互联系为基础而进行穴位配伍的方法，主要包括本经配穴法、表里经配穴法、同名经配穴法。

①本经配穴法：指当某一脏腑、经脉发生病变时，即选该脏腑、经脉的腧穴配成处方。如胃火循经上扰导致的牙痛，可在足阳明胃经上近取颊车，远取该经的荥穴内庭。

②表里经配穴法：以脏腑、经脉的阴阳表里配合关系为依据的配穴方法，即当某一脏腑经脉发生疾病时，取该经和其相表里的经脉腧穴配合成方。如风热袭肺导致的感冒咳嗽，可选肺经的尺泽和大肠经的曲池。

③同名经配穴法：是基于同名经"同气相通"的理论，将手足同名经的腧穴相互配合的方法。如阳明头痛取手阳明经的合谷配足阳明经的内庭，落枕取手太阳经的后溪配足太阳经的昆仑。

（2）按部位配穴法：结合身体上腧穴分布的部位，进行穴位配伍的方法，主要包括上下配穴法、前后配穴法、左右配穴法。

①上下配穴法：是指将腰部以上或上肢腧穴和腰部以下或下肢腧穴配合应用的方法，在临床上应用较为广泛。如胃脘痛可上取内关，下取足三里。

②前后配穴法：是指将人体前部和后部的腧穴配合应用的方法，主要指将胸腹部和背腰部的腧穴配合应用。本配穴方法常用于治疗脏腑疾患，如肺病可前取中府，后取肺俞。

③左右配穴法：指将人体左侧和右侧的腧穴配合应用的方法，它是基于人体十二经脉左右对称分布和部分经脉左右交叉的特点总结而成的，以加强腧穴的协同作用，如胃痛可选双侧足三里、梁丘等。

以上介绍的选穴原则和常见的几种配穴方法，在临床应用时要灵活掌握，因为一个贴敷处方常是几种选穴原则和多种配穴方法的综合运用，如上述的左侧偏头痛，可选同侧的太阳、头维和对侧的外关、足临泣，既包含了左右配穴法，又包含了上下配穴法。

（二）定位与消毒

根据所选穴位，采用适当体位，用拇指或食指指甲掐"十"字定准穴位。用温水将局部洗干净，或用75％乙醇棉球擦干净；也可用助渗剂穴位涂擦，或助渗剂与药物调和后再用。

（三）药饼制作

根据疾病情况，选择相关药物研成细末，过筛备用。使用时先把适量的穴位贴敷药粉倒入烧杯中，再加入适当的赋形剂（如三伏穴位贴敷可取生姜汁和蜜糖）；用压舌板搅匀药粉与赋形剂，直至为泥糊状或糊膏状，以不松散、易成形为度；再将药泥放在胶片上，用钢板压成扁平长方形状，厚度约2-3毫米；用界刀分成细小等份，每片药饼约为1厘米×1厘米，并用耳挖提起少量麝香放在每片药饼之上；最后把制作好的药饼放在已经剪裁好大小的防敏胶布上即可。

（四）常用方法

穴位贴敷疗法，源于古代，在民间广为流行，方法颇多，根据历代医家及现代临床应用，穴位贴敷的常用方法归纳起来有以下几种：

1. 敷法

敷法较为常用，将生药剂或糊剂直接敷在穴位上，其范围可略大于穴位区，上以塑料薄膜盖之，并以纱布、医用胶布固定。每次敷药的时间应根据具体症状、所用药物而定，一般来说所敷药物干燥后予以更换较宜。

2. 贴法

贴法亦较常用，多指用膏药胶布直接贴压于穴位，也包括将丸剂用胶布粘贴于所选穴处。操作简便，多可令患者自己进行。贴法保持时间较长，可2～4天换药1次。

3. 填法

填法仅用于神阙穴，将药膏或药粉填于脐中，填药量根据具体症状、年龄及药物而定，填药时间隔1天或隔2天1次。

4. 覆法

覆法指用较多量药物的生药剂、糊剂或药饼，覆盖于病灶（包括体表病灶反应区）之上，加盖塑料薄膜，用纱布、胶布固定。覆法用药部位较大，故多用于阿是穴。

5. 涂法

涂法亦称擦法，将药汁、药膏、药糊等涂擦于穴区，也包括用毛笔或棉签浸湿后略蘸药粉涂敷于穴区。此法用药量少，适于小儿或对皮肤有一定刺激性的药物敷涂。

6. 滴法

滴法是将药汁根据病情需要温热或置凉后，一滴滴地徐徐滴入穴区，以达到治疗目的。此法多用于神阙穴。

7. 叩法

叩法是以特制的药棒，蘸药汁点叩穴区，可反复施行。此法具有贴敷药物和机械刺激的双重治疗作用。

8. 掺法

掺法指将药物研细，取少量掺在膏药（一般指硬膏药或膏药胶布）上，再贴敷穴位的一种方法。由于膏药或膏药胶布均系固定药方配制而成，通过掺加药物，有利于辨证施治，提高疗效。

9. 熨敷法

熨敷法有两种方法，一为治疗药物切粗末炒热布包，趁热外敷穴位；二为在贴敷的同时，予以加热。此法将药物作用和温热作用结合在一起。

10. 离子透入法

离子透入法即在贴敷药物的同时，上加电极板，通以直流电，使药物离子透入体内，加强贴敷的治疗作用。

（五）固定与换药

1. 固定

根据所选穴位，采取适当体位，使药物能贴敷稳妥。对于所敷之药，无论是糊剂、膏剂或捣烂的鲜品，均应将其很好地固定，以免移动或脱落，可直接用胶布固定，也可先将纱布或油纸覆盖其上。

2. 换药

换药前用消毒干棉球蘸温水或各种植物油或液状石蜡，轻轻揩去粘在皮肤上的药物，擦干后再敷药。一般隔1～3天换药1次。刺激性较强的药物，应根据患者的反应和发泡程度确定贴敷时间，几分钟至几小时不等，如新鲜毛茛贴敷1～2小时便充血、起泡，则可除去。如需要再贴药，应等局部皮肤基本恢复正常后再贴敷，或另取穴位贴敷。寒证患者，还可在药上热敷或艾灸。

（六）正常反应和处理

穴位贴敷疗法是通过药物刺激穴位或患处达到治疗效果，一般要求达到发泡化脓，把发泡看成是取得疗效的关键。《针灸资生经》记载："凡着艾得灸疮，所患即瘥，若不发（泡疮），其病不愈。"穴位贴敷使用的药物多是辛香走窜或厚味力猛之品，对皮肤有一定的刺激性，常使局部皮肤充血或局部起泡如火燎，形成灸疮。因此，了解穴位贴敷施术后的正常反应，并向患者解释本法的特点，同时进行一些必要的处理，避免不良反应，减轻给患者带来的心理和身体上的痛苦，消除其恐惧心理，对巩固治疗效果是十分必要的。

1. 发红、灼热、刺麻痒

穴位贴敷的最常见反应是局部皮肤有发红、发热（甚或烧灼感）、刺麻痒感，凡是使用发泡药物敷贴者，均会产生这种反应，发生率为100%。痒感呈一种特殊的刺麻痒，伴有蚁行感，常导致不自主搔抓，但搔抓后却引起疼痛而痒不减。该感觉多在药物去除后皮肤发红、起水泡时产生，痒感可持续4-5日，甚至整个贴敷过程。

一般而言，皮肤发红无需特殊处理，较明显者可外涂少许万花油。产生刺麻痒感时，患者勿搔抓（因为搔抓后并不能减轻痒感，反而引起疼痛），若痒感难以忍受时，可在局部涂擦止痒的药物（注意不要擦破水泡），如皮炎平霜、炉甘石洗剂等，或常规口服氯苯那敏、苯海拉明等药物。再根据病情需要，决定是否继续敷药或中止敷药。

2. 疼痛

疼痛也是穴位贴敷过程中常见的反应（发生率为100%），一般局限在贴敷范围之内，呈烧灼性剧痛，在贴敷后10分钟左右即可产生，0.5-2小时达疼痛高峰。对疼痛的感觉因患者的耐受程度不同而有不同，小儿及青壮年妇女反应较明显，男性及老年患者反应较迟钝。

这种疼痛多数患者均可忍受，若患者难以忍受并影响继续治疗时，成人可口服艾司唑仑片1-2毫克，每晚睡前服用，连服2日；小儿则口服异丙嗪糖浆，每次5-10毫升，每晚睡前服，连服3日。如疼痛较为剧烈，可加服玄明粉，每次3克，每日2次，或在穴位贴敷药物中加入玄明粉，一般疼痛即可减轻。

3. 起泡

穴位贴敷后大部分患者（约为80%）局部都会起泡，其过程是皮肤发白→潮红→小水泡→融合成大水泡，泡内为淡黄色液体，刺破流出后还可反复产生，一般一周内水泡可吸收结痂，时间长的可持续14-15日才完全吸收。起泡的大小、程度，一是与药物的刺激强弱成正比，刺激性较大的药物则发泡的作用也较强，刺激性较小的药物则发泡的作用相对较小；二是与年龄、性别、皮肤嫩老有关，儿童、青壮年妇女及皮肤白嫩或敏感者，起泡较多且大，老年男性最小；三是与气候冷热、贴敷时间长短有关，气候炎热及贴敷时间长则容易起泡，气候寒冷及贴敷时间短则不容易起泡。

如水泡小的，可让其自然吸收，或在水泡表面涂以甲紫药液。如水泡较大的，可用消毒毫针或注射针头从水泡下端挑破水泡，排除水液，尽量保持皮肤不擦破，保持干燥，避免感染，然后可用消炎膏贴敷或用艾条灸。

4. 瘢痕

患者穴位贴敷处的结痂，在痂盖脱落后绝大多数不会形成瘢痕，但有个别患者局部可能有黑褐色色素沉着，这可能与其是瘢痕及过敏体质或遗传因素有关。

穴位贴敷发泡后，部分患者的表皮会留有敷贴的痕迹，但过一定时间之后，多会自行消退，但个别患者则形成永久性瘢痕。因此，在贴敷前要仔细询问患者是否为瘢痕体质及皮肤有无过敏史，家族中有无类似瘢痕体质成员等情况，并将穴位贴敷会产生瘢痕的可能告诉患者，以征求患者同意，避免造成不必要的后果。

5. 全身表现

部分患者贴敷药物后产生不同程度的乏力、面色较差、食欲下降、嗜睡或失眠等反应，这可能是因为药物的正常局部刺激作用，影响精神、情绪、睡眠及饮食所引起。

对于患者出现精神、情绪和睡眠饮食方面的一些变化，只要在贴敷后能注意休息，加强营养，多吃蛋白质较高的食品，禁食生冷，避免风寒，不行房事，进行适当的调理后这些表现常可减弱或消失。

第二节、穴位贴敷的适应证、禁忌证

（一）穴位贴敷的适应证

近年来穴位贴敷疗法临床应用较普及，适应证广，疗效显著，可用于治疗下面多系统疾病：

1. 呼吸系统：如气管炎、支气管炎、支气管哮喘、肺结核等。

2. 心脑血管系统：如冠心病、心绞痛、高血压、中风等。

3. 消化系统：如消化不良、慢性胃肠炎、胆囊炎、胃溃疡等。

4. 泌尿系统：如肾炎、水肿、尿潴留、遗尿等。

5. 传染病：如肝炎、痢疾、疟疾等。

6. 危急重症：如昏迷、休克、中风、高热等危重急症的辅助抢救方法之一。

7. 肿瘤：近年来各种外治方法用于治疗肿瘤取得了一定的疗效，特别是采用穴位贴敷疗法治疗缓解各种癌痛，为患者解除了疼痛，提高了生存质量，避免长期大剂量使用麻醉镇痛剂而产生的依赖性、成瘾性。

8. 儿科病：如小儿疳积、腹泻、厌食、鹅口疮、盗汗等。

9. 妇产科病：如月经不调、痛经、带下、难产、胞衣不下、产后腹痛、恶露不绝等病。

10. 保健：穴位贴敷疗法不仅具有治疗作用，而且还具有保健之功效，在关元、气海、背俞、足三里等具有强壮作用的穴位上施灸，可获养生保健、益寿延年的作用。

（二）穴位贴敷的禁忌证

穴位贴敷疗法虽然有广泛的适用范围，但与其他治疗方法一样，也有其禁忌。根据临床实践，本法的禁忌主要有以下几个方面。

1. 禁用部位：要严防有毒性及强烈刺激性的发泡药物，误入口腔、鼻腔和眼内；对于眼部、乳头、阴部、小儿肚脐、阴囊部、会阴部等，禁用该疗法。对于面部、近心脏部和大血管附近的穴位，要慎用穴位贴敷疗法，尤其是过敏体质患者。

2. 禁用对象：对体弱者、孕妇、严重心脏病患者、精神病患者，以及对发泡疗法有恐惧心理者，尽量不用穴位贴敷疗法，以免引起意外医疗事故；对于体弱者，一般不使用药力峻猛的发泡药物；有药物过敏史者，慎用穴位贴敷疗法，若根据病情需用者宜密切观察用此法后患者的反应。

3. 禁用病证：疮疡已溃，已形成瘘管、瘘道，或感染的皮肤局部，不可使用穴位贴敷疗法。

第三章、穴位贴敷治疗的穴位选用

第一节、穴位贴敷治疗的定穴方法

腧穴定位方法，是指确定腧穴位置的基本方法。腧穴分布于人体各部，如果没有一定的方法来度量、测定，就很难确定腧穴的位置。临床上取穴是否准确，直接关系着治病疗效。因此，只有掌握腧穴的定位方法，才能准确取穴，提高疗效。腧穴定位的方法一般分为骨度分寸法、体表标志法、手指比量法和简便定位法四种。

1. 骨度分寸法

骨度分寸法是以骨节为主要标志测量周身各部的大小、长短，并依其尺寸按比例折算作为定穴的标准。这种分部折寸的尺度一般应以患者本人的身材为依据，不论男女、老少、高矮、胖瘦，均可以此为标准来测定腧穴。

穴位贴敷治疗

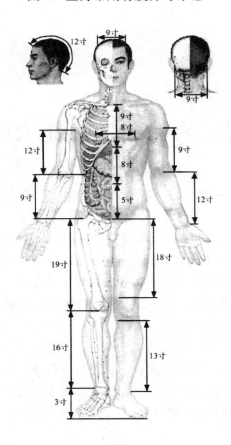

2. 体表标志法

体表标志主要指分布于全身体表自然的骨性标志和肌性标志，依据人体体表标志而定取穴位的方法，称"体表标志法"。人体的体表标志分为以下两类：

1. 固定标志指不受人体活动影响而固定不移的标志，如五官、毛发、爪甲、乳头、肚脐及骨节凸起和凹陷、肌肉隆起等。比较明显的标志，如鼻尖取素髎、两眉中取印堂、两乳头中间取膻中、脐窝中央取天枢、腓骨小头前下取阳陵泉等。此外，可依据肩胛冈平第3胸椎棘突，肩胛骨下角平第7胸椎棘突，髂嵴平第4腰椎棘突为标志，来定位背腰部的腧穴。

2. 活动标志指需要采取相应的动作姿势才能出现的标志，如皮肤的皱襞（纹）、肌肉的凹陷、肌腱的显露及某些关节间隙等。临床上如取耳门、听宫、听会三穴要张口取；下关穴应闭口取；取阳溪穴，应将拇指翘起，当拇长、短伸肌腱之间的凹陷中取之；取养老穴，应正坐屈肘，掌心向胸，当尺骨小头桡侧骨缝中取之；握拳，掌后横纹取后溪穴等。

3. 手指比量法

手指比量法是以患者的手指为标准度量取穴的方法，又称为"手指同身寸取穴法"或"指度法"。这是一种在分部折寸的基础上使用的一种简便取穴法，常用的有拇指横寸、四指横寸。

1. 拇指横寸法是将患者拇指指间关节的宽度作为 1 寸，此法也适用于四肢部的直寸取穴。

2. 四指横寸法又称"一夫法"，是将食指、中指、无名指和小指并拢时，以中指近端指间关节横纹水平的四指宽度作为 3 寸，此法主要用于量下肢、下腹部和背部的横寸。

使用手指比量法时，医者必须参照患者手指大小在骨度分寸的基础上来运用，既不能连续采用本法选取某一个穴位，也不能应用本法量取全身各部穴位，否则会因长短失度而影响取穴的准确性，这些在定取穴位时一定要注意。

4. 简便取穴法

简便取穴法是临床上常用的一种简便易行的取穴方法。如两虎口交叉，食指端处是列缺穴；两手臂自然下垂，于大腿外侧中指指尖达到处是风市穴；垂肩屈肘，肘尖取章门穴；两耳角直上连线中点取百会穴等。

第二节、穴位贴敷治疗的常用穴位

1. 常用部位

①头颈部：额面、头顶、颈后、颈两侧

②躯干部：胸口、胸两侧、胁肋、上腹、少腹、腹两侧；肩胛、肩、背两侧、腰两侧、腰骶

③四肢：手心、腕关节、肘窝、足心、踝关节、膝窝

2. 常用经穴

手太阴肺经

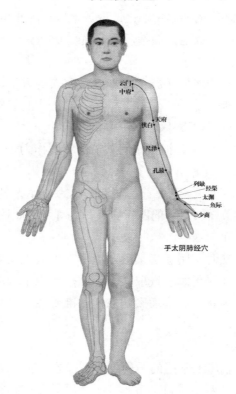

手太阴肺经穴

★中府

【定位】在胸部，横平第1肋间隙，锁骨下窝外侧，前正中线旁开6寸。

【主治】胸肺疾患：咳嗽，气喘，咳吐脓血，胸膈胀满。

★云门

【定位】在胸部，锁骨下窝凹陷中，肩胛骨喙突内缘，前正中线旁开6寸。

【主治】呼吸系统疾病：咳嗽，气喘，胸痛。

★天府

【定位】在臂前区，腋前纹头下3寸，肱二头肌格侧缘处。

【主治】呼吸系统疾病：咳嗽，气喘。

★侠白

【定位】在臂前区，腋前纹头下4寸，肱二头肌桡侧缘处。

【主治】呼吸系统疾病：咳嗽，气喘，烦满。其他：上臂内侧神经痛。

★尺泽

【定位】在肘区，肘横纹上，肱二头肌腱桡侧缘凹陷中。

【主治】肺部疾患：咳嗽，气喘，咳血，胸部胀满。咽喉肿痛，小儿惊风。吐泻，绞肠痧。肘臂挛痛。

★孔最

【定位】在前臂前区，腕掌侧远端横纹上7寸，尺泽与太渊连线上。

【主治】血系疾患：咳血，衄血。

★太渊

【定位】在腕前区，桡骨茎突与舟状骨之间，拇长展肌腱尺侧凹陷中。

【主治】胸肺疾病，无脉症。

★鱼际

【定位】在手外侧，第一掌骨桡侧中点赤白肉际处。

【主治】咽喉肿痛。

手阳明大肠经

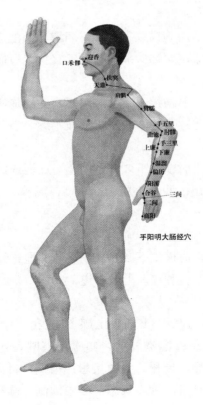

手阳明大肠经穴

★合谷

【定位】在手背，第 2 掌骨桡侧的中点处。

【主治】热性病：热病无汗。头面五官疾患：头痛目眩，鼻塞，鼻衄，鼻渊，耳聋耳鸣，目赤肿痛，眼睑下垂，牙痛，龋肿，咽喉肿痛，口疮，口噤，口眼歪斜，舌痛。胃肠疾患：胃腹痛，便秘，痢疾。妇人疾患：月经不调，痛经，经闭，滞产，胎衣不下，恶露不止，乳少。其他：瘾疹，皮肤瘙痒，荨麻疹。止痛要穴，化痰要穴。

★阳溪

【定位】在腕区，腕背侧远端横纹桡侧，桡骨茎突远端，解剖学"鼻烟窝"凹陷中。

【主治】头面、五官疾患：目赤肿痛。

★偏历

【定位】在前臂，腕背侧远端横纹上 3 寸，阳溪与曲池连线上。

【主治】五官疾患：耳聋，耳鸣，鼻衄。胃肠疾患：肠鸣腹痛。

★温溜

【定位】在前臂，腕腕横纹上 5 寸，阳溪与曲池连线上。

【主治】外感疾患：寒热头痛。头面五官疾患：面赤肿，口舌痛。

★下廉

【定位】在前臂，肘横纹下 4 寸，阳溪与曲池连线上。

【主治】胃肠疾患：腹痛，腹胀。上肢不遂，手肘肩无力。

★上廉

【定位】在前臂，肘横纹下 3 寸，阳溪与曲池连线上。

【主治】胃肠疾患：腹痛，腹胀，吐泻，肠鸣。手臂肩膀肿痛，上肢不遂。

★手三里

【定位】在前臂，肘横纹下 2 寸，阳溪与曲池连线上。

【主治】腹痛，手臂肿痛，上肢不遂。

★曲池

【定位】在肘区，尺泽与肱骨外上髁上连线的中点处。

【主治】外感疾患：咽喉肿痛，咳嗽，气喘，热病。胃肠疾患：腹痛，吐泻，痢疾，肠痈，便秘。头面疾患：齿痛，目赤痛，目不明。皮肤病：疮，疥，瘾疹，丹毒。神志疾患：心中烦满，癫狂，善惊，头痛。手臂肿痛，上肢不遂，手肘肩无力，臂神经疼痛。高血压。

★肘髎

【定位】在肘区，肱骨外上髁上缘，髁上嵴的前缘。

【主治】肩臂肘疼痛，上肢麻木，拘挛，嗜卧。

★手五里

【定位】在臂部，肘横纹上3寸，曲池与肩髃连线上。

【主治】本经脉所过部位的疾患：手臂肿痛，上肢不遂。疟疾，瘰疬。

★臂臑

【定位】在臂部，曲池上7寸，三角肌前缘处。

【主治】瘰疬。肩臂疼痛。

★肩髃

【定位】在肩峰前下方，当肩峰与肱骨大结节之间凹陷处。

【主治】上肢疾患：肩臂痛，手臂挛急，肩痛，半身不遂。

★巨骨

【定位】在肩胛区，锁骨肩峰端与肩胛冈之间凹陷中。

【主治】上肢疾患：肩臂痛，手臂挛急，半身不遂。

★天鼎

【定位】在颈部，横平环状软骨，胸锁乳突肌后缘。

【主治】呼吸系统疾病：咳嗽，气喘，咽喉肿痛，暴喑。瘰疬，诸瘿，梅核气。

★扶突

【定位】在胸锁乳突区，横平喉结，当胸锁乳突肌的前、后缘中间。

【主治】呼吸系统疾病：咳嗽，气喘，咽喉肿痛，暴喑。瘰疬，诸瘿，梅核气，呃逆。

足阳明胃经

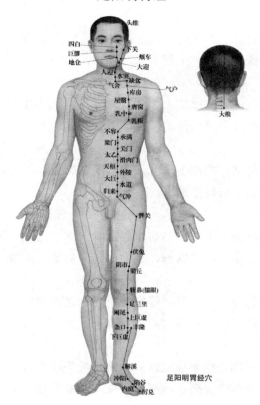

足阳明胃经穴

★颊车

【定位】在面部，下颌角前上方一横指（中指）。

【主治】口眼㖞斜，牙关紧闭，齿痛。

★人迎

【定位】在颈部，横平喉结，胸锁乳突肌前缘，颈总动脉搏动处。

【主治】胸满气逆，咽喉肿痛，瘰疬，高血压。

★气舍

【定位】在胸锁乳突肌区，胸锁乳突肌的胸骨头与锁骨头中间的凹陷中。

【主治】呼吸喘鸣，咽喉肿痛。

★缺盆

【定位】在颈外侧区，锁骨上大窝，锁骨上缘凹陷中，前正中线旁开4寸。

【主治】呼吸喘鸣，咽喉肿痛。

★气户

【定位】在胸部，锁骨下缘，前正中线旁开4寸。

【主治】呼吸喘鸣，咽喉肿痛。

★库房

【定位】在胸部，第1肋间隙，前正中线旁开4寸。

【主治】胸肺疾患：胸满气逆，呼吸喘鸣，胸胁胀痛，咳嗽喘息。

★屋翳

【定位】在胸部，第2肋间隙，前正中线旁开4寸。

【主治】胸肺疾患：胸满气逆，呼吸喘鸣，胸胁胀痛，咳嗽喘息。

★膺窗

【定位】在胸部，第3肋间隙，前正中线旁开4寸。

【主治】胸肺疾患：胸满气逆，呼吸喘鸣，咳嗽喘息，乳痈。

★乳根

【定位】在胸部，第5肋间隙，前正中线旁开4寸。

【主治】呼吸系统疾病：胸痛，胸闷，咳喘。乳汁不足，乳痈。噎膈。

★不容

【定位】在上腹部，脐中上6寸，前正中线旁开2寸。

【主治】消化系统疾病：腹胀，胃痛，呕吐，食欲不振。

★承满

【定位】在上腹部，脐中上5寸，前正中线旁开2寸。

【主治】消化系统疾病：胃痛，呕吐，腹胀，肠鸣，食欲不振等。

★梁门

【定位】在上腹部，脐中上4寸，前正中线旁开2寸。

【主治】消化系统疾病：胃痛，呕吐，腹胀，肠鸣，食欲不振，便溏，呕血等

★关门

【定位】在上腹部，脐中上3寸，前正中线旁开2寸。

【主治】消化系统疾病：胃痛，呕吐，腹胀，肠鸣，食欲不振。

★滑肉门

【定位】在上腹部，脐中上2寸，前正中线旁开2寸。

【主治】消化系统疾病：胃痛，呕吐，腹胀，肠鸣，食欲不振。

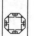

★天枢

【定位】在腹部，横平脐中，前正中线旁开 2 寸。

【主治】肠胃疾患：呕吐纳呆，腹胀肠鸣，绕脐切痛，脾泄不止，赤白痢疾，便秘。

★外陵

【定位】在下腹部，脐中下 1 寸，前正中线旁开 2 寸。

【主治】胃脘痛，腹痛，腹胀，疝气，痛经等。

★大巨

【定位】在下腹部，脐中下 2 寸，前正中线旁开 2 寸。

【主治】便秘，腹痛，遗精，早泄，阳痿，疝气，小便不利。

★归来

【定位】在下腹部，脐中下 4 寸，前下中线旁开 2 寸。

【主治】腹痛，阴睾上缩入腹，疝气，闭经，白带。

★气冲

【定位】在腹股沟区，耻骨联合上缘，前正中线旁开 2 寸，动脉搏动处。

【主治】阳痿，疝气，不孕，腹痛，月经不调。

★髀关

【定位】在股前区，股直肌近端、缝匠肌与阔筋膜张肌 3 条肌肉之间凹陷中。

【主治】腰膝疼痛，下肢酸软麻木。

★伏兔

【定位】在股前区，髌底上 6 寸，髂前上棘与髌底外侧端的连线上。

【主治】腰膝疼痛，下肢酸软麻木，足麻不仁。

★阴市

【定位】在股前区，髌底上 3 寸，股直肌肌腱外侧缘。

【主治】腿膝冷痛，麻痹，下肢不遂。

★梁丘

【定位】在股前区，髌底上 2 寸，股外侧肌与股直肌肌腱之间。

【主治】胃脘疼痛，肠鸣泄泻，膝脚腰痛。

★犊鼻

【定位】在膝前区，髌韧带外侧凹陷中。

【主治】膝部痛，膝脚腰痛，冷痹不仁。

★足三里

【定位】在小腿前外侧，犊鼻下3寸，犊鼻与解溪连线上。

【主治】肚腹疾患：胃痛，呕吐，腹胀，肠鸣，消化不良，泄泻，便秘，痢疾，霍乱遗矢，疳积。心神疾患：心烦，心悸气短，不寐，癫狂，妄笑，中风。胸肺疾患：喘咳痰多，喘息，虚痨，咳血。泌尿系统疾患：小便不利，遗尿，疝气。妇人疾患：乳痛，妇人血晕，子痫，妊娠恶阻，赤白带下，痛经，滞产，产后腰痛，妇人脏躁。膝胫酸痛，下肢不遂，脚气；高血压，水肿，头晕，鼻疾，耳鸣，眼目诸疾。强壮穴：真气不足，脏气虚惫，五痨七伤。

★上巨虚

【定位】在小腿外侧，犊鼻下3寸，犊鼻与解溪连线上。

【主治】泄泻，便秘，腹胀，肠鸣，肠痈。

★条口

【定位】在小腿外侧，犊鼻下8寸，犊鼻与解溪连线上。

【主治】肩背痛，下肢疼痛等。

★下巨虚

【定位】在小腿外侧，犊鼻下9寸，犊鼻与解溪连线上。

【主治】肠鸣腹痛。

★丰隆

【定位】在小腿外侧，外踝尖上8寸，胫骨前肌的外缘。

【主治】脾胃疾患：痰涎，胃痛，大便难。神志疾患：癫狂，善笑，痫证，多寐，脏躁，梅核气。心胸肺疾患：咳逆，哮喘。

★解溪

【定位】在踝区，踝关节前面中央凹陷中，拇长伸肌腱与趾长伸肌腱之间。

【主治】踝关节及其周围软组织疾患。

★冲阳

【定位】在足背，第2跖骨基底部与中间楔状骨关节处，可触及足背动脉。

【主治】善惊，狂疾。

★陷谷

【定位】在足背，第2、3跖骨间，第2跖趾关节近端凹陷中。

【主治】足背肿痛。

★内庭

【定位】在足背，第 2、3 趾间，趾蹼缘后方赤白肉际处。

【主治】胃肠疾患：腹痛，腹胀，泄泻，痢疾。头面疾患：齿痛，头面痛，口喎，喉痹，鼻衄。神志疾患：心烦，失眠多梦，狂证。壮热不退。足背肿痛、趾跖关节痛。

足太阴脾经

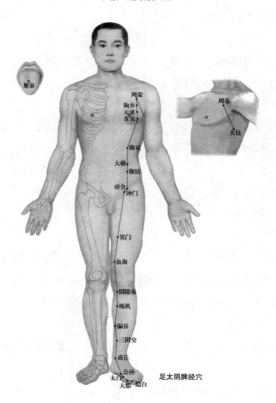

★太白

【定位】在跖区，第 1 跖趾关节近端赤白肉际凹陷中。

【主治】胃痛，腹胀，腹痛，肠鸣，呕吐，泄泻。

★公孙

【定位】在跖区，第 1 跖骨底的前下缘赤白肉际处。

【主治】脾胃肠疾患：呕吐，腹痛，胃脘痛，肠鸣，泄泻，痢疾。

★商丘

【定位】在踝区，内踝前下方，舟骨粗隆与内踝尖连线中点凹陷中。

【主治】两足无力，足踝痛。

★三阴交

【定位】在小腿内侧，内踝尖上 3 寸，胫骨内侧缘后际。

【主治】脾胃疾患：脾胃虚弱，肠鸣腹胀，腹痛，泄泻，胃痛、呕吐，呃逆，痢疾。妇人疾患：月经不调，崩漏，赤白带下，经闭，癥瘕，难产，不孕症，产后血晕，恶露不行。肝肾疾患：水肿，小便不利，遗尿，癃闭，阴挺，梦遗，遗精，阳痿，阴茎痛，疝气，睾丸缩腹。精神神经系统疾病：癫痫，失眠，狂症，小儿惊风。皮肤病。本经脉所过部位的疾患：足痿痹痛，脚气，下肢神经痛或瘫痪。

★漏谷

【定位】在小腿内侧，内踝尖上 6 寸，胫骨内侧缘后际。

【主治】肠鸣腹胀，腹痛，水肿，小便不利。

★地机

【定位】在小腿内侧，阴陵泉下 3 寸，胫骨内侧缘后际。

【主治】腹胀腹痛，月经不调。

★阴陵泉

【定位】在小腿内侧，胫骨内侧髁下缘与胫骨内侧缘之间的凹陷中。

【主治】腹痛，腹胀，水肿，小便不利或失禁，遗尿。

★血海

【定位】在股前区，髌底内侧端上 2 寸，股内侧肌隆起处。

【主治】腹胀，月经不调，荨麻疹。

★箕门

【定位】在股前区，髌底内侧端与冲门的连线上 1/3 与 2/3 交点，长收肌和缝匠肌交角的动脉搏动处。

【主治】小便不通，遗尿。

★冲门

【定位】在腹股沟区，腹股沟斜纹中，髂外动脉搏动处的外侧。

【主治】腹痛，腹胀，小便不利。

★府舍

【定位】在下腹部，脐中下 4.3 寸，前正中线旁开 4 寸。

【主治】腹痛，霍乱吐泻，疝气，腹满积聚。

★腹哀

【定位】在下腹部，脐中下1.3寸，前正中线旁开4寸。

【主治】绕脐腹痛，泄泻，疝气。

★大横

【定位】在腹部，脐中旁开4寸。

【主治】腹胀，腹痛，痢疾，泄泻，便秘。

★腹结

【定位】在上腹部，脐中上3寸，前正中线旁开4寸。

【主治】绕脐痛，消化不良，便秘，痢疾。

★食窦

【定位】在胸部，第5肋间隙，前正中线旁开6寸。

【主治】胸胁胀痛，胸引背痛不得卧。

★天溪

【定位】在胸部，第4肋间隙，前正中线旁开6寸。

【主治】胸部疼痛，咳嗽，胸胁胀痛。

★胸乡

【定位】在胸部，第3肋间隙，前正中线旁开6寸。

【主治】胸胁胀痛，咳嗽。

★周荣

【定位】在胸部，第2肋间隙，前正中线旁开6寸。

【主治】胸胁胀满，胁肋痛，咳嗽。

★大包

【定位】在胸外侧区，第6肋间隙，在腋中线上。

【主治】胸胁痛，气喘。

手少阴心经

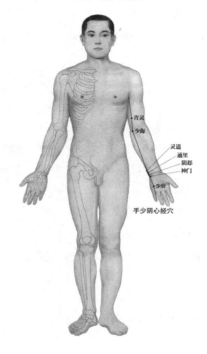

青灵
少海
灵道
通里
阴郄
神门
少冲

手少阴心经穴

★极泉

【定位】在腋区，腋窝中央，腋动脉搏动处。

【主治】心痛，四肢不举。

★青灵

【定位】在臂前区，肘横纹上3寸，肱二头肌的内侧沟中。

【主治】头痛，肩臂痛。

★少海

【定位】在肘前区，横平肘横纹，肱骨内上髁前缘。

【主治】心神疾患：心痛，癫狂，善笑，痫症。暴喑，肘臂挛痛，麻木。

★灵道

【定位】在前臂前区，腕掌侧远端横纹上1.5寸，尺侧腕屈肌腱的桡侧缘。

【主治】心痛，手麻不仁。

★通里

【定位】在前臂前区，腕掌侧远端横纹上1寸，尺侧腕屈肌腱的桡侧缘。

【主治】心痛，头痛，头昏，盗汗。

★阴郄

【定位】在前臂前区，腕掌侧远端横纹上 0.5 寸，尺侧腕屈肌腱的桡侧缘。

【主治】心痛，盗汗，失语。

★神门

【定位】在腕前区，腕掌侧远端横纹尺侧端，尺侧腕屈肌腱的桡侧缘。

【主治】神志疾患：心烦，善忘，不寐，痴呆，癫狂，痫症，头痛头昏。心系疾患：心痛，心悸，怔忡。目眩，目黄，咽干，失音，手臂寒痛，麻木。喘逆上气，呕血，热病不嗜食

★少府

【定位】在手掌，横平第 5 掌指关节近端，第 4、5 掌骨之间。

【主治】心神疾患：心悸，胸痛，善笑，悲恐，善惊。掌中热，手小指拘挛，臂神经痛。

手太阳小肠经

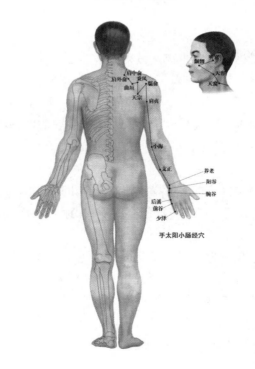

手太阳小肠经穴

★腕骨

【定位】在腕区，第 5 掌骨基底与三角骨之间的赤白肉际凹陷处中。

【主治】黄疸，消渴。

★阳谷

【定位】在腕后区，尺骨茎突与三角骨之间的凹陷中。

【主治】头痛，臂、腕外侧痛。

★养老

【定位】在前臂后区，腕背横纹上 1 寸，尺骨头桡侧凹陷中。

【主治】目视不明，急性腰痛。

★支正

【定位】在前臂后区，腕背侧远端横纹上 5 寸，尺骨尺侧与尺侧腕屈肌之间。

【主治】腰背酸痛，四肢无力。

★小海

【定位】在肘后区，尺骨鹰嘴与肱骨内上髁之间凹陷中。

【主治】癫狂，痫症。

★肩贞

【定位】在肩胛区，肩关节后下方，腋后纹头直上 1 寸。

【主治】肩胛痛，手臂麻痛。

★臑俞

【定位】在肩胛区，腋后纹头直上，肩胛冈下缘凹陷中。

【主治】肩臂酸痛无力，肩肿，颈项瘰疬。

★天宗

【定位】在肩胛区，肩胛冈中点与肩胛骨下角连线上 1/3 与 2/3 交点凹陷中。

【主治】肩胛痛，乳痈。

★秉风

【定位】在肩胛区，肩胛冈中点上方冈上窝中。

【主治】肩胛疼痛不举。

★曲垣

【定位】在肩胛区，肩胛冈内侧端上缘凹陷中。

【主治】肩胛拘挛疼痛，肩胛疼痛不举，上肢酸麻，咳嗽等。

★肩外俞

【定位】在脊柱区，第1胸椎棘突下，后正中线旁开3寸。

【主治】肩背酸痛，颈项强急，上肢冷痛等。

★肩中俞

【定位】在脊柱区，第7颈椎棘突下，后正中线旁开2寸。

【主治】咳嗽，肩背酸痛，颈项强急。

足太阳膀胱经

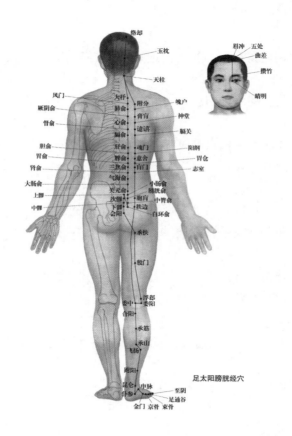

★大杼

【定位】在脊柱区，当第1胸椎棘突下，后正中线旁开1.5寸。

【主治】颈项强，肩背痛，喘息，胸胁支满。

★风门

【定位】在脊柱区，第2胸椎棘突下，后正中线旁开1.5寸。

【主治】伤风咳嗽，发热头痛。

★肺俞

【定位】在脊柱区，第 3 胸椎棘突下，后正中线旁开 5 寸。

【主治】咳嗽上气，胸满喘逆，脊背疼痛。

★厥阴俞

【定位】在脊柱区，当第 4 胸椎棘突下，后正中线旁开 1.5 寸。

【主治】心痛，心悸，胸闷。

★心俞

【定位】在脊柱区，第 5 胸椎棘突下，后正中线旁开 1.5 寸。

【主治】心胸疾患：胸引背痛，心痛，心悸，心烦胸闷，气喘，咳嗽咳血。神志疾患：癫狂，痫证，失眠，健忘，悲愁恍惚。胃肠疾患：呕吐不食，噎膈。肩背痛，痈疽发背。梦遗，盗汗，溲浊。

★督俞

【定位】在脊柱区，第 6 胸椎棘突下，后正中线旁开 1.5 寸。

【主治】心痛，腹痛，腹胀，肠鸣，呃逆。

★膈俞

【定位】在脊柱区，第 7 胸椎棘突下，后正中线旁开 1.5 寸。

【主治】血证：咳血，衄血，便血，产后败血冲心。心胸疾患：心痛，心悸，胸痛，胸闷。脾胃疾患：呕吐，呃逆。盗汗。皮肤病。

★肝俞

【定位】在脊柱区，第八胸椎棘突下，后正中线旁开 1.5 寸。

【主治】肝胆疾患：脘腹胀满，胸胁支满，黄疸结胸，吞酸吐食，饮食不化，心腹积聚痞。神志疾患：癫狂，痫证。眼病：目赤痛痒，胬肉攀睛，目生白翳，多眵，雀目，青盲，目视不明。血证：咳血，吐血，鼻衄。经筋病：颈项强痛，腰背痛，寒疝。妇人疾患：月经不调，闭经，痛经。头痛、眩晕。

★胆俞

【定位】在脊柱区，第 10 胸椎棘突下，后正中线旁开 1.5 寸。

【主治】黄痕，肺痨。

★脾俞

【定位】在脊柱区，第 11 胸椎棘突下，后正中线旁开 1.5 寸。

【主治】脾胃肠疾患：腹胀，呕吐，泄泻，痢疾，完谷不化，胃痛。

血证：吐血，便血，尿血。消渴。

★胃俞

【定位】在脊柱区，第12胸椎棘突下，后正中线旁开1.5寸。

【主治】胃脘痛，反胃，呕吐，肠鸣，泄泻，痢疾，小儿疳积。

★三焦俞

【定位】在脊柱区，第1腰椎棘突下，后正中线旁开1.5寸。

【主治】水肿，小便不利，遗尿，腹水，肠鸣泄泻。

★肾俞

【定位】在脊柱区，第2腰椎棘突下，后正中线旁开1.5寸。

【主治】遗精，阳痿，月经不调，白带，不孕；遗尿，小便不利，水肿，腰膝酸痛；目昏，耳鸣，耳聋。

★气海俞

【定位】在脊柱区，第3腰椎棘突下，后正中线旁开1.5寸。

【主治】痛经，痔漏，腰痛，腿膝不利。

★大肠俞

【定位】在脊柱，当第4腰椎棘突下，后正中线旁开1.5寸。

【主治】腹痛，腹胀，泄泻，肠鸣，便秘，痢疾，腰脊强痛等。

★关元俞

【定位】在脊柱区，第5腰椎棘突下，后正中线旁开1.5寸。

【主治】腹胀，泄泻，小便不利，遗尿，腰痛。

★小肠俞

【定位】在骶区，横平第1骶后孔，骶正中嵴旁1.5寸。

【主治】痢疾，泄泻，疝气，痔疾。

★膀胱俞

【定位】在骶区，横平第2骶后孔，骶正中嵴旁1.5寸。

【主治】小便赤涩，癃闭，遗尿，遗精。

★中膂俞

【定位】在骶区，横平第3骶后孔，骶正中嵴旁1.5寸。

【主治】腰脊强痛，消渴，疝气，痢疾。

★白环俞

【定位】在骶区，横平第4骶后孔，骶正中嵴旁1.5寸。

【主治】白带，月经不调，疝气，遗精，腰腿痛。

★上髎

【定位】在骶区，正对第1骶后孔中。

【主治】月经不调，带下，遗精，阳痿，阴挺，二便不利，腰骶痛，膝软。

★次髎

【定位】在骶区，正对第2骶后孔中。

【主治】同上髎。

★中髎

【定位】在骶区，正对第3骶孔中。

【主治】同上髎。

★下髎

【定位】在骶区，正对第4骶后孔中。

【主治】同上髎。

★会阳

【定位】在骶区，尾骨端旁开0.5寸。

【主治】泄泻，痢疾，痔疾，便血，阳痿，带下。

★承扶

【定位】在股后区，臀沟的中点。

【主治】腰、骶、臀、股部疼痛，下肢瘫痪，痔疮。

★殷门

【定位】在股后区，臀沟下6寸，股二头肌与半腱肌之间。

【主治】腰、骶、臀、股部疼痛，下肢瘫痪。

★浮郄

【定位】在膝后区，腘横纹上1寸，股二头肌腱的内侧缘。

【主治】腰、骶、臀、股部疼痛，腘筋挛急，下肢瘫痪。

★委阳

【定位】在膝部，腘横纹上，当股二头肌腱内侧缘。

【主治】小便淋漓，遗溺，癃闭，便秘。

★委中

【定位】在膝后区，腘横纹中点。

【主治】本经脉所经部位的疾患：腰脊痛，尻股寒，髀枢痛，风寒湿痹，半身不遂，筋挛急，脚弱无力，脚气。皮肤疾患：丹毒，疔疮，疖肿，肌衄，皮肤瘙痒。腹痛，吐泻。

★附分

【定位】在脊柱区，第2胸椎棘突下，后正中线旁开3寸。

【主治】肩背拘急疼痛，颈项强痛，肘臂麻木疼痛。

★魄户

【定位】在脊柱区，第3胸椎棘突下，后正中线旁开3寸。

【主治】肺痨，咳嗽，气喘，项强，肩背痛。

★膏肓

【定位】在脊柱区，第4胸椎棘突下，后正中线旁开3寸。

【主治】本穴用于治疗中医辨证属慢性虚损的各种病症：肺痨，咳嗽，气喘，盗汗，健忘，遗精，完谷不化。

★神堂

【定位】在脊柱区，第5胸椎棘突下，后正中线旁开3寸。

【主治】同心俞。

★譩譆

【定位】在脊柱区，第6胸椎棘突下，后正中线旁开3寸处。

【主治】咳嗽，气喘，肩背痛，季胁痛。

★膈关

【定位】在脊柱区，第7胸椎棘突下，后正中线旁开3寸。

【主治】饮食不下，呕吐，嗳气，胸中噎闷，脊背强痛。

★魂门

【定位】在脊柱区，第9胸椎棘突下，后正中线旁开3寸处。

【主治】胸胁胀痛，饮食不下，呕吐，肠鸣泄泻，背痛。

★阳纲

【定位】在脊柱区，第10胸椎棘突下，后正中线旁开3寸。

【主治】泄泻，黄疸，腹痛，肠鸣，消渴。

★意舍

【定位】在脊柱区，第11胸椎棘突下，后正中线旁开3寸处。

【主治】腹胀，泄泻，呕吐，纳呆。

★胃仓

【定位】在脊柱区，第12胸椎棘突下，后正中线旁开3寸处。

【主治】胃痛，小儿食积，腹胀，水肿，脊背痛。

★肓门

【定位】在腰区，第1腰椎棘突下，后正中线旁开3寸处。

【主治】痞块，妇人乳疾，上腹痛，便秘等

★志室

【定位】在腰区，第2腰椎棘突下，后正中线旁开3寸处。

【主治】遗精，阳痿，阴痛水肿，小便不利，腰脊强痛。

★胞肓

【定位】在骶区，横平第2骶后孔，骶正中嵴旁开3寸。

【主治】小便不利，腰脊痛，腹胀，肠鸣，便秘。

★秩边

【定位】在骶区，横平第4骶后孔，骶正中嵴旁开3寸。

【主治】腰骶痛，下肢痿痹，痔疾，大便不利，小便不利。

★合阳

【定位】在小腿后区，腘横纹下2寸，腓肠肌内、外侧头之间。

【主治】腰脊痛，下肢酸痛，痿痹，崩漏，带下。

★承筋

【定位】小腿后区，腘横纹下5寸，腓肠肌两肌腹之间。

【主治】小腿痛，腰脊拘急，转筋，痔疮。

★承山

【定位】在小腿后区，腓肠肌两肌腹与肌腱交角处。

【主治】痔疮，便秘，腰背疼，腿痛。

★飞扬

【定位】在小腿后区，昆仑直上7寸，腓肠肌外下缘与跟腱移行处。

【主治】腰腿痛，膝胫无力，小腿酸痛。

★跗阳

【定位】在小腿后区，昆仑直上3寸，腓骨与跟腱之间。

【主治】本经脉所过部位的疾患：腰、骶、髋、股后外疼痛。

★昆仑

【定位】在踝区，外踝尖与跟腱之间的凹陷中。

【主治】头痛，腰骶疼痛。

★仆参

【定位】在跟区，昆仑直下，跟骨外侧，赤白肉际处。

【主治】下肢痿弱，足跟痛。

★申脉

【定位】在踝区，外踝尖直下，外踝下缘与跟骨之间凹陷中。

【主治】神志疾患：失眠，癫狂，痫症，中风不省人事。头面五官疾患：偏正头痛，眩晕。

★金门

【定位】在足背，外踝前缘直下，第5跖骨粗隆后方，骰骨下缘凹陷中。

【主治】头风，足部扭伤。

★京骨

【定位】在跖区，第5跖骨粗隆前下方，赤白肉际处。

【主治】头痛，眩晕。

★束骨

【定位】在跖区，第5跖趾关节的近端，赤白肉际处。

【主治】头痛，目赤，痔疮，下肢后侧痛。

足少阴肾经

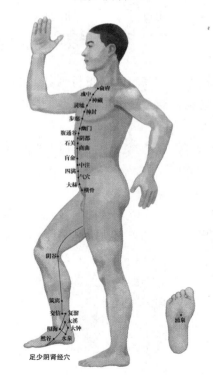

足少阴肾经穴

★涌泉

【定位】在足底，屈足卷趾时足心最凹陷处。

【主治】神志疾患：尸厥，癫狂，痫症，善恐，善忘，小儿惊风。头面五官疾患：头痛，头晕，目眩，舌干，咽喉肿痛，鼻衄，暗不能言。胸肺疾患：喘逆，咳嗽短气，咳血，肺痨。前阴疾患：阳痿，经闭，难产，妇人无子。足心热，五趾尽痛，下肢瘫痪，奔豚气。

★然谷

【定位】在足内侧，足舟骨粗隆下方，赤白肉际处。

【主治】月经不调，胸胁胀满。

★太溪

【定位】在踝区，内踝尖与跟腱之间的凹陷中。

【主治】肾脏疾患：遗尿、癃闭，淋证，遗精，阳痿，小便频，水肿。妇人疾患：月经不调，经闭，带下，不孕。胸肺疾患：咳嗽，气喘，咳血。神志疾患：失眠，健忘，神经衰弱。五官疾患：头痛，牙痛，咽喉肿痛，暴喑，鼻衄不止，耳鸣耳聋，青盲，夜盲，口中热。内踝肿痛，足跟痛，下肢厥冷，腰痛，厥脊痛。虚劳，脱证，脱发，咳血，消渴。

★大钟

【定位】在跟区，内踝后下方，跟骨上缘，跟腱附着部前缘凹陷中。

【主治】咽喉肿痛，腰脊强痛。

★水泉

【定位】在跟区，太溪直下1寸，跟骨结节内侧凹陷中。

【主治】小便不利，足跟痛。

★照海

【定位】在踝区，内踝尖下1寸，内踝下缘边际凹陷中。

【主治】头面五官疾患：咽喉肿痛暴喑。胸腹疾患：心痛，气喘，便秘，肠鸣泄泻。泌尿生殖疾患：月经不调，痛经，经闭，赤白带下，阴挺，阴痒，妇人血晕，胎衣不下，恶露不止，难产，疝气，淋病，遗精白浊，癃闭，小便频数，遗尿。神志疾患：痫病夜发，惊恐不安。

★复溜

【定位】在小腿内侧，内踝尖上2寸，跟腱的前缘。

【主治】肾脏疾患：水肿，腹胀，腰脊强痛，腿肿。汗液疾患：盗汗，身热无汗，自汗。

★交信

【定位】在小腿内侧，内踝尖上2寸，胫骨内侧缘后际凹陷中。

【主治】月经不调，大便难，赤白痢。

★筑宾

【定位】在小腿内侧，太溪直上5寸，比目鱼肌与跟腱之间。

【主治】脚软无力，足踹痛，小腿内侧痛。

★阴谷

【定位】在膝后区，腘横纹上，半腱肌肌腱外侧缘。

【主治】遗精，阳痿。

★横骨

【定位】在下腹部，脐中下5寸，前正中线旁开0.5寸。

【主治】腹胀，腹痛，泄泻，便秘。

★大赫

【定位】在下腹部，脐中下4寸，前正中线旁开0.5寸。

【主治】遗精，月经不调，子宫脱垂，痛经，不孕，带下。

★气穴

【定位】在下腹部，脐中下3寸，前正中线旁开0.5寸。

【主治】妇科系统疾病：月经不调，痛经，带下，不孕症。泌尿生殖系统疾病：小便不通，遗精，阳痿，阴茎痛。

★四满

【定位】在下腹部，脐中下2寸，前正中线旁开0.5寸。

【主治】妇科系统疾病：月经不调，痛经，不孕症，带下。泌尿生殖系统疾病：遗尿，遗精，水肿。消化系统疾病：小腹痛、便秘。

★中注

【定位】在下腹部，脐中下1寸，前正中线旁开0.5寸。

【主治】腹胀，呕吐，泄泻，痢疾。

★肓俞

【定位】在腹中部，脐中旁开0.5寸。

【主治】腹痛绕脐，腹胀，呕吐，泄泻，痢疾，便秘。

★商曲

【定位】在上腹部，脐中上2寸，前正中线旁开0.5寸。

【主治】腹痛绕脐，腹胀，呕吐，泄泻，痢疾，便秘。

★石关

【定位】在上腹部，脐中上3寸，前正中线旁开0.5寸。

【主治】经闭，带下，妇人产后恶露不止，阴门瘙痒。

★阴都

【定位】在上腹部，脐中上4寸，前正中线旁开0.5寸。

【主治】腹胀，肠鸣，腹痛，便秘，妇人不孕。

★腹通谷

【定位】在上腹部，脐中上5寸，前正中线旁开0.5寸。

【主治】腹痛，腹胀，呕吐，胸痛，心痛，心悸。

★幽门

【定位】在上腹部，脐中上6寸，前正中线旁开0.5寸。

【主治】腹痛，呕吐，消化不良，泄泻，痢疾。

★步廊

【定位】在胸部，第5肋间隙，前正中线旁开2寸。

【主治】咳嗽，哮喘，胸痛，乳痈。

★神封

【定位】在胸部，第4肋间隙，前正中线旁开2寸。

【主治】咳嗽，哮喘，呕吐，胸痛，乳痈。

★灵墟

【定位】在胸部，第3肋间隙，前正中线旁开2寸。

【主治】咳嗽，哮喘，胸痛，乳痈。

★神藏

【定位】在胸部，第2肋间隙，前正中线旁开2寸。

【主治】咳嗽，哮喘，胸痛。

★彧中

【定位】在胸部，第1肋间隙，前正中线旁开2寸。

【主治】咳嗽，哮喘，胸胁胀满，不嗜食。

★俞府

【定位】在胸部，锁骨下缘，前正中线旁开2寸。

【主治】咳嗽，哮喘，呕吐，胸胁胀满，不嗜食。

手厥阴心包经

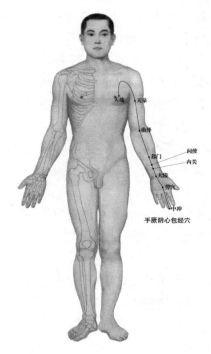

天池 天泉
曲泽
郄门 间使
内关
大陵
劳宫
中冲
手厥阴心包经穴

★天池

【定位】在胸部，第4肋间隙，前正中线旁开5寸。

【主治】咳嗽，哮喘，呕吐，胸痛，胸闷。

★天泉

【定位】在臂前区，腋前纹头下2寸，肱二头肌的长、短头之间。

【主治】上臂内侧痛，胸胁胀满，胸背痛。

★曲泽

【定位】在肘前区，肘横纹上，肱二头肌腱的尺侧缘凹陷中。

【主治】霍乱，肘臂挛痛不伸，痧症，风疹。

★郄门

【定位】在前臂前区，腕掌侧远端横纹上5寸，掌长肌腱与桡侧腕屈肌腱之间。

【主治】心痛，心悸。

★间使

【定位】在前臂前区，腕掌侧远端横纹上3寸，掌长肌腱与桡侧腕屈肌腱之间。

【主治】疟疾。

★内关

【定位】在前臂前区，腕掌侧远端横纹上 2 寸，掌长肌腱与桡侧腕屈肌腱之间。

【主治】心神血脉疾患：心痛，心悸，善惊，烦心，失眠，脏躁，癫痫，狂妄。脾胃疾患：胃脘疼痛，呕吐，呃逆。胸部疾患，肘臂挛痛。

★大陵

【定位】在腕前区，腕掌侧远端横纹中，掌长肌腱与桡侧腕屈肌腱之间。

【主治】喜笑不休，狂言不乐，脏躁。

★劳宫

【定位】在掌区，横平第 3 掌指关节近端，第 2、3 掌骨之间偏于第 3 掌骨。

【主治】心烦善怒，喜笑不休，癫狂，小儿惊厥。

手少阳三焦经

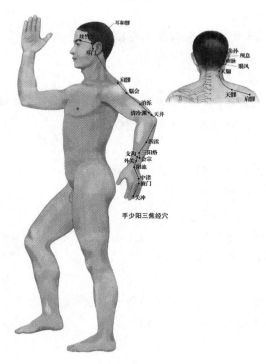

手少阳三焦经穴

★中渚

【定位】在手背，第 4、5 掌骨间，掌指关节近端凹陷中。

【主治】耳聋，耳鸣。

★阳池

【定位】在腕后区，腕背侧远端横纹上，指伸肌腱的尺侧缘凹陷中。

【主治】腕关节红肿不得屈伸，消渴。

★外关

【定位】在前臂后区，腕背侧远端横纹上 2 寸，尺骨与桡骨间隙中点。

【主治】外感疾患：热病，感冒。头面耳目疾患：头痛，耳鸣。胸胁痛，肘臂屈伸不利。

★支沟

【定位】在前臂后区，腕背侧远端横纹上 3 寸，尺骨与桡骨间隙中点。

【主治】胸胁痛，大便不通。

★会宗

【定位】在前臂后区，腕背侧远端横纹上 3 寸，尺骨的桡侧缘。

【主治】头耳疾患：偏头痛，耳聋，耳鸣。肌肤疼痛，咳喘胸满，臂痛。

★三阳络

【定位】在前臂后区，腕背侧远端横纹上 4 寸，尺骨与桡骨间隙中点。

【主治】臂痛，脑血管病后遗症。

★四渎

【定位】在前臂后区，肘尖下 5 寸，尺骨与桡骨间隙中点。

【主治】暴喑，耳聋，下牙痛，眼疾。

★天井

【定位】在肘后区，肘尖上 1 寸凹陷中。

【主治】暴喑，眼疾。

★清冷渊

【定位】在臂后区，肘尖与肩峰角连线上，肘尖上 2 寸。

【主治】臂痛，头颈痛，眼疾。

★消泺

【定位】在臂后区，肘尖与肩峰角连线上，肘尖上 5 寸。

【主治】头项强痛，臂痛，头痛，齿痛。

★臑会

【定位】在臂后区，肩峰角下3寸，三角肌的后下缘。

【主治】肩胛肿痛，肩臂痛，瘿气，瘰疬。

★肩髎

【定位】在三角肌区，肩峰角与肱骨大结节两骨间凹陷中。

【主治】肩胛肿痛，肩臂痛，瘿气，瘰疬。

★天髎

【定位】在肩胛区，肩胛骨上角骨际凹陷中。

【主治】肩臂痛，颈项强痛，胸中烦满。

★天牖

【定位】在肩胛区，横平下颌角，胸锁乳突肌的后缘凹陷中。

【主治】头痛，头晕，突发性聋，项强。

足少阳胆经

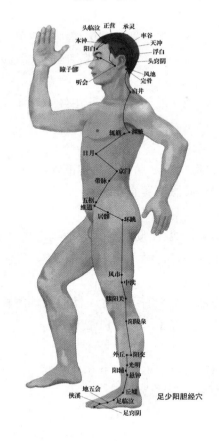

★风池

【定位】在颈后区，枕骨之下，胸锁乳突肌上端与斜方肌上端之间的凹陷中。

【主治】外感疾患：头痛发热，洒淅振寒，热病汗不出，颈项强痛。头目疾患：头痛头晕，目赤肿痛，迎风流泪，翳膜遮睛，目视不明，雀目，青盲，面肿。耳鼻疾患：鼻渊，鼻衄，耳鸣耳聋。神志疾患：失眠，癫痫，中风昏迷，气厥。

★肩井

【定位】在肩胛区，第7颈椎棘突与肩峰最外侧点连线的中点。

【主治】肩臂疼痛，乳腺炎。

★渊腋

【定位】在胸外侧区，第4肋间隙中，在腋中线上。

【主治】胸满，胁痛，腋下肿，臂痛不举等症。

★辄筋

【定位】在胸外侧区，第4肋间隙中，腋中线前1寸。

【主治】胸胁痛，腋肿，咳嗽，气喘，呕吐，吞酸。

★日月

【定位】在胸部，第7肋间隙，前正中线旁开4寸。

【主治】呃逆，翻胃吞酸。

★京门

【定位】在上腹部，第12肋骨游离端下际。

【主治】胁肋痛，腹胀，腰脊痛。

★带脉

【定位】在侧腹部，第11肋骨游离端垂线与脐水平线的交点上。

【主治】妇人小腹痛，月经不调，赤白带下，经闭，痛经，不孕。

★五枢

【定位】在下腹部，横平脐下3寸，髂前上棘内侧。

【主治】少腹痛，月经不调，赤白带下。

★维道

【定位】在下腹部，髂前上棘内下0.5寸。

【主治】月经不调，赤白带下

★居髎

【定位】在臀区，髂前上棘与股骨大转子最凸点连线的中点处。

【主治】腰腿痹痛，瘫痪，足痿，疝气。

★环跳

【定位】在臀区，股骨大转子最凸点与骶管裂孔连线上的外1/3与2/3交点处。

【主治】腰腿疼痛：腰胯疼痛，挫闪腰痛，下肢痿痹，膝踝肿痛。遍身风疹，半身不遂。

★风市

【定位】在股部，直立垂手，掌心贴于大腿时，中指尖所指凹陷中，髂胫束后缘。

【主治】中风半身不遂，下肢痿痹，遍身瘙痒。

★中渎

【定位】在股部，腘横纹上7寸，髂胫束后缘。

【主治】下肢痿痹，麻木，半身不遂等。

★膝阳关

【定位】在膝部，股骨外上髁后上缘，股二头肌腱与髂胫束之间的凹陷中。

【主治】膝髌肿痛，腘筋挛急，小腿麻木等。

★阳陵泉

【定位】在小腿外侧，腓骨头前下方凹陷中。

【主治】头面疾患：头痛，耳鸣，耳聋，目痛，颊肿。胸部疾患：胸胁痛，乳肿痛，气喘，咳逆。胆肝疾患：胸胁支满，胸肋疼痛，呕吐胆汁，寒热往来，黄疸。膝肿痛，下肢痿痹、麻木，脚胫酸痛，筋挛，筋软，筋缩，筋紧，脚气，半身不遂。虚劳失精，小便不禁，遗尿。

★阳交

【定位】在小腿外侧，外踝尖上7寸，腓骨后缘。

【主治】膝痛，足胫痿痹。

★外丘

【定位】在小腿外侧，外踝尖上7寸，腓骨前缘。

【主治】癫疾呕沫。

★光明

【定位】在小腿外侧，外踝尖上5寸，腓骨前缘。

【主治】目赤肿痛，视物不明。

★阳辅

【定位】在小腿外侧，外踝尖上4寸，腓骨前缘。

【主治】胸胁痛，下肢外侧痛。

★悬钟

【定位】在小腿外侧，外踝尖上3寸，腓骨前缘。

【主治】筋骨病：颈项强，四肢关节酸痛，半身不遂，筋骨挛痛，脚气，蹩足，跟骨痛，附骨疽；胸胁疾患：瘰疬，腋肿，心腹胀满，胸胁疼痛；头晕，失眠，记忆减退，耳鸣耳聋，高血压。

★丘墟

【定位】在踝区，外踝的前下方，趾长伸肌腱的外侧凹陷中。

【主治】胸胁痛。

★足临泣

【定位】在足背，第4、5跖骨底结合部的前方，第5趾长伸肌腱外侧凹陷中。

【主治】头面五官疾患：头痛目眩，目赤肿痛，颔痛，齿痛，咽肿，耳聋。胸胁疾患：乳痛，呼吸困难，腋下肿，胁肋痛。足跗肿痛，髀枢痛，膝踝关节痛，足背红肿。

★地五会

【定位】在足背，第4、5跖骨间，第4跖趾关节近端凹陷中。

【主治】头痛目眩，目赤肿痛，咽肿，耳聋。

★侠溪

【定位】在足背，第4、5趾间，趾蹼缘后方赤白肉际处。

【主治】头痛，耳鸣，耳聋，目痛，颊肿。

足厥阴肝经

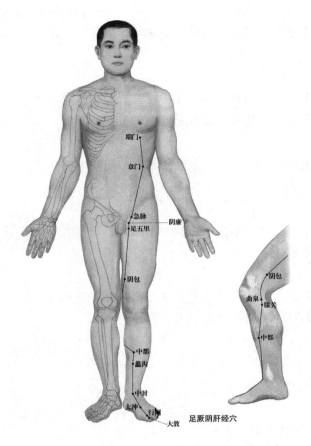

期门
章门
急脉
阴廉
足五里
阴包
中都
蠡沟
中封
太冲
行间
大敦

阴包
曲泉
膝关
中都

足厥阴肝经穴

★太冲

【定位】在足背，当第1、2跖骨间，跖骨底结合部前方凹陷中，或触及动脉搏动。

【主治】肝肾疾患：阴痛，精液不足，狐疝，遗尿，癃闭，小便赤，淋病，呕吐，胸胁支满，绕脐腹痛，飧泄。妇人疾患：月经不调，痛经，经闭，崩漏，带下，难产，乳痛。本经脉所过部位的疾患：筋挛，腿软无力，脚气红肿，五趾拘急，喉痛嗌干，口中烂，头昏目痛，头痛。神志疾患：小儿惊风，癫痫，心烦，失眠。其他：腰脊疼痛，瘰疬。

★中封

【定位】在踝区，内踝前，胫骨前肌腱的内侧缘凹陷处。

【主治】内踝肿痛，足冷，少腹痛，嗌干。

★蠡沟

【定位】在小腿内侧，内踝尖上 5 寸，胫骨内侧面的中央。

【主治】疝气，遗尿，癃闭，阴痛阴痒，月经不调，赤白带下，阴挺，崩漏。

★中都

【定位】在小腿内侧，内踝尖上 7 寸，胫骨内侧面的中央。

【主治】疝气，遗精，崩漏，恶露不尽。

★膝关

【定位】在膝部，胫骨内侧髁的下方，阴陵泉后 1 寸。

【主治】膝髌肿痛，历节风痛，下肢痿痹等。

★曲泉

【定位】在膝部，腘横纹内侧端，半腱肌肌腱内缘凹陷中。

【主治】阳痿。

★阴包

【定位】在股前区，髌底上 4 寸，股内肌与缝匠肌之间。

【主治】月经不调，腰骶痛引小腹等。

★足五里

【定位】在股前区，气冲直下 3 寸，动脉搏动处。

【主治】小便不通。

★阴廉

【定位】在股前区，气冲直下 2 寸。

【主治】月经不调，赤白带下，小腹疼痛。

★急脉

【定位】在腹股沟区，横平耻骨联合上缘，前正中线旁开 2.5 寸处。

【主治】少腹痛，疝气，阴茎痛等。

★章门

【定位】在侧腹部，第 11 肋游离端的下际。

【主治】脘腹胀满，胸胁支满。

★期门

【定位】在胸部，第 6 肋间隙，前正中线旁开 4 寸。

【主治】胸胁支满，呕吐呃逆。

督脉

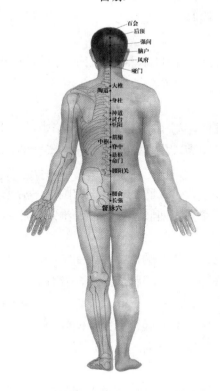

百会
后顶
强间
脑户
风府
哑门
大椎
陶道
身柱
神道
灵台
至阳
筋缩
中枢
脊中
悬枢
命门
腰阳关
腰俞
长强
督脉穴

★长强

【定位】在会阴区，尾骨下方，尾骨端与肛门连线的中点处。

【主治】泄泻，便秘，便血，痔疾，脱肛。

★腰俞

【定位】在骶区，正对骶管裂孔，后正中线上。

【主治】泄泻，便秘，便血，痔疾，尾骶痛。

★腰阳关

【定位】在脊柱区，第 4 腰椎棘突下凹陷中，后正中线上。

【主治】腰骶痛，下肢痿痹，遗精，阳痿，月经不调。

★命门

【定位】在脊柱区，第 2 腰椎棘突下凹陷中，后正中线上。

【主治】生殖疾患：遗精，阳痿，不孕，内浊，赤白带下。二便疾患：
遗尿，小便不利，泄泻。腰骶、下肢疾患：腰脊强痛，虚损腰痛，下肢痿痹。

★悬枢

【定位】在脊柱区，第 1 腰椎棘突下凹陷中，后正中线上。

【主治】腹痛，腹胀，完谷不化，泄泻，腰脊强痛。

★脊中

【定位】在脊柱区，第 11 胸椎棘突下凹陷中，后正中线上。

【主治】腹泻，痢疾，痔疮。

★中枢

【定位】在脊柱区，第 10 胸椎棘突下凹陷中，后正中线上。

【主治】呕吐，腹满，胃痛，食欲不振，腰背痛。

★筋缩

【定位】在脊柱区，第 9 胸椎棘突下凹陷中，后正中线上。

【主治】抽搐，脊强，四肢不收，筋挛拘急，癫痫，惊痫等。

★至阳

【定位】在脊柱区，第 7 胸椎棘突下凹陷中，后正中线上。

【主治】胸胁胀痛，黄疸，腰痛疼痛，脊强。

★灵台

【定位】在脊柱区，第 6 胸椎棘突下凹陷中，后正中线上。

【主治】疗疮，咳嗽，气喘，项强，背痛。

★神道

【定位】在脊柱区，第 5 胸椎棘突下凹陷中，后正中线上。

【主治】失眠健忘，肩背痛。

★身柱

【定位】在脊柱区，第 3 胸椎棘突下凹陷中，后正中线上。

【主治】咳嗽，气喘，疗疮发背。

★陶道

【定位】在脊柱区，第 1 胸椎棘突下凹陷中，后正中线上。

【主治】恶寒发热。

★大椎

【定位】在脊柱区，第 7 颈椎棘突下凹陷中，后正中线上。

【主治】外感疾患：发热恶寒，头项强痛，肩背痛，风疹。胸肺疾患：肺胀胁满，咳嗽喘急。心神疾患：癫狂，小儿惊风。颈项强直，肩颈疼痛。

★百会

【定位】在头部，前发际正中直上 5 寸。

【主治】神志疾患：尸厥，惊悸，中风不语，瘦疭，癫痫，癔病，耳鸣，眩晕。脾气不升：脱肛，痔疾，阴挺。

★神庭

【定位】在头部，前发际正中直上 0.5 寸。

【主治】神志疾患：角弓反张，癫狂，痫证，惊悸，失眠。头面五官疾患：头晕，目眩，鼻渊，鼻衄，鼻塞，流泪，目赤肿痛，目翳，雀目，吐舌。

任脉

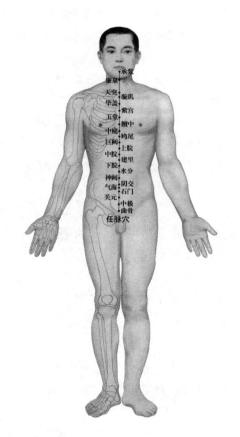

★曲骨

【定位】在下腹部，耻骨联合上缘，前正中线上。

【主治】遗精，阳痿，月经不调，痛经，遗尿，带下，少腹胀满。

★中极

【定位】在下腹部，脐中下 4 寸，前正中线上。

【主治】疝气偏坠，遗精，阴痛，阴痒。

★关元

【定位】在下腹部，脐中下 3 寸，前正中线上。

【主治】小腹疾患，妇人疾患，肠胃疾患，虚证。

★石门

【定位】在下腹部，当脐中下 2 寸，前正中线上。

【主治】经闭，带下。

★气海

【定位】在下腹部，肚脐下 1.5 寸，前正中线上。

【主治】小腹疾患，妇人疾患，肠胃疾患，虚证。

★阴交

【定位】在下腹部，脐中下 1 寸，前正中线上。

【主治】血崩，带下。

★神阙

【定位】在脐区，脐中央。

【主治】各种脱症，虚寒厥逆，月经不调，崩漏，遗精，不孕，小便不禁等。

★水分

【定位】在上腹部，脐中上 1 寸，前正中线上。

【主治】水肿，泄泻，腹痛等。

★下脘

【定位】在上腹部，脐中上 2 寸，前正中线上。

【主治】腹痛，腹胀，呕吐，呃逆，泄泻等。

★建里

【定位】在上腹部，脐中上 3 寸，前正中线上。

【主治】胃脘痛，呕吐，食欲不振，肠中切痛。

★中脘

【定位】在上腹部，脐中上 4 寸，前正中线上。

【主治】脾胃疾患。神志疾患：中暑，脏躁，癫狂，尸厥，头痛。其他：喘息不止，月经不调，经闭，妊娠恶阻。

★上脘

【定位】在上腹部，脐中上 5 寸，前正中线上。

【主治】胃脘疼痛，呕吐，呃逆，纳呆，痢疾。

★巨阙

【定位】在上腹部，脐中上 6 寸，前正中线上。

【主治】胸痛，心痛。

★鸠尾

【定位】在上腹部，剑胸结合部下 1 寸，前正中线上。

【主治】胸满咳逆。

★中庭

【定位】在胸部，剑胸结合中点处，前正中线上。

【主治】心痛，胸满等；噎膈，呕吐。

★膻中

【定位】在胸部，横平第 4 肋间隙，前正中线上。

【主治】胸肺疾患：胸闷，气短，咳喘。噎膈，产妇乳少，小儿吐乳。

★玉堂

【定位】在胸部，横平第 3 肋间隙，前正中线上。

【主治】咳嗽，气短喘息。

★紫宫

【定位】在胸部，横平第 2 肋间隙，前正中线上。

【主治】咳嗽，气喘等；胸胁支满，胸痛等。

★华盖

【定位】在胸部，横平第 1 肋间隙，前正中线上。

【主治】咳嗽，气喘等；胸胁支满，胸痛等。

★璇玑

【定位】在胸部，胸骨上窝下 1 寸，前正中线上。

【主治】咳嗽，气喘等；胸胁支满，胸痛等；咽喉肿痛等。

★天突

【定位】在颈前区，胸骨上窝中央，前正中线上。

【主治】胸肺疾患：哮喘，咳嗽，咯吐脓血。暴喑，咽喉肿痛，瘿气，梅核气。心与背相控而痛，瘾疹。

★廉泉

【定位】在颈前区，喉结上方，舌骨上缘凹陷中，前正中线上。

【主治】舌喉疾患：舌下肿痛，舌纵涎下，舌强不语，暴喑，口舌生疮。

★承浆

【定位】在面部，颏唇沟的正中凹陷处。

【主治】中风昏迷，癫痫，口眼㖞斜，流涎。

（3）常用经外奇穴

头颈部

★印堂

【定位】在头部，两眉毛内侧端中间的凹陷中。

【主治】失眠，健忘，癫痫，头痛，眩晕等；鼻衄，目赤肿痛，三叉神经痛等。

★太阳

【定位】在头部，眉梢与目外眦之间，向后约一横指的凹陷中。

【主治】失眠，健忘，癫痫，头痛，眩晕等；鼻衄，目赤肿痛，三叉神经痛等。

★内迎香

【定位】在鼻孔内，当鼻翼软骨与鼻甲交界的黏膜处。

【主治】精神神经系统疾病：头痛，眩晕，急惊风。五官科系统疾病：目赤肿痛，鼻炎，咽喉炎。中暑。

躯干部

★胃上

【定位】位于上腹部，脐上2寸，下脘穴旁开4寸处。

【主治】消化系统疾病：胃痉挛，胃下垂，消化不良等。

★脐中四边

【定位】位于腹中部，当脐中上、下、左、右各开1寸处（包括脐上水分和脐下阴交两个任脉经穴）。

【主治】消化系统疾病：胃痉挛，肠鸣音亢进，急慢胃肠炎，胃扩张，消化不良；癫痫等。

★颈百劳

【定位】在颈部，第7颈椎棘突直上2寸，后止中线旁开1寸。

【主治】呼吸系统疾病：支气管炎，支气管哮喘，肺结核。颈椎病。

★血压点

【定位】在颈项部，当第6-7颈椎棘突之间左右各开2寸处。

【主治】高血压，低血压，颈椎病，落枕等。

★定喘

【定位】在脊柱区，横平第7颈椎棘突下，后正中线旁开0.5寸。

【主治】呼吸系统疾病：支气管炎，支气管哮喘，百日咳。麻疹，肩背软组织疾患，落枕等

★巨阙俞

【定位】在背部，当4、5胸椎棘突之间凹陷中。

【主治】呼吸系统疾病：支气管炎，支气管哮喘。精神神经系统疾病：肋间神经痛，失眠。心绞痛。

★胃脘下俞

【定位】在脊柱区，横平第8胸椎棘突下，后正中线旁开1.5寸。

【主治】消化系统疾病：胃炎，胰腺炎。支气管炎，肋间胸膜炎，肋间神经痛等。

★接脊

【定位】在背部，当第12胸椎棘突下凹陷中。

【主治】消化系统疾病：胃痉挛，慢性肠炎，痢疾。脱肛，癫痫，腰肌劳损等。

★痞根

【定位】在腰区，横平第1腰椎棘突下，后正中线旁开3.5寸。

【主治】消化系统疾病：胃痉挛，胃炎，胃扩张，肝炎，肝脾肿大。疝气，肾下垂，腰肌劳损。

★腰眼

【定位】在腰区，横平第4腰椎棘突下，后正中线旁开约3.5寸凹陷中。

【主治】泌尿生殖系统疾病：睾丸炎，遗尿，肾炎。腰肌劳损。

★下极俞

【定位】在腰区，第3腰椎棘突下。

【主治】泌尿生殖系统疾病：肾炎，遗尿。其他：肠炎，腰肌劳损。

★十七椎

【定位】在腰区，当后正中线上，第5腰椎棘突下凹陷中。

【主治】妇科系统疾病：月经不调，痛经，功能性子宫出血。其他：痔疮，坐骨神经痛，小儿麻痹后遗症，腰骶部疼痛等。

★腰奇

【定位】在骶区，尾骨端直上1寸，骶角之间凹陷中。

【主治】精神神经系统疾病：癫痫，失眠，头痛。便秘。

★夹脊

【定位】在脊柱区，第1胸椎至第5腰椎棘突下两侧，后正中线旁开0.5寸，一侧17穴。

【主治】适应范围较大，其中上胸部的穴位治疗心、肺、上肢疾患，下胸部的穴位治疗胃肠疾患，腰部的穴位治疗腰、腹、下肢疾患。

四肢

★外劳宫

【定位】在手背，第2、3掌骨间，掌指关节后0.5寸（指寸）凹陷中。

【主治】运动系统疾病：颈椎病，落枕。偏头痛，咽喉炎。

中篇

穴位贴敷治疗的

常用药剂

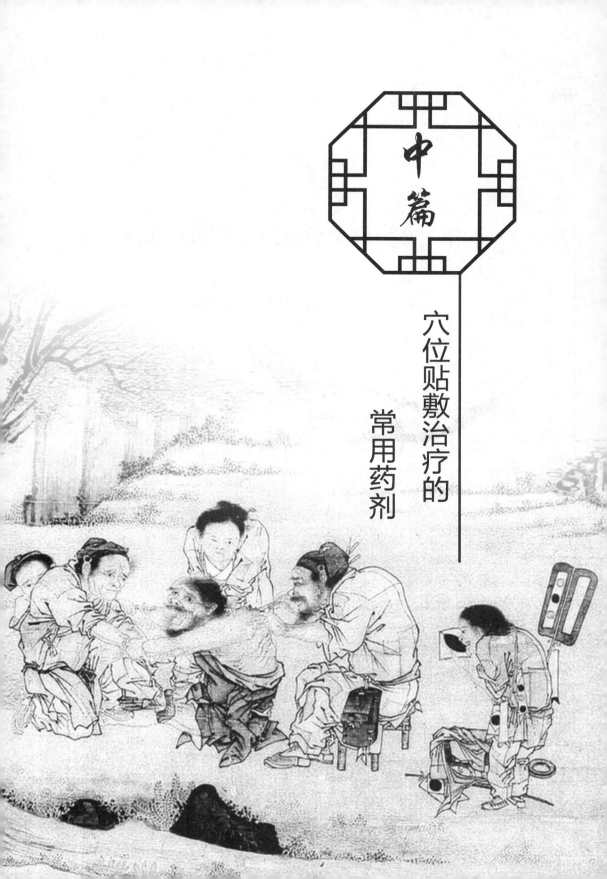

第一章、穴位贴敷治疗的药剂选择

第一节、穴位贴敷治疗的药物选择

1. 贴敷药物

凡是临床上有效的汤剂、丸剂，均可熬膏或研粉用于穴位贴敷。正如吴师机在《理瀹骈文》中所说："外治之理即内治之理，外治之药亦即内治之药，所异者，法耳。"与内服药物相比，贴敷药物又有以下特点：

（1）多选气味俱厚，甚至力猛、有毒之品

如生南星、半夏、川乌、草乌、巴豆、斑蝥、甘遂、马前子等。这些药物口服有毒，对肝肾等脏器有损害，但气味俱厚、药性猛烈、穿透力强，透皮给药，能通过经络腧穴直达病所，起到速捷的效果。

（2）多用通经走窜、开窍活络之品

如麝香、冰片、丁香、肉桂、花椒、白芥子、生姜、葱白、大蒜、细辛、白芷、皂角、穿山甲、乳香、没药、王不留行、牛膝等。这些药物，不仅本身能治疗相应的病变，而且通经活络，走而不守，能促进其他药物向体内的渗透，以发挥最佳效应。

（3）补法可选血肉有情之品

如羊肉、鳖甲、龟板、鹿茸、动物内脏。这类药在膏剂中用得较多。

2. 溶剂（或赋形剂）药物

赋形剂即基质，基质选用适当与否，对药物的渗透吸收有直接影响。常用的赋形剂有下述几种：

（1）蜂蜜：蜂蜜有"天然吸收剂"之称，是吸收较快的赋形剂之一，不易蒸发，能使敷药保持一定湿度，无刺激性，具有缓急止痛、祛风化痰、解毒防腐、收敛生肌之功用。

（2）鸡蛋清：鸡蛋清含蛋白质、凝胶，可使药物释放加快，缺点是容易干缩、霉坏。

（3）凡士林：凡士林黏稠度适宜，便于消毒，可与药末调为软膏外敷，穿透性好。用凡士林代替猪油、羊脂，克服了动物脂肪做赋形剂容易变质的缺点。

（4）植物油：麻油、花生油等植物油亦可作为赋形剂，调药末敷贴，但穿透力不如凡士林好。

（5）酒、醋、姜汁：这三种东西具有走窜通经、活血化瘀、温通气血、散寒祛邪、消结止痛的作用，亦是临床常用的效果良好的赋形剂。

（6）水、药汁、盐水、唾液：这几种液体均可调药粉为糊剂，或制药饼外用。其中水和药汁可使敷贴药物保持一定湿度，易于浸透；盐水可离解物质，使药易于透入；唾液含有溶菌酶，具有杀菌和刺激感觉神经的作用。

第二节、穴位贴敷治疗的剂型分类

穴位贴敷疗法使用的剂型较多，在借鉴前人经验的基础上，结合辨证论治，根据药物的性能，常用穴位贴敷的剂型大体上有以下几种：

1．生药剂

采集天然的新鲜生药，洗净捣烂或切成片状，直接贴敷于穴位之上，此药即为生药剂。如将桃仁、杏仁、栀子、胡椒、糯米捣烂，加蛋清，敷穴位治高血压。此法民间应用较多，近来也在一些医院中应用。此法价格低廉，材料获得较容易，方法简便，常可嘱患者自己进行治疗。

2．散剂

散剂又称粉剂，将配方中的某些药物按要求进行炮制，然后混合加工研细末，也可把配方中的每一味药材单独进行加工研细，然后酌量调匀。本法制作简便，剂量可随意增减，药性稳定，保存方便，疗效迅速，储存时间不受限制。药物贴敷时，粉末接触面较广，易于发挥药效，且不易污染衣衫。由于散剂的药性在肌肤上透络传经效果迅速，民间常用于治疗外伤、疮疡等。

注意事项：散剂一定要研细末，不可有粗粒存在。因为散剂一般加入芳香开窍、具有渗透皮肤能力的药物，所以凡患者皮肤有外伤出血、溃烂等，不宜直接用散剂贴敷。另外，散剂敷料在存放中注意防潮、防霉、防蛀等。

3．丸剂

将药物加工粉碎成细末并过筛后，拌和适量的黏糊剂如蜂蜜等，制成如绿豆至黄豆大之小型药丸称为丸剂。丸剂体积较小，药量不大，适用于一般体穴及小儿治疗之用。

4．饼剂

饼剂是指将药粉制成圆饼形进行贴敷的一种剂型。其制作方法有两种：一种是将配好的各种药物粉碎，过筛混合，加入适量面粉和水搅拌后，捏成小饼形状，置于蒸笼上蒸熟，然后趁热贴敷穴位；另一种是，加入适量蛋清或蜂蜜等有黏腻性的赋形剂，捏成饼状进行贴敷。前者可用于贴敷时间需较长者，并能起到药物和温热的双重刺激作用；后者制作较为简单。药饼与皮肤接触面积较大，故多用于脐部及阿是穴（多为病灶或其反应区域）。饼剂药性较缓，药物选用草药或蔬菜、水果等，特别适宜老年人、婴儿或皮肤易过敏者使用。饼剂贴敷对皮肤刺激性不强，贴敷时间为1～2天，治疗时可根据病情随时换药。另外，饼剂贴敷后可适当配合艾条温灸，以使药性较快传导入里，温灸可1天数次，每次时间不宜过长。

5．糊剂

糊剂实际上是散剂的进一步加工，是将药物研磨成细末后，以赋形黏合剂，诸如醋、水、酒、鸡蛋清或姜汁等，把药粉调和成糊状。常将糊剂摊敷于穴位，外盖纱布，胶布固定。糊剂可增强贴敷的黏着力，并能使药物缓慢放释药效，延长药物的效果，缓和药物的毒性，临床上对热症、肿毒、损伤等疗效明显。贴敷后，患者皮肤顿感冷凉退热，并有消肿泻热的功效。另外，糊剂对外伤性皮肤溃烂、疮疡肿毒等有润肤祛毒、生肌收口作用。糊剂制作方便，药物一定要加工研细，捣烂为准，要求现制现用，搁置时间不可过长。凡对皮肤有刺激性的药物或患者皮肤对药物过敏者，均不宜过久贴敷。

6．膏剂

膏剂在穴位贴敷疗法中亦十分常用，临床上使用的有硬膏、软膏、膏药胶布三种类型。

（1）硬膏：为中医传统的固体制剂。制作方法为：将治疗需要的药入麻油、豆油或其他植物油中浸泡1～2天，然后移入锅中加热，至药物炸枯，过滤去渣，再将油用文火慢熬，直到滴水成珠，加入黄丹或铅粉，离火拌匀收膏；将膏摊于厚皮纸、布料块的中央，冷却备用。

（2）软膏：为一种半固体制剂，有三种不同制作类型。①将治疗需用的药物粉碎过筛后，放入醋或白酒内（依据病情的需要），入锅加热熬成膏状，用时取膏摊贴穴区。这种软膏渗透性强，药物释放缓慢，且有黏着性和延展性，多用于慢性病灶的治疗。②将药物研末过筛，加入凡士林调和成膏状。用时，可挑取适量进行贴敷。③将所用药物研末过筛，加蜂蜜、茶油或麻油等调成膏状备用。

（3）膏药胶布：将药物按固定成方配制好，经过工厂特殊工艺加工制成如医用胶布（氧化锌橡皮膏）样的膏药胶布。目前，生产的膏药胶布有两种形状：一为圆形，小如纽扣，揭下后可直接贴敷于穴位上；一为方形，面积较大，用时可按要求剪成小片贴敷。

膏剂可保持较长的药性，制作良好的膏剂可存放数年之久。在贴敷一定穴位或部位时，可以根据临床需要延长贴敷时间，或用一张膏剂反复多次贴敷。另外，根据临床辨证，将膏药烤化后再加入一些丹药，可进一步提高膏剂药效，如患部疼痛，可加镇痛丹药等；也可加入散末药物，然后烤化揉搓拌匀后贴敷之。

注意事项：膏药的熬炼一定要掌握火候，用火不可太猛或太弱，不然膏药会出现贴不牢的情况，药性发挥效果差。要在贴敷膏药中掺入丹药时，丹药不可太多。根据病情，适当地增加少量镇痛或祛风、散寒或芳香类丹药即可。贴敷时，应掌握膏药的温度，切忌过热而烫伤皮肤。贴敷膏药后皮肤出现水泡，可用消过毒的针点破水泡，隔 2 天后再贴敷膏药。

7．锭剂

锭剂是将治疗药物研极细末，并经细筛筛后，加水或面糊适量，制成锭形，烘干或晾干备用。用时加冷开水磨成糊状，以此涂于穴位。锭剂多用于需要长期应用同一方药的慢性疾病，可以减少配药制作的麻烦，便于随时应用。锭剂药量较少，故常用于对皮肤有一定刺激作用的药物。

8．酊剂

酊剂亦称酒剂，将药物粉碎成细末，加入 75% 乙醇、白酒或 3% 碘酒内浸泡 5～10 天后，过滤去渣，入瓶密封备用。使用时可用棉球蘸湿，涂敷穴区或病灶。

9．煎剂

将药物配制好后放入砂锅内，加水煎煮。水煮沸后，用文火慢煮30～45分钟，去除药渣留汁，以棉球或特制的药棒蘸药液，点敷穴位。应注意，煎药时水不可放多，应趁药汁温热时点敷穴位，才可取得较好的效果。

第二章、穴位贴敷治疗的常用中药

穴位贴敷疗法所用的中草药一般都有较强的刺激性，多为辛窜开窍、通经活络之品，如白芥子、大蒜、胡椒、辣椒之类，或多为味厚力猛、有毒之品，如斑蝥、毛茛、生南星、甘遂、巴豆等。现将常用的穴位贴敷药物介绍如下。

第一节、毛茛

【性味归经】味辛，性温。有毒。

【现代研究】该全草含毛茛苷，水解后产生原白头翁素，再聚合为白头翁素。新鲜植物含原白头翁素。本品发生刺激作用的成分是原白头翁素，它在豚鼠离体器官（支气管、回肠）及整体试验中均能对抗组胺。它有强烈挥发性刺激作用，与皮肤接触可引起炎症及水泡；内服可引起剧烈胃肠炎和中毒症状，但很少引起死亡。白头翁素则无刺激作用。

【功能主治】功能定喘，止痛，退黄，截疟，消翳。主治哮喘、黄疸、疟疾、瘰疬、关节炎、阴疽肿毒未溃者。

【临床应用】

（1）敷于经渠或内关、大椎穴、合谷穴，可治疗疟疾。

（2）敷于患处，可治疗痹证（寒型）。

（3）敷于列缺穴，可防治传染性黄疸型肝炎。

（4）与食盐混合后制成药丸，敷于少商，可治疗急性结膜炎。

【操作方法】取其鲜叶捣烂，敷于穴位或患处，初有热辣感，继而所敷皮肤发红、充血，稍时即起水泡。发泡后，局部有色素沉着，以后可自行消退。敷灸时间为 1 ～ 2 小时。

【注意事项】本品外敷用量不宜过多，敷后皮肤出现灼热疼痛感时，应即除去敷药，后用常规消毒并外涂万花油，消毒纱布覆盖，以防感染。本品有毒，误服可引起头痛目昏，腹胀腹痛，甚至腹泻、便秘及全身乏力等。

第二节、斑蝥

【性味归经】味辛，性寒。有毒。归肝、胃经。

【现代研究】南方大斑蝥含斑蝥素 1% ～ 1.2%，脂肪 12%，以及树脂、蚁酸、色素等。黄黑小斑蝥含斑蝥素 0.97%。本品发生刺激作用的成分主要是斑蝥素，它对皮肤、黏膜有强烈的刺激作用，能引起局部发赤或发泡，起到一种"微面积的化学性烧伤性刺激"作用，这种刺激先作用在皮肤的神经感受器上，通过复杂的神经反射机制而达到止痛及治病的目的。但其组织穿透力较小，作用较缓慢，仅有中度疼痛，通常不涉及皮肤深层，所成的泡很快痊愈，且不留瘢痕；对黏膜或皮肤创口作用较剧烈，亦较难痊愈。

【功能主治】功能破血、攻毒、蚀疮（外用），作用强烈。主治痈疽、瘰疬、顽癣等。

【临床应用】

（1）敷于患处，可治疗关节疼痛（如风湿性关节炎）。

（2）浸泡于 75% 乙醇后取液外涂患处，可治疗神经性皮炎。

（3）敷于印堂穴，可治疗慢性鼻炎。

（4）敷于太阳穴，可治疗面瘫。

【操作方法】取斑蝥适量研为细末，使用时先取胶布一块，中间剪一小孔如黄豆大，贴在施灸穴位上（以暴露穴位并保护周围皮肤），然后将斑蝥末少许置于孔中，上面再贴一胶布固定即可，以局部起泡为度；或用斑蝥浸于醋中或浸于 95% 乙醇中，10 天后擦抹患处。

【注意事项】本品有剧毒，勿随便内服，可引起胃肠炎及肾炎，严重者会导致中毒而引起死亡。斑蝥一般多外用（穴位贴敷时常去其头、足、翅，且用生品），操作时需要慎重、仔细，尤其不要让药物误入眼内或口中；外敷面积不宜过大，敷贴时应密切观察，以局部皮肤灼痛起泡为度，立即去除。本法常会引起皮肤局部不同程度的发红起泡，但水泡都局限于表皮，除短期色素沉着，不遗留瘢痕，而且停药后色素沉着也将逐渐消失。

第三节、大蒜

【性味归经】味辛，性温。归脾、胃、肺经。

【现代研究】大蒜含挥发油约 0.2%，具辣味和臭气，内含蒜素、大蒜辣素及多种烯丙基、丙基和甲基组成的硫醚化合物，对数种细菌、真菌性和原虫性感染有较好的治疗和预防作用。大蒜的挥发性物质、大蒜汁、大蒜浸出液及蒜素，对多种致病菌如金黄色葡萄球菌、肺炎链球菌、大肠杆菌、伤寒杆菌及结核杆菌等，都有明显的抑制或杀灭作用，对生殖细胞、肿瘤细胞和心血管系统亦有作用。研究者在家兔右下腹局部，涂敷大蒜与芒硝研成的糊剂，则皮肤发红，甚至起水泡，阑尾及结肠运动反射性加强。

【功能主治】功能解表散寒，行滞消积，解毒杀虫，健运脾胃，消炎抗菌等。主治脘腹冷痛，痢疾，泄泻，肺痨，百日咳，感冒，痈疽肿毒，肠痈，癣疮，蛇虫咬伤，钩虫病，蛲虫病，带下阴痒，疟疾，喉痹，水肿。

【临床应用】

（1）捣泥外敷于涌泉穴，可治疗鼻衄不止。

（2）生品捣烂如泥敷于合谷、鱼际穴，可治疗喉痹。

（3）于发作前 3～4 小时敷于内关或间使穴，可治疗疟疾。

（4）大蒜 60 克、轻粉 3 克共捣如泥，敷于经渠穴，可治疗牙痛。

（5）敷合谷穴，治疗扁桃体炎。

【操作方法】将紫皮蒜捣烂如泥，取 3～5 克贴敷在穴位上，敷灸时间为 1～3 小时，以局部皮肤发痒或起泡，患者感觉灼痛，即取下。

【注意事项】本品辛辣而有刺激性，捣敷皮肤有发赤、发泡作用，穴位贴敷的效果明显，但皮肤过敏者慎用。

第四节、白芥子

【性味归经】味辛，性温，微毒。归肺、胃经。

【现代研究】该种子含白芥子苷、芥子碱、芥子酶、脂肪油、蛋白质及黏液质。白芥子苷本身无刺激作用，遇水后经芥子酶的作用，产生异硫氰酸对羟基苄酯（即挥发性的白芥子油）、酸性硫酸芥子碱及葡萄糖，故白芥子水浸液对皮肤真菌有抑制作用。

【功能主治】功能利气豁痰，温中散寒，通络止痛。主治痰饮咳喘，胸胁胀满疼痛，反胃呕吐，中风不语，肢体痹痛麻木，脚气，阴疽，肿毒，跌打肿痛等。

【临床应用】

（1）敷于膻中、定喘穴，可治疗支气管哮喘。

（2）敷于患侧地仓、颊车穴，可治疗面神经麻痹。

（3）敷于气海、关元穴，可治疗原发性痛经。

（4）敷于膝眼穴，可治疗鹤膝风。

【操作方法】将白芥子研末，用水或醋或酒调和为糊膏状，每次取5～10克贴敷于穴位上，油纸覆盖，橡皮膏固定；或者白芥子末1克放置于直径3厘米的圆形胶布中央，直接贴敷在穴上，敷灸时间为2～4小时，以局部充血潮红，或皮肤起泡为度。

【注意事项】本品有微毒，刺激发泡作用峻烈，临床有白芥子膏外敷致过敏性休克的报道，故过敏体质者慎用。孕妇、体弱者忌用。

第五节、马钱子

【性味归经】味苦，性寒，有大毒。归肝、脾经。

【现代研究】马钱子的主要成分为马钱子碱，具有较强的抗菌作用，马钱子的水煎剂（1:2）在试管内对许兰黄癣菌、奥杜盎小芽孢癣菌有不同程度的抑制作用；体外实验也表明，0.1%马钱子碱能完全抑制流感嗜血杆菌、肺炎双球菌、甲型链球菌和卡他球菌的生长。此外，马钱子还具有镇痛作用。

【功能主治】功能通络止痛，消肿散结。主治跌打损伤，麻木瘫痪，痈疽肿毒，痹证（风型），面瘫等。

【临床应用】

（1）敷于患侧太阳、颊车穴，可治疗三叉神经痛。

（2）敷于患侧颊车穴，可治疗面神经麻痹。

（3）敷于患处，可治疗跌打骨折。

【操作方法】将马钱子等药物适量共研成细末，用水或醋调和为糊膏状，每次取适量贴敷于穴位上，油纸覆盖，橡皮膏固定，敷灸时间为 1～2 小时，以局部充血潮红为度。

【注意事项】本品通络止痛作用较强，生用外敷具有发泡作用，善于治疗风湿痹痛、面神经麻痹。马钱子有剧毒，外用宜适量，切勿入口、入目，孕妇忌用。

第六节、甘遂

【性味归经】味苦，性寒，有毒。归肺、肾、大肠经。

【现代研究】本品主要成分为大戟酮、大戟醇、甘遂醇、大戟脑，有泻下、镇痛、利尿、抗生育等作用，对内分泌功能及染色体有影响。

【功能主治】功能泻水逐饮，消肿散结。主治水肿胀满，气逆喘咳，胸腹积水，癥瘕积聚，二便不通。

【临床应用】

（1）敷于大椎穴，可治疗疟疾。

（2）敷于肺俞穴，可治疗哮喘。

（3）敷于中极穴，可治疗急性尿潴留。

【操作方法】取甘遂适量，研为细末，外敷于穴位上，胶布固定；也可用甘遂末加入面粉适量，用醋或温开水调成糊膏状，贴于穴位上，外以油纸覆盖，胶布固定。

【注意事项】本品有毒，外敷皮肤可刺激发泡，常与白芥子、麝香等药配伍使用，皮肤过敏者及孕妇忌用。内服 9～15 克可致中毒。

第七节、旱莲草

【性味归经】味甘、酸，性凉。归肝、肾经。

【现代研究】全草含皂苷 1.32%，烟碱约 0.08%，另含维生素 A 等。

【功能主治】功能凉血止血、补肾益阴。主治刀伤出血、吐血、咳血、便血、尿血、衄血，淋浊，带下，阴部瘙痒，须发早白等。

【临床应用】

外敷于内关穴，可治疗疟疾等。

【操作方法】将新鲜旱莲草捣烂如泥膏状，敷于穴位上，胶布固定即可。敷灸时间2～4小时，以局部充血潮红或起泡为度。

【注意事项】本品外用时要适量，贴敷时间要适当。

第八节、吴茱萸

【性味归经】味辛、苦，性热。归肝、脾、胃、肾经。

【现代研究】吴茱萸果实含挥发油、吴茱萸碱和吴茱萸次碱等，具有抗溃疡、止吐、止呕及镇痛、抗病原体及增强免疫力等作用。

【功能主治】功能散寒止痛，降逆止呕，助阳止泻。主治厥阴头痛，寒疝腹痛，寒湿脚气，经行腹痛，脘腹胀痛，呕吐吞酸，五更泄泻。外治口疮、高血压。

【临床应用】

（1）药末外敷神阙穴，可治疗原发性高血压。

（2）配清半夏各10克，共研细末过筛，用蛋清粘成糊状外敷足心，男左女右，睡前外敷，次日取下，可治疗小儿口腔溃疡。

【操作方法】取吴茱萸适量，研为细末，用水、醋、凡士林或蛋清等，调和为糊膏状，敷于穴位上，油纸覆盖，橡皮膏固定，每日敷灸1次。

【注意事项】本品为穴位贴敷的常用药物之一，有小毒，故要注意根据具体病情及局部敷药情况调整其敷药时间。如用吴茱萸治疗原发性高血压，应定时测量血压，若血压下降明显应随即揭去药物，以免血压下降过快，引起不良反应。

第九节、巴豆

【性味归经】味辛，性热，有毒。归胃、大肠经。

【现代研究】本品发生刺激作用的成分是巴豆油，对皮肤、黏膜有强烈的刺激作用，是最强烈的泻药。外用巴豆油，对皮肤亦有刺激作用，引起发红，可发展成为脓疱甚至坏死。实验研究还表明，巴豆油可使小鼠血清甲胎蛋白及肾上腺皮质激素分泌增加，局部应用能引起组胺的释放。

【功能主治】功能峻下积滞，逐水消肿，祛痰利咽，外用蚀疮。主治寒积便秘，腹水臌胀，喉痹喘咳，痈肿脓成未溃，恶疮疥癣，疣痣等。

【临床应用】

（1）巴豆仁压碎外敷颊车穴（配合热敷），可治疗面神经麻痹。

（2）药末外敷患处，可治疗风湿性关节炎。

（3）配朱砂各0.5克研末混匀，外敷阑尾穴，可治疗急性阑尾炎。

（4）巴豆霜3克、轻粉1.5克混均，放于四五层纱布面上，贴在肚脐神阙穴上，可治疗肝硬化腹水。

【操作方法】将除去内、外壳的生巴豆0.5～1.5克，在消毒乳钵中研成泥状，挑以绿豆大小（根据病情）的膏点，放置于6厘米×6厘米大小的膏药或胶布上贴敷，外用绷带固定。约1-2小时后可感到局部刺痒或灼热，经6～12小时后便可揭去膏药，擦掉药末即可。

【注意事项】本品有大毒，外敷皮肤有发泡作用。巴豆对皮肤黏膜有强烈的刺激作用，人畜误食巴豆会发生严重的后果，甚至休克、死亡。孕妇及体弱者忌用，在用巴豆发泡治疗疾病时切勿口服。

第十节、天南星

【性味归经】味苦、辛，性温，有毒。归肺、肝、脾经。

【现代研究】本品对中枢神经系统有镇静、镇痛、抗惊厥的作用；对心血管系统有影响；有抗肿瘤、祛痰、抗氧化作用。

【功能主治】功能燥湿化痰，祛风定惊，消肿散结，通络止痛。主治中风，惊风，破伤风，癫痫，眩晕，喉痹，瘰疬，痈肿，跌打损伤，蛇虫咬伤等。

【临床应用】

（1）敷于健侧颊车穴，可治疗面神经麻痹。

（2）配防风共捣为末，先用童子小便洗伤口，后以此药米酒调和，贴敷于患处，可治疗破伤风。

（3）敷于神阙穴，可治疗黄疸。

（4）敷于涌泉穴，可治疗小儿口疮。

【操作方法】将数枚生天南星研成细末，用生姜汁或醋调和为糊膏状，每次取适量贴敷于穴位上，医用纱布覆盖固定。对于毒蛇咬伤者，可以鲜天南星捣烂敷患处，或将天南星与雄黄为末，白酒和调敷患处。

【注意事项】本品毒性峻烈，孕妇忌用。误食中毒可致舌、咽喉发痒而灼热、肿大，严重者甚至呼吸停止。如中毒严重、呼吸困难者，应采用中西医抢救。

第十一节、蓖麻子

【性味归经】味甘、辛，性平，有毒。归大肠、肺经。

【现代研究】本品主要成分为蓖麻碱、蓖麻毒蛋白及脂肪酶。

【功能主治】功能消肿拔毒，泻下通滞。主治痈疽肿毒，瘰疬喉痹，疥癣癣疮，水肿腹满，大便燥结，难产，胞衣不下。

【临床应用】

（1）敷于患侧颊车穴，可治疗面神经麻痹。

（2）配乳香各等份，捣饼敷于患侧太阳穴，可治疗神经性头痛。

（3）取 7 枚蓖麻子研如膏，敷于涌泉穴，可治疗难产、胞衣不下。

【操作方法】将蓖麻子去壳，研成细末或捣成泥状，用水调和为糊膏状，每次取适量贴敷于穴位上，医用纱布覆盖固定。

【注意事项】本品外敷皮肤可发泡，因有毒故孕妇及便滑者忌用。

第十二节、威灵仙

【性味归经】味辛、咸，性温，有毒。归膀胱经。

【现代研究】本品的根主要含白头翁素、白头翁内酯、甾醇、糖类及皂苷等，其中白头翁素与白头翁醇为有毒成分。具有利胆、镇痛、抗疟、抗菌、抗利尿及引产作用；能松弛平滑肌，对心血管系统亦有影响。植株的黏液对皮肤、黏膜有刺激性，接触过久可使皮肤发泡，黏膜充血，内脏血管收缩，末梢血管扩张。

【功能主治】功能祛风湿、通经络、消痰涎、散癖积。主治风寒湿痹，关节不利，四肢麻木，跌打损伤。

【临床应用】

（1）鲜品捣烂外敷于患侧内关穴，可治疗麦粒肿。

（2）醋调敷于患处，可治疗急性乳腺炎。

（3）新鲜威灵仙嫩叶捣泥，加入少量红糖捣融，分别贴敷于足三里、中脘穴，可治疗胃炎之胃痛。

（4）敷贴足三里穴，治疗痔疮出血。

【操作方法】将威灵仙叶捣成糊状，加入少量红糖或陈醋搅拌均匀，贴敷在穴位上。局部如果自现蚁行感后，最多不超过5分钟应将药物去掉，以起泡为度，避免刺激过强。

【注意事项】本品是临床常用药物，其鲜叶捣敷皮肤有刺激发泡作用，发泡后对治疗风湿痹痛、手足麻木、胃脘疼痛等颇有疗效，施灸时宜注意药膏随干随换。

第十三节、鸦胆子

【性味归经】味苦，性寒，有毒。归大肠、肝经。

【现代研究】鸦胆子主要含生物碱、有机酸、酚性成分鸦胆子酸及其他多类成分。具有抗阿米巴、抗疟、驱肠虫作用，对血压和心脏也有影响。鸦胆子仁或油对正常皮肤或黏膜有刺激作用，系一种细胞毒，能使正常皮肤的组织细胞发生退行性改变与坏死。

【功能主治】功能清热，燥湿，杀虫。主治痢疾，久泻，疟疾，痔疮，疔毒。

【临床应用】

（1）先将鸦胆子仁火烤至黄色，再刀切成片，贴敷于患处，可治疗鸡眼。

（2）先用小刀将疣体表皮轻轻刮破（不宜刮得过深及损伤周围皮肤），再将药末加水调成糊状，涂于疣上，每日早晚各1次，可治疗寻常疣、扁平疣。

【操作方法】取鸦胆子仁适量，捣烂如泥膏状，敷于患部，胶布固定即可。

【注意事项】本品在皮肤科应用广泛，主要用以治疗赘疣、鸡眼。鸦胆子局部外敷时，对皮肤、黏膜有强烈刺激性，故注意不可将药敷于健康皮肤上。此外，临床有鸦胆子外敷曾引起过敏反应的报道，所以临床上应密切观察患者的病情变化，以防止意外事故发生。

第十四节、辣椒

【性味归经】味辛，性热。归心、脾经。

【现代研究】本品主要成分为辣椒碱，对消化系统及循环系统有作用，亦有抗菌及杀虫的作用。辣椒还有发赤作用，外用作涂擦剂对皮肤有发赤作用，使皮肤局部血管起反射性扩张，促进局部血液循环。

【功能主治】功能温中散寒，开胃消食。主治寒滞腹痛，呕吐，泻痢，冻疮，疥癣。

【临床应用】

（1）取辣椒末、凡士林各等份，加适量黄酒调和，敷于患处阿是穴，可治疗腰腿痛。

（2）取辣椒末、凡士林、白面按2：3：1比例混研末，加适量黄酒调和，敷于患处阿是穴，可治疗关节痛。

【操作方法】取干辣椒研成细末，加适量黄酒或水调成糊状，用时涂于油纸上贴于患部，外用胶布固定。多数患者在施灸后15～30分钟内局部发热，1小时后局部有烧灼感，发热、烧灼感常持续2～24小时，并有全身热感和出汗。部分患者有触电感。

【注意事项】本品辛辣，对局部有一定的刺激作用，宜谨防入目。鲜辣椒捣敷皮肤，有发赤、发泡作用，少数患者可发生皮疹和水泡。

第十五节、胡椒

【性味归经】味辛，性热。归胃、大肠经。

【现代研究】本品主要成分为胡椒碱。胡椒的作用与辣椒相似，但刺激性较小，外用可作刺激剂，发赤剂。

【功能主治】功能温中，下气，消痰，解毒。主治寒痰食积，脘腹冷痛，反胃，呕吐，泄泻，冷痢，并可解除食物之毒。

【临床应用】

（1）配蝉蜕等份分别研末，各取后合成一处，于发作前 2～4 小时敷于天柱穴，可治疗疟疾。

（2）先取紫皮蒜捣烂，再加入细胡椒 2：1，共捣成糊状备用；然后用三棱针在双侧耳背静脉点刺放血，并在一侧耳轮脚凹陷处划破表皮（1-2 厘米长的竖切口）；再取椒蒜泥约米粒大小放于胶布上，贴在切口处固定。可治疗各种皮肤病（神经性皮炎、牛皮癣、湿疹、痤疮、过敏性皮炎等）。

【操作方法】取新鲜胡椒捣烂如泥膏状，用普通膏药一张，将药放在中间，敷于穴位上并固定即可。

【注意事项】本品辛辣走窜，无毒性，外敷皮肤有引赤、发泡作用。

第十六节、石龙芮

【性味归经】味苦、辛，性寒，有毒。归大肠经。

【现代研究】主要成分为毛茛苷、原白头翁素和原白头翁素的二聚物白头翁素。新生鲜叶含原白头翁素，故能引起皮炎、发泡。

【功能主治】功能散结消肿，解毒截疟。主治痈疖肿毒，瘰疬结核，疟疾，下肢溃疡。

【临床应用】

（1）取新品捣烂，于病发前 6 小时外敷大椎穴，可治疗疟疾。

（2）外敷阿是穴，可治疗风湿关节痛。

【操作方法】取新鲜全草捣烂绞汁，或油煎成膏，外敷于患处或穴位上，外用胶布盖贴。

【注意事项】本品毒性峻烈，谨防入口、入目。孕妇一般忌用。

第十七节、细辛

【性味归经】味辛，性温，有毒。归肺、肾经。

【现代研究】全草含有挥发油，其中的主要成分为甲基丁香酚、α-

蒎烯、樟烯、细辛醚、细辛脑等。细辛挥发油对组胺或乙酰胆碱致痉的支气管平滑肌有非常显著的松弛作用,且其抗组胺作用较乙酰胆碱强,故具有显著的抗炎止痉的作用。

【功能主治】功能祛风散寒,通窍止痛,温肺化饮。主治风寒感冒,头痛,牙痛,鼻塞鼻渊,风湿痹痛,痰饮喘咳。

【临床应用】

(1) 配川乌共研末外敷颊车穴,可治疗牙痛。

(2) 配白芥子、麻黄共研末外敷风门、肺俞穴,可治疗支气管哮喘。

(3) 研末醋调外敷神阙或涌泉穴,可治疗口舌生疮。

【操作方法】取细辛适量,研为细末,用醋调和为糊膏状,敷于穴位上,油纸覆盖,橡皮膏固定。

【注意事项】本品有毒,血虚头痛、肺热咳喘者忌用。若使用不当而引起中毒时,会出现头痛、呕吐、出汗、呼吸迫促、烦躁不安;继之牙关紧闭、角弓反张、四肢抽搐、神志不清,最后呼吸麻痹而死亡。

第十八节、生姜

【性味归经】味辛,性温。归肺、胃、脾经。

【现代研究】含有姜醇、姜烯、柠檬醛等挥发油和高良姜萜内醋、姜辣醇等多种辛辣成分,还有天冬氨酸等多种氨基酸。

【功能主治】功能解表散寒、温中止呕,化痰止咳。主治风寒感冒,胃寒呕吐,寒痰咳嗽等。

【临床应用】

(1) 捣烂外敷大椎、间使穴,可治疗疟疾。

(2) 配炮附子、补骨脂共研成细末,合为膏状,填入脐中,可治疗小儿遗尿。

(3) 敷于患处,可治疗冻伤。

【操作方法】取鲜姜适量,捣烂如泥膏状,敷于穴位或患处,用油纸或纱布覆盖,胶布固定。

【注意事项】本品宜置阴冷、潮湿处贮藏,或埋入湿沙内。生姜性温,阴虚火旺者不宜。

第十九节、五倍子

【性味归经】味酸涩，性寒。归肺、大肠、肾经。

【现代研究】含没食子鞣质 60% ～ 70%、没食子酸 2% ～ 4%，以及脂肪、树脂、淀粉及蜡质等。其所含鞣酸可使皮肤、黏膜溃疡的组织蛋白凝固，形成 1 层被膜而呈收敛作用，同时压迫小血管收缩，产生止血功效。并能减轻肠道炎症，以制止腹泻。

【功能主治】功能敛肺降火，涩肠止泻，敛汗止血，收湿敛疮。主治肺虚久咳，肺热咳嗽，久泻久痢，盗汗，消渴，便血痔血，外伤出血，痈肿疮毒，皮肤湿烂。

【临床应用】

（1）炒黄五倍子、干姜各 2 份，吴茱萸、丁香各 1 份，研细后取 15 克，用 75% 乙醇或 65 度白酒，调成糊状外敷神阙穴，可治疗婴幼儿腹泻。

（2）每次取 5 克药末，醋调成软膏状，敷于神阙穴，可治疗盗汗、自汗。

（3）配何首乌各 30 克研末，醋调敷于神阙穴，可治疗小儿遗尿症。

（4）炒五倍子、黄丹各等份，研细外敷于患处，可治疗足癣。

【操作方法】取五倍子研成细末，用醋调和为糊膏状，敷于穴位上，用油纸或纱布覆盖，胶布固定。常每晚临睡前将药敷于脐部，次日早晨取下。

【注意事项】外感风寒，或肺有实热之咳嗽，或积滞未清之泻痢，均忌用本品。

第二十节、苍术

【性味归经】味辛、苦，性温。归脾、胃经。

【现代研究】含苍术素、β - 桉油醇等挥发油，以及钴、铬、铜、锰、钛、镁、钙等无机元素。苍术的醇提取液和水溶液，对十二指肠活动有较明显的抑制作用，具有对抗乙酰胆碱引起的肠管平滑肌收缩，而对弛张后的胃平滑肌有轻微的增强收缩作用。

【功能主治】功能燥湿健脾，祛风散寒。主治脘腹胀满，泄泻，水肿，脚气痿躄，风湿痹痛，风寒感冒等。

【临床应用】敷于神阙穴，可治疗伤食型小儿腹泻。

【操作方法】取苍术适量，用唾液调和，填脐窝并与脐相平，外以胶布固定。1～2日换药1次。

【注意事项】阴虚内热，气虚多汗者慎用。

第三章、穴位贴敷治疗的通用膏方

第一节、乾坤一气膏

组成：当归、赤芍、白芍、白附子、白芷、生地、熟地、炮穿山甲、木鳖子仁、巴豆仁、蓖麻仁、三棱、莪术、续断、五灵脂、肉桂、元参各 32 克，乳香、没药各 38 克，麝香 10 克，阿魏 64 克。

制法：麻油熬，黄丹收。

用法：遗精贴肾俞，白带贴丹田。

功用：行气血，消痰湿。

主治：诸风痰湿所致瘫痪，流注，各种恶疮，百般怪症，男子夜梦，妇人赤白带下，男女精寒血冷不育不孕。

疗效：凡上述诸病症，用之皆效。

附记：引自《理瀹骈文》。

第二节、除湿膏

组成：羌活、草乌、苍术、防风、黄柏、威灵仙、甘遂、大戟、葶苈子、半夏、川乌、厚朴、槟榔、泽泻、白芥子、赤茯苓各64克，炒黑豆、白术、蓖麻仁、赤芍、乳香、没药、黄芩、陈皮、皂角刺、栀子、生姜各32克。

制法：麻油熬，黄丹收，加滑石 128 克，松香 192 克搅匀。

用法：贴肚脐。

功用：祛热、祛湿、活血、疏风。

主治：湿热诸症。

疗效：屡用神验。

附记：引自《理瀹骈文》。

第三节、灵砂丹加味膏

组成：羌活、独活、防风、荆芥穗、川芎、薄荷、连翘、细辛、天麻、桔梗、当归、黄连、栀子、黄芩、白芷、全蝎、甘草、芒硝、大黄、玄参、生地、白芍、知母、黄柏、花粉各32克，槐枝、柳枝、桑枝各1500克。

制法：麻油熬，黄丹、铅粉收，滑石、石膏各128克，朱砂15克，和匀，或加雄黄、青黛各32克。

用法：贴患处。

功用：疏散风热，凉血解毒。

主治：一切风热，风热蕴结，气血凝滞，头目昏眩，鼻塞声重，牙痛，口干、咽喉不利，胸膈痞满，咳嗽痰涎，肠胃燥涩，小便赤黄或肾阴亏，心火炽甚，疮疡肿毒，丹斑隐疹。

疗效：上述诸症，屡用皆效。

附记：引自《理瀹骈文》。

第四节、犀羚三黄膏

组成：大黄、当归、生地各60克，黄柏、黄连、黄芩、川芎、柴胡、葛根、薄荷、连翘、赤芍、栀子、知母、黑丑各32克，犀牛角、羚羊角片各10克（此二物为禁品，可用水牛角、广羊角替代）。

制法：麻油熬，黄丹收，滑石、石膏各128克搅匀，或加生甘草。

用法：贴胸口。

功用：泻火解毒。

主治：一切实火诸症。

疗效：凡实火引起之诸症，用之皆效。

附记：引自《理瀹骈文》。

第五节、五热膏

组成：薄荷246克，生地192克，麦冬128克，当归、柴胡、蒲黄、木通各64克，黄芪、党参、黄连、生甘草、酒白芍各32克。

制法：麻油熬，黄丹收。

用法：贴胸口或肚脐上。

功用：清泻三焦火热。

主治：心、肺、胃、肝、胆、肾热，及上而酒毒，膈热，消渴，下而血滞、五淋、血崩。

疗效：用治上述病症有效。

附记：引自《理瀹骈文》。

第六节、导赤泻心膏

组成：党参、生地、麦冬、知母、黄连、黄芩、黑山栀子、茯苓、甘草、犀角（可用水牛角代），滑石、生姜、竹叶各适量。

制法：麻油熬，炒黄丹收。

用法：加朱砂贴心口。

功用：清心泻火。

主治：伤寒邪入心经，心火上逼肺经，神昏如醉，目赤唇焦。

疗效：屡用有效。

附记：引自《理瀹骈文》。

第七节、养神膏

组成：牛心1个，党参、熟地、茯苓、黄芪、白术、当归、远志、枣仁、柏子仁、益智仁、麦冬、木鳖子仁、半夏各32克，酒芍、五味子、陈皮、甘草各15克，黄连12克，肉桂6克，陈胆南星24克。

制法：麻油先熬牛心去渣，入余药。麻油熬，黄丹收，下朱砂21克，生龙齿、郁金、菖蒲各15克（俱为末）搅匀。

用法：贴胸口。

功用：养心脾，安神益智。

主治：一切神志病。

疗效：屡用神效。

附记：引自《理瀹骈文》。

第八节、外台时气膏

组成：鳖甲、茵陈、栀子、芒硝各64克，大黄160克，常山、炒杏仁各93克，巴豆仁38克。

制法：麻油熬，黄丹收。

用法：贴肚脐上。

功用：清热解毒，软坚导滞，行气截疟。

主治：一切时气，瘴气病、黄疸、疟疾、赤白痢疾。

疗效：临床用之多效。

附记：引自《理瀹骈文》。

第九节、行瘀膏

组成：大黄128克，芒硝64克，柴胡、瓜蒌根、桃仁、当归、生地、红花、穿山甲、莪术、三棱、川芎各32克，乳香、没药、肉桂各22克，川乌10克。

制法：麻油熬，黄丹收，下花蕊石32克，血竭15克（俱为细末）搅匀。

用法：贴患处。

功用：活血化瘀。

主治：一切瘀血症。

疗效：凡血瘀引起的多种病症均有效。

附记：引自《理瀹骈文》。

第十节、附半饼

组成：生附子、生半夏各6克。

制法：上药共研细末，用鸡蛋清调匀做成药饼。

用法：贴两足心（涌泉穴）。

功用：引热下行。

主治：初生小儿两腮肿硬，或口内生疮，或生马牙，或重舌、木舌、蛇舌、吐舌及口不开，不欲乳食等症。

疗效：屡用效佳。

附记：引自2009年《上海中医药杂志》（2）。

第十一节、黄连润肌膏

组成：黄连30克，黄柏、当归尾各50克，紫草90克，生地60克，麻油1000克，黄蜡180克。

制法：先将前5味药放入麻油内浸4小时，倾入铜锅，用慢火煎沸至药枯为度，以纱布滤去药渣。把煎好之药油倒在先放有黄蜡的干净瓷缸里，候冷即成紫红色软膏，备用。

用法：皮肤病，各种溃疡及烫火伤等，经一般疮面消毒可以直接涂敷患处，亦可用纱布涂成软膏贴于患部。眼结膜炎及鼻腔炎等用棉棒蘸药膏涂敷。

功用：解毒、润燥、活血、止痛、生肌。

主治：烫火伤，急慢性眼结膜炎，睑缘炎，干燥性鼻腔炎，因霉菌、葡萄球菌等引起各种化脓性皮肤病及各种溃疡等。

疗效：用治上述各病症均有良效。

附记：引自《中药贴敷疗法》。

第十二节、太乙保安膏

组成：羌活、草乌、川乌、僵蚕、独活、麻黄、桂枝、当归、乌药、防风、荆芥、高良姜、海风藤、闹羊花各30克。

制法：上药用麻油1500克熬至药枯去渣，下黄丹200克收膏，备用。

用法：贴患处。

功用：祛风除湿，温经散寒，活血通络。

主治：五劳七伤、风寒湿气、筋骨疼痛、痰喘咳嗽、心痛、腰痛、疟疾、痢疾、脚气、跌打损伤、瘰疬、阴毒、臁疮。

疗效：用治上述病症，常获良效。

附记：引自《理瀹骈文》。

第十三节、二龙膏

组成：活甲鱼、鲜苋菜各500克，莪术、三棱各50克，乳香、没药各155克，肉桂27.5克，沉香25克，麝香12.5克。

制法：取麻油12公斤置铁锅内加热，将活甲鱼同鲜苋菜共入锅中，炸至将焦时，将甲鱼取出切碎，再置入锅中，同时将莪术、三棱（先捣碎块）入锅内共炸至全部炸枯，捞出残渣，取油过滤（即为药油）。依法炼油，下黄丹（火上或离火下丹）收膏搅匀放入冷水中搅成500～1500克一块，将水控净，再放入冷水中浸泡10～15日，每日换水1次以去火毒。再取药油用武火熔化，待爆音止，水气去净，晾温，兑入细料（先将乳香、没药、沉香、肉桂等4味药共轧为细粉，和匀过80～100目筛，再将麝香置乳钵内研细，与乳香等细粉陆续配研和匀，过筛即成细料）搅匀。约制药1300克，公差率±120%。将药膏分摊于布褙上，微凉，然后向内对折，收贮备用。

用法：温热化开，贴于脐上。

功用：消积化痞。

主治：气滞瘀积所引起的积聚痞块，肚腹胀痛，面色萎黄，消化不良。

疗效：屡用有效。

附记：引自《中药制剂手册》。

第十四节、万应膏

组成：银粉、银底各750克，广丹6公斤，胡麻油25公斤。

制法：用木柴火将油熬2小时，用文火下广丹、银粉、银底，用文武火以桃、柳枝不断搅拌。熬至滴水成珠为止，离火，以柳枝搅冷，将烟出完，倒在石板上，冷后即成。

用法：五劳七伤，筋肉疼痛，腰脚软弱，贴肾俞、三里。痰喘气急，各种咳嗽，贴肺俞、华盖、膻中。左瘫右痪，手足麻木，贴肩井、曲池。男子遗精、白浊，妇女月经不调，赤白带下，血崩漏症，贴三阴交、关元。偏正头风，贴风门。心气疼痛，贴中脘。小肠疝气，贴膀胱俞。两胁胀痛，贴章门。赤白痢疾，贴丹田。寒湿脚气，贴三阴交。跌打损伤，无名肿毒、痈疽、瘰疬、冻疮、偏坠等症，贴患处。

功用：调气血，舒经络，解热毒，止疼痛。

主治：偏正头风，心气疼痛，左瘫右痪，筋肉疼痛，腰脚软弱，各种喘咳，小肠疝气，偏坠。手足麻木，赤白带下，月经不调，两胁胀痛，男子遗精，白浊，痢疾，脚气，跌打损伤及一切无名肿毒，瘰疬，冻疮等症。

疗效：用治上述各病症，每收良效。

附记：引自《中国膏药学》。

第十五节、万灵筋骨膏

组成：大黄、槟榔、五倍子、香附、穿山甲、全蝎、羌活、防风、杏仁、芫花、细辛、牵牛子、土鳖虫、厚朴、甘遂各17．5克，木鳖子、三棱、莪术、川乌、天麻子、地黄、草乌各25克，独活、牙皂、黄柏、肉桂、大戟、枳壳、麻黄各20克，巴豆2克，当归37．5克，黄连10克，玄参5克，柳枝400克，蕲蛇400克，蜈蚣10克。

制法：上药36味（除肉桂另研细末外）酌予碎断，另取麻油8000克置于锅内，微热，将大黄等35味药倒入炸枯，捞除残渣，取油过滤（即为药油），再依法炼油，分火上、离火下丹法下丹收膏，搅匀，放入冷水中搅成500～1500克一块，将水控净，再放入冷水中浸泡10～15日，每日换水 1 次以去火毒。再取膏油加热熔化，待爆音停止，水气去尽，微凉，将肉桂细粉加入搅匀，约制膏药 8800 克（公差率 ±20%）。将膏药摊于布褙上，微凉，向内对折，收贮备用。

用法：温热化开，贴于患处。

功用：散风活血，舒筋定痛。

主治：受风受寒引起的腰痛，筋骨麻木，关节疼痛，及痞满腹胀等症。

疗效：屡用皆效。

附记：引自《北京市中成药方选集》。

第十六节、卫产膏

组成：醋蒸红花 200 克，酒川芎、酒当归、醋大黄各 150 克，台乌药、吴茱萸、苏木、香附（生、炒各半）、蒲黄（生、炒各半）、五灵脂（生、炒各半）、延胡索（生、炒各半）、桂枝各 100 克，党参、熟地、白术、黄芪、山萸肉、川乌、草乌、苍术、羌活、独活、防风、细辛、赤芍（炒）、白芍（炒）、丹皮（炒）、南星、半夏、制厚朴、陈皮、醋青皮、木瓜、醋三棱、醋莪术、苏梗、香白芷、山楂（炒）、神曲（炒）、麦芽（炒）、杜仲、川续断、熟牛膝、秦艽、荆芥穗、肉苁蓉、枳壳（炒）、桔梗、槟榔、鳖血炒柴胡、杏仁、桃仁、大茴香、高良姜、炙甘草、菟丝子、蛇床子、黑远志、柏子仁、威灵仙、熟枣仁、五味子、草果仁、益智仁、白附子、马鞭草、辰砂伴麦冬、车前子、泽泻、木通、木鳖仁各 50 克，穿山甲 50 克，生姜、大蒜头各 100 克，葱白（全用）、韭（全用）各 400 克，黑小豆、艾叶、干荷叶各 200 克，凤仙草 100 克，胡椒、川椒、干姜、炮姜炭各 50 克，大枣 7 枚，乌梅 7 枚，槐枝、桑枝、桃枝、柳枝各 180 厘米，发团 80 克。

制法：两共用油 10 公斤，分熬丹收。再加广木香、丁香、檀香、制乳香、制没药、砂仁末、官桂、百草霜各 50 克，牛胶 200 克酒蒸化，如下法：牛胶酒蒸化，俟丹收后搅至温，以一滴试之不爆方下，再搅千余遍令均匀，愈多愈妙。勿炒珠，炒珠无力且不粘也。

用法：贴心口、脐上、背心及患处。看症加药。血晕：烧醋炭闻，又韭叶切碎置有嘴壶内滚醋冲入以壶嘴对鼻熏之，或醋和童便煎红花嗅。衄血：本妇头发及红线各 3 根，扎右手中指中一节。瘀血上攻：苏木煎汤抹胸。咳逆：用官桂姜汁涂脊背。血虚头痛或兼外感：芎、归、芥穗煎薰；血虚生风或中风亦用此煎抹胸背。血虚腹空痛：用生化汤、芎、归、炙甘草、红花、炮姜煎抹或炒熨；兼寒者膏内掺炮姜、肉桂末贴。儿枕痛：用蒲黄、灵脂（炒）醋熬膏敷胜于内服。治产后诸症，用当归50克，川芎25克，白术15克，生地（酒炒），官桂各15克，荆芥穗（炒）、香附（醋炒）、延胡索（醋炒）各7.5克，如冒风加天麻、防风；血晕加黑灵脂、黑荆穗；发热加党参、黄芪、炮姜；心闷加陈皮、枳壳、砂仁；血崩加地榆炭、蒲黄（炒）、灵脂（醋炒）；咳嗽加杏仁、桑皮、桔梗；死血不行、腹硬加枳实、红花、桃仁；痞块再加莪术、三棱（醋炒）；败血不净、往来寒热，加柴胡、半夏；食滞加山楂、麦芽；脾胃作胀加苍术、厚朴、陈皮、砂仁、枳壳；心神恍惚加麦冬、远志、朱砂；胸中膈塞加吴茱萸；大便秘结加肉苁蓉、熟地；小便不通，加车前子、木通；虚泻欲脱加五味子、黄芪、人参、枯矾。以上诸药看症为末或掺，或醋炒熨并缚脐，药有不对，亦可加减。

功用：调气血，化瘀血，祛风寒，舒经络，止疼痛等。

主治：妇人产后诸症。凡中风感寒及一切血虚发热或食积瘀滞、疟疾、泻痢、肿胀疼痛，或恶露不行，变生怪病皆可应用。

疗效：屡用屡验。

附记：引自《中国膏药学》。

第十七节、五积六聚膏

组成：阿魏15克，木鳖子25克，三棱、白术、桃仁、红花、赤芍、丹参、乳香、没药各15克。

制法：上药用香油500克炸焦、去渣、熬至滴水成小珠，加樟丹300克熬成膏。

用法：每用50～100克摊白布上，再以少许寸香、梅片研细放膏药中，贴患处。

功用：活血化瘀。

主治：五积六聚。

疗效：屡用有效。

附记：引自《中国膏药学》。

第十八节、五福膏

组成：全蝎 30 只，蜈蚣 30 条，巴豆 30 粒，斑蝥 30 只，独蒜头 30 头。

制法：先用清油 500 克将上药炸焦，取出研细末，再入油内熬至滴水成珠，加黄丹、铅粉各若干，老嫩得中即成。

用法：外贴患处。

功用：解毒散结，消肿止痛。

主治：各种阳证疮疡，已溃未溃者及刀伤、骨折等。

疗效：临床屡用，皆有奇效。

附记：引自《外科十三方考》。

第十九节、追风膏

组成：牛膝、桃仁、麻黄、当归、生草乌、大戟、天麻、独活、穿山甲、细辛、乌药、白芷、高良姜、羌活、赤芍、海风藤、红花各125克，蛇蜕30克，苏木110克，蜈蚣15克，威灵仙125克，生地黄、熟地黄各110克，川乌30克，续断110克，五加皮30克，肉桂125克，乳香、没药、雄黄、檀香、血竭各18.5克，丁香、麝香、冰片各6克。

制法：先将肉桂、乳香、没药、雄黄、檀香、血竭、丁香、麝香、冰片等9味单放待用。取麻油12000克，置于铁锅内，微热，将牛膝等26味药（酌予碎断）倒入，炸枯，捞除残渣，取油滤，即为药油。再依法炼油、下丹（分火上或离火下）搅匀放入冷水中搅成500～1500克一块，将水控净，再放入冷水中浸泡10～15日，每日换水1次以去火毒，再取青油加热熔化，待爆音停止，水气去尽，兑入肉桂等9味（分研细、和匀）细料搅匀，摊于布背上，微凉，向内对折，收贮备用。

用法：温热化开，贴于患处。

功用：追风散寒，舒筋活血，通络止痛。

主治：风寒引起的筋骨疼痛，四肢麻木，腰背酸重，行走不便。

疗效：屡用效佳。

附记：引自《中药制剂手册》。

第二十节、独角莲膏

组成：香油 1000 克，樟丹 500 克，独角莲 400 克。

制法：先将香油加热到 180℃时，入独角莲炸枯为度，过滤去渣，再将滤过之香油，熬炼至 320℃时，离火下丹，搅拌收膏。

用法：用时加热摊于布上，贴于患处。

功用：消肿止痛，软坚散结。

主治：肝炎、肝硬化、胆囊炎、乳腺增生症、鼠疮瘰疬、骨髓炎、肝硬化腹水等症。

疗效：屡用皆效。

附记：引自《医方发挥》。

第二十一节、涌泉膏

组成：大海龙 1 对、生附子 75 克，零陵香、穿山甲、锁阳各 15 克，香麻油 1000 克，黄丹 325 克，制阳起石末、麝香各 25 克，冬虫夏草、高丽参、川椒、母丁香各 15 克。

制法：先将生附子切去节头，用童便、甘草水浸 1 日后，洗净，与大海龙、零陵香、穿山甲、锁阳一起切碎，用香麻油浸（春 5、夏 3、秋 7、冬 10 日）。然后用木炭火熬至药枯去净渣，将油再熬至滴水成珠时，称准重量，每 500 克油加黄丹 325 克，用小火熬至滴水成珠，用槐枝不住手搅，再下制阳起石末、麝香末各 25 克，冬虫夏草末、高丽参末、川椒末、母丁香末各 15 克，搅匀，埋土内 7 日去火毒，收贮备用。

用法：每用膏 3 克，摊如钱大，贴两足心（涌泉穴），10 日 1 换。

功用：温肾固肾、散寒通络，舒筋止痛。

主治：下元虚损、五痨七伤、咳嗽痰喘气急，左瘫右痪，手足麻木、筋骨疼痛、腰脚软弱、男子遗精，白浊、妇人赤白带下等症。

疗效：用治上述各症，皆有良效。

附记：引自《外治寿世良方》。

第二十二节、黑红软膏

组成：黑豆油、京红粉、利马锥各10克，羊毛脂70克，凡士林400克。

制法：上药调制成膏，备用。

用法：外敷患处。

功用：软坚杀虫，润肤脱厚皮，收敛止痒。

主治：淀粉样变（松皮癣）、牛皮癣（白疮）、神经性皮炎（顽癣）等慢性肥厚性皮肤病。

疗效：坚持使用，其效必著。

附记：引自《赵炳南临床经验集》。

第二十三节、风湿止痛膏

组成：乳香、没药、冰片、樟脑、薄荷脑各100克，水杨酸甲酯150克，丁香50克，肉桂200克，红花100克，生川乌、生草乌各150克，荆芥、防风各200克，干姜150克，金银花100克，白芷、三棱各200克，当归100克、苯海拉明2.5克，橡胶1600克，松香1800克，汽油5000克，氧化锌2100克，凡士林700克，石蜡50克。

制法：取乳香、没药、丁香制成粗粉，用90%乙醇浸渍提取至尽，提取液中加入冰片、樟脑、薄荷脑、水杨酸甲酯、苯海拉明使溶解备用。肉桂、红花等植物药材酌予碎断，水煮16小时，过滤，浓缩成浸膏（膏量约为药材量的1/8）。橡皮切成碎块，用汽油泡12小时后充分搅拌使溶解，依次加入熔融的松香和氧化锌的混合物，凡士林、石蜡药材浸膏、乳没等的纯溶液。每次加入后均搅匀，最后成粘浆状物，摊涂在布帛上，即得。

用法：将患处洗净擦干，按痛处大小贴敷。

功用：祛风除湿，化瘀止痛。

主治：风寒湿痹引起的腰、肩、四肢、关节、肌肉诸痛。

疗效：屡用皆效。

附记：引自《中药制剂汇编》。

第二十四节、安阳精制膏

组成：生川乌、生草乌、乌药、白及、白芷、白蔹、木鳖子、木通、木瓜、三棱、莪术、当归、赤芍、官桂各24克，大黄、连翘各48克，血竭、阿魏各10克，乳香、没药、儿茶各6克，橡胶256克，汽油800克，松香288克，凡士林112克，氧化锌336克，石蜡8克。

制法：取血竭、阿魏、乳香、没药、儿茶制成粗粉，用90%乙醇1.5倍量，浸72小时以上，时加搅拌至提取至尽，取上清液备用。其余植物性药材用水煮浓缩成膏。按"风湿止痛膏"制法，制成橡胶硬膏。

用法：将患处用温水洗净擦干，取此膏贴敷患处。

功用：消积化块，逐瘀止痛，舒筋活血，祛风散寒。

主治：男子气块、妇女血块，腹内积聚，风寒湿痹、胃寒诸痛及手足麻木等症。

疗效：用治上述各症，效果颇佳。

附记：引自《中药制剂汇编》。

第二十五节、胆汁二连膏

组成：川黄连、胡黄连各1克，牛胆汁50毫升、蜂蜜（精制）50毫升。

制法：先将二连洗净、晒干，研为粗末，加蒸馏水适量煎2次，集2次煎出液放冷后滤过，滤出液盛于蒸发皿中，加入牛胆汁、蜂蜜。测定酸碱度（pH值），酌加硼砂、硼酸、精制食盐、冰片，使之呈中性，以减少点眼时的刺激性。消毒、密贮备用。

用法：眼睑带状疱疹用之涂抹，其余眼疾用之点眼。每日4-6次。

功用：消炎止痛。

主治：眼睑带状疱疹，匐行性角膜溃疡，急性流行性结膜炎，沙眼，泡性眼炎，边缘性角膜溃疡，树枝及盘状角膜炎，蚕食性角膜溃疡，角膜软化症。

疗效：屡用皆效。

附记：引自《眼科外用中药与临床》。

第二十六节、金丝万应膏

组成：木香、牛膝、川芎、生地、细辛、白芷、枳壳、秦艽、独活、防风、当归尾、大枫子、黄芩、羌活、南星、半夏、赤芍、贝母、杏仁、蓖麻子、白蔹、苍术、艾叶、川乌、高良姜、肉桂、川续断、两头尖、连翘、甘草节、藁本、丁香、青皮、藿香、乌药、荆芥、苏木、元参、僵蚕、桃仁、山栀子、红花、牙皂、威灵仙、苦参、茅香、蚖蛤、蝉蜕、草乌、蜂房、金银花、鳖甲、全蝎、麻黄、白及、大黄、青风藤各60克，蜈蚣2条，穿山甲、白鲜皮、五加皮、真降香、骨碎补、苍耳头各30克，蛇蜕90克，桃、柳、榆、槐、桑、楝、楮七色树枝各70厘米，麻油6000克。

制法：上药捣碎，入麻油中浸泡（夏浸3夜、春5夜、秋7夜、冬9夜）后，用火煮熬，以药枯为度，过滤去渣，取油汁贮缸内。另以片松香（不拘多少），先下干净锅内熔化后，即按熔松香1000克，药油120克，试水软硬，仍倒入水缸内，令人抽扯，色如黄金即成药膏（每1料制青药35千克）。

用法：凡肚腹疼痛、泻痢、疟疾，均取本膏适量，摊在油纸上，贴敷肚脐上；诸疝、小肠气，贴脐及脐下；咳嗽、哮喘、恶心、胸膜胀闷、面色萎黄、心痛，俱贴前心（膻中）；负伤劳力、浑身拘痛，贴后心与腰眼；其余诸病均贴患处。每日换药1次。

功用：祛风散寒、活血化瘀、软坚散结、清热消肿，通窍止痛。

主治：一切风寒湿热所致之手足拘挛，骨节疼痛，男子痞块，女子血症，腰痛，一切诸般疼痛，结核转筋，顽癣，顽疮积年不愈，肿毒初发，梅毒肿块未破者，肚腹疼痛、泻痢，疟疾，诸疝、小肠气，咳嗽、哮喘，受寒恶心，胸膈胀闷，面色萎黄，心痛（脾胃虚寒所致），负伤劳心、浑身拘痛等症。

疗效：笔者临证多年，用本方治疗上述各病症，如法用之，每获奇效。

附记：引自《中药鼻脐疗法》。

第二十七节、观音救苦膏

组成：大黄、甘遂、木鳖子、蓖麻子各60克，生地、川乌、草乌、三棱、莪术各30克，巴豆、羌活、黄柏、麻黄、皂角刺、肉桂、枳实、真红芽大戟、白芷各24克，香附、芫花、川厚朴、杏仁、穿山甲、防风、天花粉、独活、全蝎、槟榔、桃仁、细辛、五倍子、元参各21克，蛇蜕、川黄连各15克，当归45克，蜈蚣10条。

制法：将上药捣碎，用麻油2.5～3千克，入上药浸泡5日后，用火煎熬，同时用柳枝不断搅拌均匀，熬至滴水成珠，再加水飞黄丹1200克，密陀僧120克，拌匀，不老不嫩，收入瓷缸内，放水中拔尽火毒，备用。

用法：①塞鼻法：即取本膏适量，搓成一长圆柱状，塞入鼻中，每日换药1次，至愈为度。本法适用于偏正头风（同时加贴患处），星障翳膜、拳毛倒睫，迎风流泪，小儿惊风（同时加服0.5～1克，凉开水送服）。②贴脐法：即取本膏适量，搓成圆饼状，贴敷脐中，按紧，外以纱布覆盖，胶布固定。本法适用于蛊胀（加贴敷丹田，内服5～7粒）；疟疾（一、二、三、四日发病不等）加服甘草汤；疟疾发过4～5次者加服本膏5-7粒，热酒送服；大小便不通（加饮甘草水，症危加服本膏5～7粒）；痢疾（加贴胃口，日久不愈者，赤痢加用龙眼煎水送服本膏5～7粒；白痢加用荔枝壳核煎水送服本膏5～7粒；红白痢加用龙眼、荔枝壳核煎水送服本膏5～7粒）；肠风便血、梦遗白浊、疳积、赤白带下，贴肚脐下及丹田（常服甘草汤）。③其他用法：眼科疾病，用针刺耳上放血；再贴本膏，牙痛贴患处，喉科疾病贴喉上（并加服本膏5～7粒）；咳嗽、哮喘、吐痰，贴前后心（忌内服）；噎膈贴胃心口（加服本膏5～7粒），吐血、鼻衄，贴两足心（涌泉穴），加服甘草汤；痨病有虫贴背脊、尾闾、肚腹上；痔漏贴患处，口疳贴牙床上，血块瘀积贴患处；中风、难产、逆生、胞衣不下均内服本膏。

功用：祛风散寒，活血化瘀，解毒消肿，开窍通络。

主治：偏正头风，眼科七十二症，咽喉三十六症，噎膈、吐血、鼻衄、蛊胀、痨病、疟疾、伤寒、大小便不通，痢疾、带下、血块痞疾，梦遗白浊，痨漏、难产、逆生、胞衣不下，肠风便血，小儿惊风，疳积和中风等病。

疗效：凡上述各病症，如法用之，均有良效。

附记：引自《中药鼻脐疗法》。此膏可直接贴敷，或用布摊贴均可。同时也可做成如绿豆大的药丸内服，每服5～7粒。孕妇忌服。

第二十八节、阿魏化痞膏

组成：大蒜、香附、大黄、川乌、三棱、当归、莪术、穿山甲、白芷、使君子、厚朴、蓖麻子、木鳖子、草乌、蜣螂、胡黄连各 100 克，乳香、没药、芦荟、血竭各 15 克，阿魏 100 克，樟脑、雄黄、肉桂各 75 克。

制法：将乳香、没药、芦荟、血竭、阿魏、樟脑、肉桂等 8 味药单包另研细待用。另取麻油 12000 克，将大蒜等 16 味药酌予碎断，一起置于铁锅内炸至枯黄色时，捞除残渣，取油过滤，即为药油。再依法炼油，下丹（分火上下丹或离火下丹），搅匀收膏，即放入冷水中搅成 500 ～ 1500 克 1 块，将水控净，再放入冷水中浸泡 10 ～ 15 日，每日换水 1 次，以去火毒。取膏油 12000 克加热熔化，待爆音停止水气除尽，晾温，兑入上备细料（先研细、过筛、和匀）搅匀，再将膏药油分摊于布褙上，微凉，向内对折，收贮备用。

用法：温热化开，贴于胸口或脐上。

功用：消积化痞。

主治：积聚痞块，胸胁胀满，肚腹疼痛，以及妇女症瘕，血块和肝脾肿大等症。

疗效：用治上症，徐徐调治，每获良效。

附记：引自《中药制剂手册》。

第二十九节、消痞狗皮膏

组成：生地黄、枳壳、苍术、五加皮、桃仁、山奈、当归、川乌、陈皮、乌药、三棱、草乌、川军、何首乌、柴胡、防风、刘寄奴、牙皂、川芎、官桂、羌活、赤芍、威灵仙、天南星、香附、荆芥、白芷、海风藤、藁本、川续断、高良姜、独活、麻黄、甘松、连翘各15克。

制法：用麻油 2 公斤将上列药物炸枯去渣，下净血余炭 100 克熔化，下黄丹 1500 克，熬成即可应珍膏。取可应珍膏 750 克加入以下细料药：阿魏 50 克，肉桂、公丁香各 25 克，木香 20 克，乳香、没药各 30 克，麝香 5 克，搅匀即成本膏。微凉摊膏备用。

用法：将膏微火熔开，贴于肚脐上。

功用：祛风除湿，活血化瘀，化积消痞。

主治：腹中积聚痞块，肠寄生虫，胸胁胀满，肚腹疼痛，以及妇女症瘕血块，痢疾等。

疗效：凡用治上述各症均有效。

附记：引自《中国膏药学》。

第三十节、毓麟固本膏

组成：杜仲、小茴香各150克，川附子100克，牛膝、川续断、甘草、大茴香、天麻子、紫稍花、补骨脂、肉苁蓉、熟地黄各150克，锁阳25克，龙骨50克，海马200克，沉香15克，乳香（皮）、母丁香、没药、木香各50克，鹿茸（去毛）30克。

制法：将海马、沉香、乳香、没药、鹿茸、母丁香、木香等7味单放，研细、合匀，过80～100目筛，即成"细料"。另取麻油12000克置于铁锅内，将杜仲等14味药（先酌予碎断）倒入，加热炸枯，捞除残渣，取细过滤，即为药油。依法炼油，每1000克药油加黄丹500克，搅匀，放入冷水中搅成500～1500克1块，将水控净，再放入冷水中浸泡10～15日，每日换水1次，以去火毒。再取膏加热熔化，待爆音停止，水气去尽，晾温，兑入细料搅匀。将膏分摊于布褙上，微晾向内对折，收贮备用。

用法：温热化开，男子贴于肾俞穴、女子贴于脐部。

功用：补肾固精，散寒止痛。

主治：下元虚弱引起的梦遗滑精，疝气偏坠，腰酸腿软，及妇女痛经带下，男女不育等症。

疗效：用治上述各症均有效。

附记：引自《中药制剂手册》。

下篇

穴位贴敷治疗的

常见病症

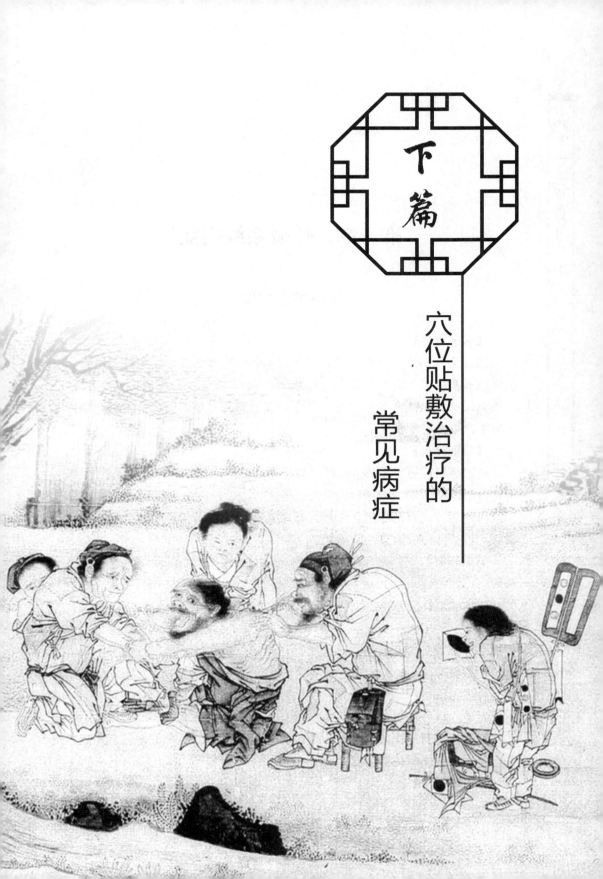

第一章、呼吸系统病症

第一节、感冒

【病证概述】

感冒又称伤风、冒风、冒寒，是由于风邪侵袭肌表，侵犯肺卫所致。临床以鼻塞流涕、咳嗽、喷嚏、头痛、恶寒、发热、全身不适为主要表现。一般以风寒、风热两者为多见，夏令暑湿之邪亦可杂感而病。本病四季皆可发生，以冬春季常见。

【辩证分析】

风寒感冒：恶寒发热，无汗，流清涕，鼻塞，咳嗽，痰量不多质清稀，可伴有咽部不适感，头痛，关节酸痛等症状。舌苔薄白，脉浮紧。

风热感冒：身热恶风，头痛，咳嗽，痰色黄，可伴有咽部肿痛，口渴喜饮。舌苔薄白或微黄，脉浮数。

阴虚感冒：发热恶风，干咳少痰，口干咽燥，五心烦热。舌质红，舌苔薄白，脉细数。

阳虚感冒：恶寒重、发热轻，自汗，面色淡白。舌质淡胖，舌苔薄白，脉沉细。

气虚感冒：恶寒发热，热势不甚，咳嗽，头痛，鼻塞，气短乏力。舌质淡，舌苔薄白，脉浮无力。

血虚感冒：身热恶风，头痛，无汗或少汗，心悸头晕，可伴有耳鸣等症状，面色无华，口唇苍白。舌质淡，脉细无力。

流行性感冒：头痛、鼻塞、流涕、喷嚏、怕风，重者可见恶寒发热、咽疼咳嗽、肢体酸楚等全身症状。

【治疗方法】

1. 椒香祛风膏

穴位：大椎、劳宫（双）

药物组成：胡椒 15 克，丁香 9 克，葱白适量。

制用方法：将胡椒、丁香研末，入葱白捣如膏状，取适量敷于大椎穴，以纱布盖上，胶布固定；另取药膏涂于劳宫穴，合掌放于两大腿内侧，夹定，屈膝侧卧，盖被取汗。早晚各 1 次，每次 45 ～ 60 分钟，连用 2 ～ 3 日或病愈为止。

主治：感冒（风寒型）。

附记：引自《中医外治集要》。

2. 三味膏

穴位：大椎、太阳（双）、劳宫（双）

药物组成：薄荷、大蒜、生姜各等份。

制用方法：上药共捣烂如膏状备用。分别取药膏10～15克，贴敷于大椎、太阳穴，以纱布盖上，胶布固定；劳宫穴贴药后，合掌顿坐或夹放于两腿之间，约30分钟。每日换药1次。若全身疼痛明显者，上方加细辛15克同捣，并加白酒数滴炒热贴敷，或用艾卷隔药悬灸大椎、太阳穴，促使汗出亦可愈。

主治：感冒（风寒型）。

附记：笔者采自民间方，屡用有效。

3. 煎敷方

穴位：胸部

药物组成：牛蒡子、茶叶、紫菀各 15 克，猪牙皂、石菖蒲各 12 克，莱菔子 30 克。

制用方法：上药加水适量煎成汤剂。用消毒过的毛巾蘸取药汁，湿敷胸部。每日 3 次。

主治：感冒（风热型）。

附记：引自《中医外治法奇方妙药》。

4. 荆防感冒膏

穴位：涌泉（双）、劳宫（双）、肺俞（双）、大椎、合谷（双）

药物组成：荆芥 12 克，防风 10 克，薄荷 9 克，连翘 12 克，葱白、菊花各 20 克，柴胡 6 克。

制用方法：先将荆芥、防风、薄荷、连翘、菊花、柴胡共研细末，入葱白共捣烂如泥，捏成药饼若干个，备用。将上药饼分别贴于涌泉、劳宫、肺俞、大椎、合谷穴，用纱布盖上，胶布固定。每日换药 1 次。

主治：感冒（风寒型、风热型）。

附记：笔者采自民间方，屡用有效。

5．葱贴方（民间方）

穴位：太阳（双）

药物组成：草乌、紫苏子各等份，葱汁适量。

制用方法：将草乌、紫苏子共研末，备用。取药末 10 克，用葱汁适量调成药饼，贴敷太阳穴，外以纱布盖上，胶布固定。每日换药 1 次。

主治：感冒头痛（外寒内热型）。

附记：笔者采自民间方，屡用有效。

6．羌活胜湿散

穴位：劳宫（双）、涌泉（双）

药物组成：羌活、佩兰叶各 100 克，苍术、香薷、明矾各 6 克。

制用方法：将上药共研细末，装瓶备用。每次取药末 20 克，用生姜汁调和成软膏状，搓成 4 个药饼，分别贴敷于劳宫和涌泉穴上，外用纱布覆盖，胶布固定。每日换药 1 次。

主治：感冒（暑湿型）。

附记：笔者采自民间方，屡用有效。

7．实表膏

穴位：膻中

药物组成：羌活、防风、川芎、白芷、白术、黄芪、桂枝、白芍、甘草、柴胡、黄芩、半夏各等份。

制用方法：上述诸药共研粗末，用麻油熬，黄丹收。取药膏适量，做成小饼，贴于膻中穴上，外用纱布盖上，胶布固定。每日换药 1 次。亦可用麻油熬煎后研细，用白酒调，贴敷膻中穴。

主治：感冒（表虚型、风寒型）。

附记：引自《理瀹骈文》。

8．劳感调荣养胃膏

穴位：膻中

药物组成：党参、黄芪、生地黄、当归、川芎、柴胡、陈皮、羌活、白术、防风各10克，细辛、甘草各8克，生姜、葱白、大枣适量。

制用方法：上方共研粗末，麻油熬，黄丹收。取药膏适量，贴于膻中穴上，外用纱布盖上，胶布固定。每日或隔日换药1次。

主治：感冒（气血两虚型）。

附记：引自《理瀹骈文》

9．加味三拗膏

穴位：神阙

药物组成：麻黄、杏仁、甘草各10克，葱白适量。

制用方法：先将前3味药共研细末，入葱白捣烂如泥为膏备用。取上药膏三分之一，搓成药饼贴于神阙穴，外用纱布盖上，胶布固定。12小时取下，每日1次。

主治：外感咳嗽（风寒型）。

附记：引自古方"三拗汤"加葱白。

10．五味退热膏

穴位：涌泉（双）

药物组成：大黄、山栀子、僵蚕各40克，牛膝20克，细辛10克，米醋适量。

制用方法：将大黄、山栀子、僵蚕、牛膝、细辛共研细末，装瓶备用。每次取药末5～10克，以米醋调成稀糊状，分别贴敷于涌泉穴，外用伤湿止痛膏固定，或上盖塑料薄膜，胶布固定。4～6小时后取下，可连续贴敷。

主治：外感发热。

附记：引自《外治心悟》。

【医生建议】

1．许多传染性疾病如流行性出血热、流脑等前期症状与感冒有相似之处，治疗时应鉴别清楚，及时就医。

2．感冒患者可喝适量红糖水或姜汤，以利祛邪。感冒应以预防为主，平时保持室内通风，坚持室外活动和体育锻炼，以增强抗病能力。

3．在感冒流行期，按摩足三里（双），每天3次，连续3天，有预防作用。下面有一首《感冒歌》，笔者在此分享给大家。

感冒歌

感冒发烧司空见，吃药打针家常饭；

肺俞拔罐按风池，降服感冒弹指间。

第二节、咳嗽

【病证概述】

咳嗽既是一个独立的证候,又是肺系疾病的一个症状。一般而言有声无痰为咳,有痰无声为嗽,临床上多痰声并见,难以严格区分。咳嗽的病因有外感、内伤之分,外感为六淫之邪犯肺,内伤为脏腑功能失调,内邪扰肺,其病机均为肺失宣肃,气机上逆。

【辩证分析】

风寒咳嗽:咳嗽,痰稀白,可伴有恶寒发热,鼻塞,流清涕,头痛,关节酸痛等症状。舌苔薄白,脉浮。

风热咳嗽:咳嗽,痰色黄,可伴有恶寒发热,出汗,头痛,咽干,口渴喜饮。舌苔薄黄,脉浮数。

痰湿咳嗽:咳嗽,痰多而稀白,可伴有胸脘满闷,纳呆便溏,神疲乏力。舌苔白腻,脉濡滑。

燥热咳嗽:干咳无痰或痰黏稠而难出,痰中可带血丝,伴有鼻咽干燥。舌尖红,舌苔薄黄少津,脉细数或弦数。

肺虚咳嗽:干咳少痰,痰中带血,可伴有口燥咽干,两颧红热,失眠盗汗,神疲乏力。舌质红,少苔,脉细数。

【治疗方法】

1. 咳嗽贴方

穴位:肺俞(双)、膻中、大椎、曲池(双)

药物组成:麻黄 12 克,桂枝 10 克,石膏 6 克,枳实 6 克,紫菀 8 克,苏叶 20 克。

制用方法:将药物共研细末,以麻油或凡士林调拌成膏。先在穴位处拔罐或刺血,然后敷上药膏,上盖纱布,以胶布固定。风寒咳嗽加肩髃(双)、承山(双),风热咳嗽加中府(双)、中脘。

主治:外感咳嗽。

附记:引自《中国民间敷药疗法》。

2. 桂附散

穴位:肺俞(双)

药物组成:附片、肉桂、干姜各 20 克,山奈 10 克。

制用方法:上药共研细末,装瓶备用。先用拇指在两侧肺俞穴用力按摩半分钟左右，使局部潮红，再将一小撮药粉放于穴位上，并以医用胶布3厘米×3厘米贴牢即可。隔日换药1次。

主治：急慢性咳嗽（风寒型）。

附记：引自1985年《湖北中医杂志》（1）。

3．止咳方

穴位：涌泉（双）

药物组成：大蒜适量。

制用方法：将大蒜去皮，捣成泥状备用。取捣烂后的大蒜泥如豆瓣大一团，置于伤湿止痛膏中心。每晚洗足后贴双足涌泉穴，次晨揭去,连贴3～5次。

主治：咳嗽、百日咳。

附记：引自1986年《四川中医》（6）。

4．止咳平喘膏

穴位：大杼（双）、定喘（双）、肺俞（双）、天突、膻中

药物组成：黄芩、大黄各30克，麻黄20克，细辛6克，葶苈子24克，丹参15克，生姜适量。

制用方法：上药共研细末，备用。取药粉适量，用鲜生姜汁调成糊状，取适量敷于大杼、定喘、肺俞、天突、膻中穴上（每次取6或7个穴位），以纱布盖上，胶布固定。贴8～12小时取下。每日1次，6次为1个疗程。

主治：咳喘。

附记：引自1989年《山东中医杂志》（1）。

5．清热化痰膏

穴位：肺俞（双）

药物组成：党参、半夏（制）、白术（麸炒）、陈皮、茯苓、甘草、胆南星、香附、黄芩、黄连、麦冬、枳壳、石菖蒲、生姜、竹茹各等份。

制用方法：麻油熬，黄丹收。每取适量，贴肺俞穴，外盖纱布，胶布固定。

主治：咳嗽（脾虚痰热型）。

附记：引自《理瀹骈文》。

6．久咳方

穴位：涌泉（双）

药物组成：胡椒7粒，桃仁10粒，杏仁4粒，栀子仁3克。

制用方法：上药共捣烂，以鸡蛋清调如糊状。取药糊适量，置于双足心涌泉穴，以纱布盖上，胶布固定。每日1次，临睡前贴敷，6次为1个疗程。

主治：咳嗽，久咳兼见痰多、喘息。

附记：引自《中国民间疗法》。

【医生建议】

1．哮喘可见于多种疾病，发作缓解后，应积极治疗其原发病。

2．对发作严重或哮喘持续状态，应配合药物治疗。

3．气候转变时应注意保暖。属过敏体质者，注意避免接触致敏原和进食过敏食物，忌食烟酒及油腻辛辣之品，并注意背部保暖。治疗本病的同时，可配合拔火罐、刮痧、中西药物对症治疗等方法，以提高疗效。

第三节、急性支气管炎

【病证概述】

急性支气管炎是病毒或细菌等病原体感染所致的支气管黏膜炎症。本病属常见病、多发病，尤以小儿和老年多见，往往继发于上呼吸道感染之后，也常为肺炎的早期表现。秋冬为本病多发季节，寒冷地区也多见，在流感流行时，本病的发生率更高。

【辩证分析】

风寒袭肺：咳嗽，咯痰色白稀薄，咽痒，可伴鼻塞流涕、发热、头痛身楚、畏寒等症。舌苔薄白，脉浮或浮紧。

风热犯肺：咳嗽气粗，咯痰不爽，痰黏稠或稠黄，常伴鼻流黄涕、头痛肢楚、发热微恶风等表证。舌苔薄黄，脉浮数或浮滑。

燥热伤肺：干咳作呛，无痰或痰少不易咯出，喉痒，咽喉干痛，唇鼻干燥，口干，或伴鼻塞头痛，微寒，身热等表证。青苔薄白或薄黄，舌质红干而少津，脉浮数或小数。

【治疗方法】

1．止咳贴脐风寒方

穴位：神阙

药物组成：麻黄、细辛各5克，米醋适量。

制用方法：上药共研细末，备用。取药末，用米醋适量，调为稀糊状，外敷于肚脐处，纱布覆盖，胶布固定。每日换药 1 次，连续 3～5 天。

主治：急性支气管炎（风寒型）。

附记：笔者引自民间验方，屡用有效。

2．黄夏散

穴位：涌泉（双）

药物组成：川黄连、法半夏各 15 克，大蒜适量。

制用方法：上药共研细末，装瓶备用。临用时取药散 5 克，另取大蒜 1 瓣（约 2 克）捣烂如泥状，入药末，加鸡蛋清或蜂蜜适量调和成糊状，每晚热水浴足后，敷于双足心涌泉穴上，上盖纱布，胶布固定。成人贴敷 6-8 小时，儿童贴敷 1～3 小时。每日换药 1 次。

主治：急性支气管炎（风热型）。

附记：引自《外治汇要》。

3．止咳贴脐风热方

穴位：神阙

药物组成：牛蒡子、海浮石、天竺黄各 10 克。

制用方法：上药共研细末，备用。取药末，用凉开水适量，调为糊状，外敷于肚脐处，上盖纱布，胶布固定。每日换药 1 次，连贴 3～5 天。

主治：急性支气管炎（风热型）。

附记：笔者引自民间验方，屡用有效。

4．止咳贴脐痰热方

穴位：神阙

药物组成：浙贝母 5 克，鲜竹沥 1 支。

制用方法：将浙贝母研为细末，用鲜竹沥调为糊状，备用。取药膏填脐，包扎固定，每日换药 1 次。

主治：急性支气管炎（燥热型）。

附记：笔者引自民间验方，屡用有效。

5．二丑槟黄膏

穴位：神阙

药物组成：二丑 15 克，大黄 30 克，槟榔 8 克，木香 5 克，轻粉少许。

制用方法：轻粉另研，其余诸药均烘干，研为细末，过筛，加轻粉，调均匀，再研一遍，蜂蜜调膏。敷神阙穴，每日 1 次，3 次为 1 个疗程。

主治：急性支气管炎（燥热型）。

附记：引自《中医外治法集要》。

6．贴脐方

穴位：神阙、肺俞（双）

药物组成：鱼腥草15克，青黛、浙贝母各10克，桔梗3克，葱白2茎，冰片0.3克。

制用方法：先将前4味药共研细末，入冰片同研匀备用。取葱白捣烂，入药末15～20克同捣如泥状，填入脐孔内，外以纱布盖上，胶布固定。每日换药1次，10天为1个疗程。

主治：急性支气管炎。

附记：引自《外治汇要》。

7．九味止咳膏

穴位：神阙

药物组成：黄芩、桑叶、连翘、半夏、茯苓各40克，陈皮30克，甘草、杏仁各20克，白芥子10克。

制用方法：上药共研细末，装瓶备用。取药末适量，用清水少许调为稀糊状，外敷于肚脐处。外以纱布盖上，胶布固定。每日换药1次，7次为1个疗程。

主治：急性支气管炎。

附记：引自《外治心悟》。

8．二白膏

穴位：风门（双）

药物组成：白芥子75克，白芷10克，蜂蜜适量。

制用方法：将前2味药共研细末，加入蜂蜜调成膏状备用。用时取上药膏，做成两饼状，烤热后贴敷于风门穴上，外以纱布盖上，胶布固定。每日早晚各换药1次。

主治：急性支气管炎。

附记：笔者引自民间验方，屡用有效。

9．复方白芥散

穴位：神阙穴

药物组成：白芥子3克，半夏3克，公丁香0.5克，麻黄5克，细辛2克，麝香少许。

制用方法：麝香另研，余药共研细末，装瓶备用。先将脐内放麝香，再放余药，外以纱布盖上，胶布固定。每日换药 1 次，10 次为 1 个疗程。或配合隔姜灸，每次 3 ～ 5 壮，效果更好。

主治：急性支气管炎。

附记：引自《中国灸法集粹》。

【医生建议】

1. 要减少钠盐的摄入，尤其是在疾病发作的期间；要增加水分的摄入量，避免由于缺水导致的痰液黏稠不易咳出；还要多吃一些可以清肺止咳的水果，像是雪梨和枇杷在这方面就有着不错的效果；不要吃刺激性的食物，因为肺部的燥热对于支气管的恢复是极为不利的；要少吃会导致胃部胀气的食物，比如山芋和豆制品。

2. 要经常开窗，这样可以保持室内的空气流通；室内的摆设要尽量的从简，这样可以预防螨虫滋生；室内不能使用地毯；要用湿抹布和吸尘器进行打扫，避免尘土飞扬；有的花粉可能会导致过敏，使患者的症状更加严重，所以最好也别养花。

第四节、慢性支气管炎

【病证概述】

慢性支气管炎是由细菌、病毒及物理或化学刺激等因素引起的支气管炎症，冬、春季多见。慢性支气管炎常起病于感冒、急性支气管炎之后，病程缓慢，一般超过 2 个月，并连续 2 年以上发病，以长期反复的咳嗽、咳痰为主症，甚则喘鸣，尤以清晨或夜间多见。咳痰多是白色粘液沫状，不易咳出。在继续感染时，可出现黄绿色脓痰，或白黄相间的混合性痰，且痰量增多。慢性支气管炎发展到晚期可并发阻塞性肺气肿、肺源性心脏病和支气管扩张等。

【辩证分析】

痰湿蕴肺：咳嗽反复发作，痰多色白，咯痰黏稠，胸闷脘痞，纳差腹胀。舌苔白腻，脉弦滑或濡滑。

痰热郁肺：咳嗽气急，痰多黏稠色黄，咯痰不爽，口干便秘。舌苔黄或腻，脉滑数。

气阴两虚：咳嗽气短，气怯声低，咳声低弱，咯痰稀薄或痰少，烦热口干，咽喉不利，面潮红。舌淡或舌红苔剥，脉细数。

　　脾肾阳虚：咳嗽而喘，咯痰稀薄，胸闷气短，甚至喉中痰鸣，动则心悸，畏寒肢冷足肿，食少腰膝酸软。舌质淡胖，苔白，脉沉细。

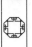
　　【治疗方法】

　　1. 九味慢支寒饮膏

　　穴位：肺俞（双）、心俞（双）、膈俞（双）、璇玑、膻中

　　药物组成：附子60克，白芥子、地龙、细辛各30克，延胡索、甘遂各20克，冰片、樟脑各10克，麝香1克，生姜适量。

　　制用方法：上药共研细末，以生姜汁调成膏糊状，装瓶备用。取药膏2克，用橡皮膏贴于肺俞、心俞、膈俞、璇玑、膻中穴上，24小时后取下。

　　主治：慢性支气管炎（痰湿型）。

　　注意事项：局部皮肤若感疼痛或痒甚可提前取下。

　　附记：引自《外治心悟》。

　　2. 九味慢支痰热膏

　　穴位：肺俞（双）、心俞（双）、膈俞（双）、璇玑、膻中

　　药物组成：天竺黄60克，白芥子、地龙、细辛各30克，延胡索、甘遂各20克，冰片、樟脑各10克，麝香1克，生姜适量。

　　制用方法：上药共研细末，以生姜汁调成膏糊状，装瓶备用。取药膏2克，用橡皮膏贴于肺俞、心俞、膈俞、璇玑、膻中穴上，24小时后取下。

　　主治：慢性支气管炎（痰热型）。

　　注意事项：局部皮肤若感疼痛或痒甚可提前取下。

　　附记：引自《外治心悟》。

　　3. 伏天药饼

　　穴位：肺俞（双）、厥阴俞（双）、膏肓（双）、心俞（双）、膈俞（双）、肝俞（双）、胆俞（双）、脾俞（双）、胃俞（双）

　　药物组成：细辛、白芷、白芥子、甘遂、铅粉各等份，生姜适量。

　　制用方法：上药共研细末，用蜂蜜调成糊状，做成蚕豆大圆饼备用。从肺俞开始，依次往下厥阴俞、膏肓、心俞、膈俞、肝俞、胆俞、脾俞、胃俞，每次贴1穴，左右成对。用生姜片擦到穴位处发热，置药饼于穴上，外用纱布固定。每次贴24～48小时，每隔3～4天用药1次，10次为1个疗程。可连续2～3年的伏天贴敷。症状严重者加贴天突、膻中各1次。

　　主治：慢性气管炎。

注意事项：贴敷处有时出现发热、发痒或有小水泡，停用后自愈。

附记：引自 1986 年《浙江中医杂志》（7）。

4. 贴敷饼

穴位：肺俞、定喘、天突、膏肓俞；配穴取膻中、丰隆、命门

药物组成：麻黄、细辛、芫花、肉桂各 10 克，白芥子、杏仁各 30 克，白酒适量。

制用方法：上药共研细末，装瓶备用。用时取药粉适量，用白酒调和，做成药饼如铜钱大，烘热贴敷穴上，上盖纱布，胶布固定。每日换药 1 次，10 次为 1 个疗程。每次选主穴 2 个，配穴 1 个，交替使用。

主治：慢性支气管炎。

附记：引自《外治汇要》。

5. 慢支贴膏

穴位：天突、大椎、肺俞（双）、人迎（双），中府（双）

药物组成：芫花、皂角刺、细辛、肉桂、麻黄、大黄、木鳖子各 24 克，甘遂、川乌、蓖麻子、白芥子各 30 克，鹅不食草 15 克，川椒 9 克，巴豆 3 克。

制用方法：上药共研细末，用蜂蜜调成糊状，做成蚕豆大圆饼备用。以天突、大椎、肺俞为一组，人迎、中府为一组，每次贴敷 1 组，交替使用。用时取膏药 4 块，贴于 1 组穴位上。3 天换药 1 次，10 次为 1 个疗程。

主治：慢性支气管炎。

附记：引自《外治汇要》。

6. 芥砒膏

穴位：定喘（双）、肺俞（双）

药物组成：白芥子 1.5 克，砒石 0.3 克。

制用方法：上药共研细末，装瓶密封备用。用时取药粉适量，用米醋调成糊状，贴敷于定喘、肺俞穴上，胶布固定。每日换药 1 次。3～5 天为 1 个疗程。

主治：慢性支气管炎。

附记：引自《外治汇要》。

7. 三白膏

穴位：涌泉（双）、定喘（双）、天突

药物组成：白芥子、白矾各 30 克，白面粉、米醋适量。

制用方法：将前 2 味药研细末，装瓶密封备用。用时取上药末和白面

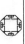

粉少许，用米醋调成糊状，于每晚临睡前取少许药膏贴敷于涌泉、定喘、天突穴上，痰多加贴丰隆穴，用胶布固定。每次贴12小时，3～12次为1个疗程。

主治：慢性支气管炎。

附记：引自《外治汇要》。

8. 止咳膏

穴位：肺俞（双）、心俞（双）、膈俞（双）

药物组成：生甘遂20克，白芥子35克，延胡索20克，细辛35克，肉桂10克（儿童用量酌减），醋或酒适量。

制用方法：上药共研细末，装瓶备用。用时取药粉适量，用醋或酒调成糊状，做成圆形药饼（约6克），摊在直径5.5厘米的硬塑料纸上，分别贴在肺俞、心俞、膈俞3个对称的穴位上，用胶布固定。嘱患者喝温开水，微微出汗。于夏季初、中、末三伏之首日贴敷，每伏贴1次。15岁以下儿童每次贴4～6小时；成人每次6～8小时。

主治：慢性支气管炎。

注意事项：对药物不敏感者可适当延长时间，但以患者耐受程度为度，灵活掌握。

附记：引自1990年《辽宁中医杂志》（5）。

9. 白芥子膏

穴位：肺俞（双）

药物组成：白芥子100克，面粉适量。

制用方法：白芥子研细末，分3次用。取药粉1份，加白面粉90克拌匀，用水调和，做成药饼，饼的大小根据背部面积而定。每晚临睡前以肺俞穴为中心贴敷背部患处，外用纱布固定，晨起取下。一般连用2～3次即可。

主治：慢性支气管炎。

注意事项：用时每次白面粉用量不得少于90克，以免损伤皮肤。每次贴敷时间不得超过12小时，否则皮肤会起红疹或水泡。如果贴敷后起水疱，可涂以甲紫。

附记：引自1988年《黑龙江中医药》（1）。

10. 足疗止咳散

穴位：涌泉（双）

药物组成：桃仁、杏仁、木通各10克，白胡椒25克，白扁豆30克，黑木耳、鸡血藤、柴胡各6克，木香4克，木鳖子15克，沉香、巴豆、陈皮、甘草各3克。

制用方法：上药共研细末，装瓶备用。每次取药末6克，用鸡蛋清或凡士林调为膏状，贴敷于双足心涌泉穴。上盖纱布，胶布固定。每日换药1次，7天为1个疗程，一般连用2～3个疗程。

主治：慢性支气管炎。

附记：引自《集验百病良方》。

11. 止咳膏

穴位：膻中、风门（双）、肺俞（双）

药物组成：生半夏、生天南星、甘遂、冬虫夏草、麻黄、地龙、百部各100克，肉桂、沉香、冰片、铅粉各适量。

制用方法：上药用麻油煎熬，去渣，入黄丹收膏，摊成黑膏药，每贴重7克（含生药3克），收贮备用。用时取药膏，先用小火将膏药烤软，分别贴于膻中、风门、肺俞穴，每7天换药1次，2次为1个疗程。

主治：慢性支气管炎，兼治咳喘。

附记：引自《外治汇要》。

12. 止咳膏

穴位：肺俞（双）、膻中、大椎、曲池（双）

药物组成：麻黄12克，桂枝10克，石膏、枳实各6克，紫菀8克，苏叶20克。

制用方法：上药共研细末，以香油或凡士林调和成膏状备用。先在肺俞、膻中、大椎、曲池穴上拔罐或刺血，然后敷上药膏，再以纱布覆盖，胶布固定。每日换药1次。

主治：慢性支气管炎，兼治咳喘。

附记：引自《中国民间敷药疗法》。

13. 蓖麻止咳膏

穴位：肺俞（双）、天突

药物组成：蓖麻子、甘遂、闹羊花各6克，白芥子、细辛各3克，明矾0.6克，冰片0.3克。

制用方法：上药共研极细末，用温水或醋调和成膏状备用。将药膏分贴于肺俞、天突穴上，外用纱布覆盖，胶布固定。每日换药1次，7天为

1个疗程。

主治：慢性支气管炎及喘息性支气管炎。

附记：引自《中国民间敷药疗法》。

14．安咳膏

穴位：膻中、肺俞（双）、定喘（双）

药物组成：川乌、草乌、麻黄、桂枝各200克，白芥子100克，干姜200克。

制用方法：上药用麻油煎熬，去渣，入黄丹收膏。摊成黑膏药，每张15克即成。老年慢性气管炎贴敷膻中穴、肺俞穴；喘息型贴敷膻中穴、定喘穴。每次贴2天，持续换药，10天为1个疗程。

主治：老年慢性气管炎及喘息性支气管炎。

附记：引自《中药制剂汇编》。

15．四子麻黄膏

穴位：膻中、定喘（双）、肺俞（双）

药物组成：麻黄10克，苍术、细辛、苏子、白芥子、莱菔子、葶苈子各5克，公丁香、肉桂、天南星、半夏各3克，麝香1克，生姜适量。

制用方法：上药共研细末，装瓶备用。取药末适量（每穴约5克），用生姜汁调和成膏状，分贴于膻中、定喘、肺俞穴上，上盖纱布，胶布固定。每日换药1次，10天为1个疗程。

主治：慢性喘息性支气管炎，兼治慢性支气管炎。

附记：笔者引自民间验方，屡用有效。

16．二子延胡膏

穴位：百劳（双）、肺俞（双）、膏肓（双）、足三里（双）、丰隆（双）

药物组成：白芥子、葶苈子、细辛各15克，醋延胡索30克，生姜适量。

制用方法：上药共研细末，以生姜汁调和成膏状备用。取上药膏分成10份，摊于塑料薄膜上，分别贴于双百劳、肺俞、膏肓、足三里、丰隆穴上，以胶布固定。春夏贴3～6小时，秋冬贴6～12小时，每2～3日贴1次，连续3～5次。

主治：慢性喘息性支气管炎。

附记：引自《外治心悟》。

17．热敷散

穴位：双肩胛之间

药物组成：白芥子、莱菔子、苏子、桔梗各50克，甘遂、细辛各20克，麻黄、法半夏各15克。

制用方法：上药共研细末，装瓶备用。取上药末置于锅中炒热后，布包热敷于双肩胛之间30分钟。每日1次，每剂药可连用7天。

主治：慢性喘息性支气管炎。

附记：笔者引自民间验方，屡用有效。

【医生建议】

1. 积极配合药物对症抗炎、抗感染治疗，以及早控制病情发展。

2. 发病期间，应忌食辛辣厚腻之品，戒烟酒；恢复期间应注意保暖，以防感冒诱发本病；平时应保持心情舒畅，适当参加体育锻炼。

第五节、哮喘

【病证概述】

哮喘是一种特征明显的疾病，多在几分钟内发作，可持续几小时甚至几天，以胸闷气喘、呼吸困难、喉中哮鸣有声为特征，严重者可见张口抬肩，鼻翼翕动，甚至唇甲紫暗，平卧不能。哮喘有一定的时间节律性，常在夜间及凌晨发作或加重，一年中常在秋冬季节发作或加重。此外，当遇到诱发因素时哮喘也可呈发作性加重。

【辩证分析】

寒哮：属发作期证型，表现为呼吸急促，喉中哮鸣有声，胸闷如塞，偶有咳嗽，痰少咯吐不爽，面色晦滞带青，口不渴，或渴喜热饮，天冷或受感易发，形寒怕冷，舌苔白滑，脉弦紧或浮紧。

热哮：属发作期证型，表现为气粗息涌，喉中痰鸣如吼，胸高胁胀，咳呛阵发，咳痰色黄或白，粘浊稠厚，排吐不利，烦闷不安，汗出，面赤，口苦，口渴喜饮，不恶寒，舌苔黄腻，质红，脉滑数或弦滑。

肺虚哮喘：自汗，畏风，常易感冒，每因天气变化而诱发，发前打嚏，鼻塞流清涕，气短声低，或喉中常有轻度哮鸣音，咳痰清稀色白，面色苍白，舌苔薄白，质淡，脉细弱或虚大。

脾虚哮喘：平素纳少腹胀脘痞，大便不实，或食油腻易于腹泻，多由饮食不当而诱发,倦怠乏力,气短不足以息。舌苔薄腻或白滑,质淡,脉细软。

肾虚哮喘:平素短气息促,动则为甚,吸气不利,心慌,头转耳鸣,腰酸腿软,劳累后哮喘易发。或畏寒肢冷,自汗,面色苍白,舌苔淡白,质胖嫩,脉沉细,或额红,烦热,汗出粘手,舌质红,少苔,脉细数。

【治疗方法】

1. 寒哮膏

穴位:大椎、肺俞(双)

药物组成:细辛、生半夏、甘遂、延胡索、肉桂、橘红各5克,白芥子10克,另配麝香2克,生姜适量。

制用方法:上药共研细末,先用生姜汁调药末成糊状,再加麝香于药面上备用。取药饼贴敷于大椎、肺俞穴上,包扎固定,每次贴2个小时,每年盛夏初伏、中伏和末伏各贴1次。

主治:哮喘(实寒型)。

注意事项:原方中麝香剂量过重,可改用0.3克。

附记:引自《外治汇要》。

2. 哮喘方

穴位:大椎、大杼(双)、肺俞(双)

药物组成:干姜、陈皮、灯芯各15克,鲜大葱60克。

制用方法:将干姜、陈皮、灯芯烘干,研为细末,过筛,与大葱共捣如泥,分贴于大椎、大杼、肺俞穴,盖以纱布,胶布固定。然后在贴药处放以热水袋加温,或红外线照射,1次20～30分钟,每日1～2次。

主治:哮喘(冷哮证)。

附记:引自《中医外治法集要》。

3. 哮喘外治方

穴位:肺俞(双)、膈俞(双)、定喘(双)

药物组成:炙麻黄、白芥子各30克,细辛、干姜各15克,甘遂10克,天仙子6克,生姜、饴糖适量。

制用方法:上药共研细末,装瓶备用。每年三伏、三九天将药末加生姜汁、饴糖适量调为泥糊状,外敷于肺俞、膈俞、定喘穴上,用纱布覆盖,胶布固定。每次贴2～3小时,每隔10天贴1次,共贴6次(即头伏、二伏、三伏、头九、二九、三九第1天)。一般连贴3年为1个疗程。

主治:支气管哮喘(偏寒型)。

注意事项：若贴后局部有灼热或疼痛感，可提前取下；若贴后无其他不适，可多贴几小时，待干燥后再取下。贴敷当天忌生冷、酸、辣食物，防寒保暖。

附记：引自《外治汇要》。

4．桑杏石芩膏

穴位：华盖、膻中、膈俞（双）、肺俞（双）

药物组成：桑白皮 10 克，杏仁 10 克，生石膏 30 克，黄芩 10 克。

制用方法：上药共为细末，过筛，用凉开水调和制成直径为 2.5 厘米的药饼，分贴于华盖、膻中、膈俞、肺俞穴，包扎固定，每次贴 4～5 小时，每日 1 次，连贴 10 日为 1 个疗程。

主治：哮喘（偏热型）。

附记：引自《当代中药外治临床大全》。

5．贴敷哮喘方 1

穴位：华盖、肺俞（双）

药物组成：麻黄、杏仁、石膏、黄芩、桑白皮、白芥子、甘遂各等份，猪胆汁适量。

制用方法：上药共研细末备用。用猪胆汁调和，每次取适量，贴敷于华盖或肺俞，外用纱布覆盖，胶布固定。敷药时间为每年的两个时节，伏天的夏至至大暑，腊月的冬至至大寒。每 1 时节敷 3 次，每次间隔 1 周，连敷 2 年以上为 1 个疗程。

主治：哮喘（痰热型）。

附记：引自 1984 年《浙江中医杂志》（8）。

6．贴敷哮喘方 2

穴位：华盖、膻中、膏肓（双）、膈俞（双）

药物组成：麻黄、桂枝、细辛、五味子、杏仁、远志、半夏、黄芪、白芥子、甘遂各等份，生姜适量。

制用方法：上药共研细末备用。用生姜汁调和，每次取适量，贴敷于华盖、膻中、膏肓、膈俞，外用纱布覆盖，胶布固定。敷药时间为每年的两个时节，伏天的夏至至大暑，腊月的冬至至大寒。每 1 时节敷 3 次，每次间隔 1 周，连敷 2 年以上为 1 个疗程。

主治：哮喘（虚寒型）。

附记：引自 1984 年《浙江中医杂志》（8）。

7. 灸贴方

穴位：大椎、肺俞（双）、风门（双）、膏肓俞（双）

药物组成：小艾炷、细辛19%、甘遂9.5%、白芥子38.1%、元胡14.3%、法半夏9.5%、沉香4.8%、桂心4.8%，生姜适量，麝香少许。

制用方法：将细辛、甘遂、白芥子、元胡、法半夏、沉香、桂心研为细末，用姜汁调和成药膏备用。取大椎、肺俞和风门、膏肓俞两组穴位，每组穴先隔姜灸3壮，灸毕去掉姜片，再将上膏压成药饼，加麝香少许，贴于穴上。成人贴20～24小时，儿童贴10～12小时，两组穴位交替灸贴。每年于初、中、末伏的最后3天内各贴1次，连贴3年。

主治：哮喘（虚寒型）。

附记：引自《中医外治法集要》。

8. 虚寒型哮喘夏治方

穴位：肺俞（双）、膏肓（双）、定喘（双）

药物组成：白芥子、细辛、甘遂、黄芪、甘草各等份，麝香、米醋适量。

制用方法：上药共研细末，装瓶备用。取药末适量，并加麝香适量，以米醋调为稀糊状，贴于肺俞、膏肓、定喘穴位上，于每年初、中、末伏第一天进行贴敷，每次贴敷24小时。

主治：支气管哮喘（虚寒型）。

注意事项：贴敷当天忌生冷、酸、辣食物，防寒保暖。

附记：引自《外治汇要》。

9. 平喘饼

穴位：百劳（双）、肺俞（双）、膏肓（双）

药物组成：细辛21克，甘遂12克，白芥子21克，延胡索12克，麝香1.5克，生姜适量。

制用方法：上药共研细末，用生姜汁120毫升，调成糊状，制成药饼6只；再用麝香1.5克，研细后均分6份，放在药饼中央，备用。将药饼放在直径约10厘米的圆形布上，贴在百劳、肺俞、膏肓穴上，用胶布固定。初伏贴1次，中伏贴2次，末伏贴1次，每次贴敷2小时。

主治：支气管哮喘。

附记：引自2002年《上海中医药杂志》（3）。

10. 麻白饼

穴位：百劳（双）、肺俞（双）、膏肓（双）、涌泉（双）

药物组成：麻黄 5 克，白芥子 20 克，甘遂 12 克，细辛 8 克，玄明粉、前胡各 15 克，桑白皮 30 克。

制用方法：先将桑白皮加水煎取药液，其他药共研细末，均分作 2 份，备用。用时各取 1 份，用桑白皮煎液调匀，做成饼状，分别贴敷于百劳、肺俞、膏肓、涌泉穴。并外以纱布盖上，胶布固定。每次贴敷 6 小时。

主治：支气管哮喘。

附记：引自《外治汇要》。

11．哮喘夏治方

穴位：肺俞（双）

药物组成：生白芥子、甘遂各28克，延胡索、细辛各15克，生姜适量。

制用方法：上药共研细末，装瓶备用。取药末，用姜汁调匀，做成饼状，外敷于双侧肺俞穴，纱布覆盖，胶布固定。于每年夏至之日起贴敷，连续贴敷10天。

主治：支气管哮喘。

注意事项：若贴后觉背部灼热疼痛时，应取下，待疼痛消失后再贴敷。贴敷当天忌生冷、酸、辣食物，防寒保暖。

附记：引自《外治汇要》。

12．白胡散

穴位：肺俞（双）、心俞（双）、膈俞（双）

药物组成：炙白芥子、延胡索各21克，细辛、甘遂各12克，生姜适量。

制用方法：上药共研细末，备用。用时将药粉用生姜汁调制成饼，在夏季三伏天贴于双侧肺俞、心俞、膈俞穴上，外以纱布盖上，胶布固定。贴 4～6 小时取下。每 10 天贴敷 1 次，每年贴 3 次。

主治：支气管哮喘，喘息性支气管炎。

附记：引自 1984 年《中西医结合杂志》（1）。

13．温白膏

穴位：肺俞（双）

药物组成：生麻黄、白及、紫菀各 10 克，天南星、半夏、桔梗、川贝、细辛、杏仁、甘草各 15 克，生姜 32 克，阿胶 32 克。

制用方法：上药用麻油熬，黄丹收，阿胶 32 克搅匀即成，贴肺俞。

主治：哮喘。

附记：引自《理瀹骈文》。

14．平喘膏

穴位：膻中、上脘、定喘（双）、风门（双）

药物组成：蝉蜕 10 克，淡豆豉、马兜铃各 30 克，生五灵脂、杏仁、白砒各 15 克，轻粉、葶苈子各 20 克，生姜汁适量。

制用方法：将轻粉、生白砒分别研细，再将余药粉碎为末，过筛，然后混合均匀，以生姜汁适量与药末调和如膏状备用。取药膏蚕豆大，捏作圆饼形，每穴贴 1 粒，分别贴于膻中、上脘、定喘、风门穴上，盖以纱布，胶布固定。2 天换药 1 次。

主治：哮喘，喉间有痰鸣。

附记：引自《外治心悟》。

【医生建议】

1. 哮喘发作时，应配合药物等其他疗法一同治疗，以及早控制病情。哮喘可见于多种疾病，发作缓解后，应积极治疗其原发病。下面有一首《哮喘歌》在此分享给大家。

哮喘歌

哮喘本是外邪侵，好发三夏与冬春；

预防为主抓关键，补气防感防过敏。

哮喘痛苦在复发，治本重在补气血；

刺激合谷和肺俞，补足气血哮喘傻。

冬春哮喘由风寒，注重温阳即了然；

艾灸关元足三里，脾俞拔罐太溪按。

夏季哮喘因暑湿，按揉合谷足三里；

肺俞印堂阴陵泉，按摩一季哮喘离。

2. 哮喘患者，平时要注意保暖，防止感冒，适当加强体育锻炼，增强抗病能力。

3. 饮食宜清淡，忌食肥甘厚味，戒烟酒，节制性欲。气候转变时应注意保暖。属过敏体质者，注意避免接触致敏原和进食过敏食物。

第六节、肺炎

【病证概述】

肺炎是指终末气道、肺泡和肺间质的炎症，可由细菌、病毒、真菌、寄生虫等致病微生物，以及放射线、吸入性异物等理化因素引起。中医认为，肺炎常因劳倦过度、醉后当风等人体正气不足之时，感受风热之邪或风寒之邪入里化热所致。

【辩证分析】

邪袭肺卫：发病急骤，发热，恶寒，无汗或少汗，咳嗽，痰白或黄，口渴，舌边尖红，苔薄白或微黄，脉浮数。

痰热壅肺：高热不退，咳嗽，咳痰黄稠或咳铁锈色痰，胸痛，呼吸气促，口渴烦躁，小便黄赤，大便干燥，舌红苔黄，脉洪数或滑数。

热毒内陷：高热不退，咳嗽气促，痰声漉漉，烦躁，谵语，甚则四肢厥冷，舌红张绛，苔黄而干，脉细数。

正虚邪恋：咳嗽，低热，自汗出，手足心热，舌红，苔薄黄，脉细数。

正虚欲脱：体温骤降，额出冷汗，面色苍白，口唇青紫，呼吸短促，脉微细。

【治疗方法】

1. 三味膏

穴位：胸部

药物组成：小苏子 25 克，桃仁 6 克，明矾 3 克，米醋适量。

制用方法：上药共研细末，用米醋调和成膏状，备用。取膏药摊于纱布，贴敷于胸部，外用胶布固定。每天换药1次，连敷7～10天为1个疗程。

主治：肺炎。

附记：引自《外治汇要》。

2. 健脾泻火膏

穴位：神阙

药物组成：党参、白术、茯苓、甘草、生地黄、白芍、当归、川芎、黄连、瓜蒌、半夏、沉香、苏子、鱼腥草各等份。

制用方法：上药用麻油熬干，然后共研成细末，用温水或低度白酒调成膏状。取适量药膏敷于脐孔内，外以纱布盖上，胶布固定。每日换药 1 次，敷至治愈为止。

主治：肺炎（肺虚痰热型）。

附记：笔者引自民间验方，屡用有效。

3. 黄硝膏

穴位：中府（双）、肺俞（双）

药物组成：大黄、芒硝、大蒜各 20 克。

制用方法：上药共研细末，用清水调和成膏状。取药膏，做成 4 个小圆饼，贴于中府、肺俞双侧穴位上，上盖纱布，胶布固定。如皮肤未出现刺激反应，可连用 3～5 天。

主治：肺炎后期（痰热郁肺型）。

附记：引自《外治心悟》。

4. 肺炎膏

穴位：胸部

药物组成：苏子 30 克，雄黄 9 克，细辛、没药各 15 克。

制用方法：上药共研细末，用醋调和成膏状，备用。取上膏药贴敷于胸部听到哕音最明显的部位。要经常保持药物湿润，如干燥，再用醋调湿后再敷。每剂可连敷 2 或 3 次。

主治：痰鸣长久，迁延不愈的各种类型的肺炎。

附记：引自《外治汇要》。

【医生建议】

穴位贴敷可作为治疗肺炎的辅助方法。肺炎急性发作时应及时使用强有力的抗生素药物治疗，以尽快控制炎症发展。

第七节、肺脓肿

【病证概述】

肺脓肿中医称"肺痈"，是肺叶生疮，形成脓肿的一种病症，属内痈之一。临床以咳嗽、胸痛、发热、咯吐腥臭浊痰，甚则脓血相间为主要特征。肺脓肿、化脓性肺炎、肺坏疽、支气管扩张症、支气管囊肿、肺结核空洞伴化脓感染而表现为肺痈者，也可参照本节辨证论治。

病因为感受风热邪气或痰热素盛，饮食不节等，痰热与瘀血互结，酝酿成痈，血败肉腐化脓，肺络损伤，脓疡内溃外泄，发为肺痈。

【辩证分析】

本病为热毒痰瘀蕴肺，成痈酿脓，属于邪盛的实热证。初起及成痈期属于热毒瘀结在肺，邪盛正实；溃脓期出现大量腥臭脓痰排出，因热久蕴，肺之气阴耗伤，属虚实夹杂证；恢复期属于阴伤气耗，兼余毒不净。

【治疗方法】

1. 肺病膏

穴位：胸部、肺俞（双）、阿是穴

药物组成：金银花 120 克，玄参、麦冬、瓜蒌仁、桔梗各 15 克，百合 10 克，贝母、天花粉、当归各 9 克，蒲公英 50 克，苍术、生甘草各 15 克，皂角刺 9 克，鲜马齿苋适量。

制用方法：上药共研细末，用鲜马齿苋汁调和膏状备用。取上膏药适量，贴敷于胸部、肺俞和阿是穴上，外以纱布盖上，胶布固定。每日换药 1 次。

主治：肺脓肿。

附记：笔者引自民间验方，屡用有效。

2. 云母膏

穴位：阿是穴

药物组成：云母、焰硝、甘草各 128 克，槐枝、桑白皮、柳枝、侧柏叶、橘皮各 64 克，川椒、白芷、没药、赤芍、肉桂、当归、黄芪、血竭、菖蒲、白及、川芎、白薇、木香、防风、厚朴、桔梗、柴胡、党参、苍术、黄芩、龙胆草、合欢皮、乳香、茯苓各 15 克。

制用方法：麻油熬，黄丹收，加松香 32 克搅匀。用时每取适量，贴敷患处，外以纱布盖上，胶布固定。每日换药 1 次。

主治：肺脓肿。

附记：引用《理瀹骈文》。

3. 贴敷方

穴位：胸部

药物组成：山栀子 30 克，桃仁、明矾各 3 克。

制用方法：上药共研细末，醋调敷胸部。

主治：肺脓肿。

附记：引自《古今外治灵验单方全书》。

4. 敷胸散

穴位：胸部、肺俞（双）、阿是穴

药物组成：①大蒜 100 克，芒硝 50 克；②大黄 200 克。

制用方法：处方 1 中，将大蒜和芒硝混合捣如泥。敷药时，下垫油纱布 2～4 层，均匀敷于肺俞穴及胸背部阿是穴区（湿性哕音区），每次 2 小时，胸背轮换敷。敷毕，去掉蒜硝糊，洗净，再将处方 2 敷上，即大黄研细粉，醋调成糊，敷于阿是穴区，8 小时后去掉，每日 1 次。

主治：肺脓疡。

附记：引自《当代中药外治临床大全》。

【医生建议】

肺脓肿临床以咳嗽、胸痛、发热、咯吐腥臭浊痰，甚则脓血相间为主要特征。其病理性质多属实热证，病位主要在肺，病理阶段包括初期、成痈期、溃脓期、恢复期。在治疗时应根据不同分期，采用不同治法，溃脓期是病情转归的关键期，如失治误治，则病情迁延难愈。

第八节、支气管扩张

【病证概述】

支气管扩张症是一种常见的慢性支气管化脓性疾病。本病系支气管及周围组织的慢性炎症及化脓破坏管壁，以致支气管管腔呈圆柱状或囊状扩张而变形所致。典型的症状有慢性咳嗽、咳大量脓痰和反复咯血。主要致病因素为支气管感染、阻塞和牵拉，部分有先天遗传因素。患者多有麻疹、百日咳或支气管肺炎等病史。

【辩证分析】

肝火犯肺：咳嗽阵作，胸闷胁痛，痰中带血或纯血鲜红，烦躁易怒，口苦口干，便秘尿赤。舌红，苔薄黄，脉弦或弦数。

痰热伤怖：发热胸痛，咳嗽多痰，色黄黏稠，痰中夹血，或咯血，牙龈肿痛，口臭便秘。舌苔黄，脉弦数或滑数。

阴虚火旺：颧红盗汗，干咳少痰，咯纯血鲜红，口干咽燥，五心烦热，形体消瘦，或兼心悸遗精等。舌红质干，脉象虚数。

【治疗方法】

1. 地冬散

穴位：肺俞（双）

药物组成：生地黄、熟地黄、天冬、麦冬、知母、川贝、百部、怀山药、白及各 10 克。

制用方法：上药共研细末。用时每取药末 10 克以鸡蛋清调匀，贴敷肺俞穴上，外以纱布盖上，胶布固定。每日换药1次。

主治：支气管扩张。

附记：引自《中医外治法奇方妙药》。

2．白贝膏

穴位：肺俞（双）、膻中

药物组成：款冬花、川贝、侧柏叶、生地榆、鱼腥草、白及各等份，米醋适量。

制用方法：上药共研细末，用米醋调和成膏泥状。取膏药适量，贴敷于肺俞及膻中穴上，外以纱布盖上、胶布固定。每日换药1次。

主治：支气管扩张，咳嗽咯血。

注意事项：若配以本方散剂内服（每次服5克，每日3次），则效果更佳。

附记：笔者引自民间验方，屡用有效。

3．南芥平喘膏

穴位：涌泉（双）、中脘

药物组成：天南星、白芥子各30克，苏子15克，生姜适量。

制用方法：上药共研细末，以生姜汁适量调和成糊膏状。取药膏30克，分做3个药饼，贴于双足心涌泉穴和中脘穴。干后则换，每日贴3～5次，连贴3～5天。

主治：支气管扩张，痰喘上气。

附记：笔者引自民间验方，屡用有效。

【医生建议】

1. 当出现咳血时，若出血量少可以卧床休息，尽量少活动。当出血量大时，患者家属应及时将患者口中的血块及血液抠出，以免发生窒息，并使患者保持头低脚高位，以促进血液的流出，并及时送往最近的医院进行抢救。

2. 患者居住的地方也应保持空气流通，并维持适宜的温、湿度，以避免痰液滞留。当房间内有异味时，应使用除臭、防臭剂。对于病情比较严重的患者，应绝对卧床休息，当病情稳定下来使，可以采取一些防护措施，比如不抽烟，不到空气污染的公共场所，不接触有呼吸道感染的患者。

3. 因该病患者会有可能出现痰液聚集在气管处无法排出的现象，因此患者应尽可能采取使痰液排出的方法，以免造成气管阻塞。具体方法可以是做腹式呼吸，先深吸一口气，大约屏气3～5秒，然后再缓慢的用口呼气。此动作做两次之后，然后再进行深吸气，随后呼气时张口做两次短而有力的咳嗽，就可以有效的将痰液咳出。

第九节、肺结核

【病证概述】

肺结核是由结核杆菌引起的慢性肺部感染，咳嗽、胸痛、咯血、潮热、盗汗、消瘦、血沉增速为其主要临床特征。在人体抵抗力降低的情况下，因感染结核杆菌而发病，具传染性。虽然感染后并非立即发病，但一旦感染，终生有发病危险。

【辩证分析】

肺阴亏损：干咳、声音嘶哑、痰中带血丝、胸部隐痛，骨蒸潮热与手足心热，两颧发红午后更著，盗汗，形体消瘦，口干喜冷饮，舌红脉细数。

阴虚火旺：咳嗽、气急、痰粘而少、颧红、潮热、盗汗少寐、胸疼、咯血、遗精、月事不调、消瘦乏力、舌绛苔剥、脉沉细数。

气阴耗伤：面色㿠白，神疲体软，咳语声微，纳呆便溏，痰多清稀，畏风自汗与颧红盗汗并见，舌淡苔白有齿痕，脉沉细而少力。

阴阳两虚：少气无力，消瘦面黄，声喑音哑，潮热盗汗，骨蒸痨热，泄溏便急，痰白沫状或血痰，心悸气短，寡言少欲，纳呆，自汗，滑精，闭经，苔黄燥，脉微细或虚大无力。

【治疗方法】

1．猫眼膏

穴位：结核病灶所在前胸和后背体表相应的部位、大椎、肺俞（双）、膻中。

药物组成：猫眼草、蟾蜍皮、木鳖子、独角莲、守宫、乳香、没药各等份，麝香适量。

制用方法：将前7味药用香油熬枯去渣，加入黄丹收膏，待温摊在布或纸上备用。将药膏用微火烤软，放入麝香末（每张约0.03克），外敷于结核病灶所在前胸和后背体表相应的部位上，以及大椎、肺俞、膻中等穴位上，隔5天换药1次，2个月为1个疗程。

主治：肺结核。

附记：引自《外治汇要》。

2. 白芥子膏

穴位：结核穴（双）、风门（双）、肺俞（双）、心俞（双）、肾俞（双）

药物组成：白芥子、米醋适量。

制用方法：白芥子研细末备用。取上药末3克，以米醋调成糊状，依次贴敷于结核穴、风门、肺俞、心俞、肾俞穴上（每次取3个穴，余穴轮换贴敷），上覆纱布，胶布固定。贴3小时后除去。若局部出现水泡，可挑破放水，外搽甲紫药水，以防止皮肤感染。每隔4～5天贴药1次，3个月为1个疗程。

主治：肺结核。

附记：引自《外治汇要》。

3. 斑蝥丸

穴位：结核穴（双）、肺俞（双）、膏肓俞（双）、足三里（双）

药物组成：斑蝥、麝香、酒适量。

制用方法：将斑蝥阴干研末，以酒调制成黄豆大药丸，备用。用时每穴取药丸1粒，加少许麝香于穴位上，上放药丸，用纱布盖上，胶布固定。每次贴敷3个穴位，1～2小时后除去。若出现水泡，可挑破，外涂甲紫药水。每5天贴药1次。3个月为1个疗程。

主治：肺结核。

注意事项：在治疗期间应适当增加营养，应配合中药或抗结核药，提高疗效。

附记：笔者引自民间验方，屡用有效。

4. 肺痨咯血外贴方

穴位：涌泉（双）

药物组成：鲜大蒜10克，硫磺末6克，肉桂末、冰片各3克。

制用方法：将鲜大蒜去皮捣成泥状，与其他药混合调匀备用。取药膏，分别涂在2块纱布上，贴敷于双足心涌泉穴，外加包扎固定，隔日换药1次。

主治：肺结核（咯血用方）。

附记：引自《外治汇要》。

5. 肺痨盗汗外贴方

穴位：神阙

药物组成：煅龙骨、煅牡蛎各等份，米酒适量。

制用方法：共研细末备用。用时取药末 10 克，用米酒调成稀糊状，外敷于肚脐处，外用伤湿止痛膏固定。每晚换药 1 次，连续 5 ～ 10 天。

主治：肺结核（盗汗用方）。

附记：引自《外治汇要》。

【医生建议】

肺结核属慢性虚损性疾患，病程较长，在治疗的同时，在日常生活中应处理好患者痰液，消毒其餐具，以防传染。给予合理的营养，饮食可多食用具有健脾润肺功效之品，如山药、百合、藕、银耳等，忌食辛辣，戒绝烟酒。

穴位贴敷治疗

第二章、心血管系统病症

第一节、胸痹

【病证概述】

胸痹是指胸部憋闷疼痛，甚者胸痛及背，伴以气短、喘息不得卧的一种病症。轻者仅感觉胸闷，呼吸欠通畅；重者感觉胸部疼痛，严重者痛彻心背伴窒息感。胸痹多见于中老年人，往往发生于情绪激动、多饮暴食、劳累或受到寒热刺激后，疼痛持续数分钟至数日不等。本病相当于西医冠状动脉粥样硬化性心脏病、心肌梗死、心包炎等疾病引起的心前区疼痛，以及肺部疾病、胸膜炎、肋间神经痛等以胸痛为主症的疾病，另外心脏植物神经功能紊乱、高血压性心脏病等临床表现与本病特点相符者，均可参照本病辨证论治。

【辩证分析】

寒凝心脉：起病急骤，胸痛彻背伴心痛如绞，往往遇寒而发，冷则疼痛加重，常伴有形寒肢冷，胸闷气短或心悸，严重者见冷汗频出。舌苔薄白脉沉紧或沉细。

痰浊闭阻：胸闷伴胸痛且闷重于痛，可有窒息感，气短，患者多体胖多痰，肢体沉重，倦怠乏力。舌苔浊而白腻，脉滑。

瘀血阻络：心胸区疼痛如刺如绞，可放射至肩背，痛处固定不移，疼痛入夜后加重。舌质暗红或紫暗，可见瘀点、瘀斑，苔薄，脉弦涩或结代。

气滞心胸：胸痛满闷，脘腹胀闷，痛势隐隐欲太息，气出而痛减，情绪激动后疼痛加重。舌苔薄白，脉弦。

气阴两虚：胸闷隐痛，时作时止，心悸气短，动则益甚，面色苍白，倦怠懒言。舌质偏红或有齿痕，舌苔薄白，脉沉细无力或结代。

心肾阴虚：心胸疼痛略带烧灼感，心悸心烦，失眠少寐，可伴腰膝酸软，头晕耳鸣，口干便秘。舌红少津，脉细数或细涩。

心肾阳虚：心悸而痛，遇冷则疼痛加剧，胸闷气短，汗出乏力，动则益甚。畏寒肢冷，面色苍白，唇甲淡或青紫。舌淡胖，可见齿痕，苔白或腻，脉沉细或迟。

【治疗方法】

1. 桃仁栀子糊剂

穴位：心前区

药物组成：栀子、桃仁各 12 克，蜂蜜适量。

制用方法：上二药碾末，加蜂蜜调成糊状，摊敷在心前区处，摊敷的面积约 7 厘米 ×15 厘米，然后纱布覆盖，胶布固定。初用时，每 3 日换 1 次，2 次后，7 日换 1 次，6 次为 1 个疗程。

主治：胸痹心痛。

附记：引自《中级医刊》。

2. 麝香止痛散

穴位：膻中、内关（双）、心俞（双）

药物组成：降香、檀香、田七、胡椒各 1 份，冰片 1/4 份，麝香 1/10 份，白酒适量。

制用方法：上药共研细末，密封备用。用时取药末 2 克，以白酒调，做成药饼，分成 5 小块，贴于膻中、内关、心俞穴上，每 2 天换药 1 次，5 次为 1 个疗程。

主治：心绞痛。

附记：引自《外治汇要》。

3. 止痛散 1

穴位：心俞穴（双）或心前区疼痛处

药物组成：三七、蒲黄、乳香、没药各 10 克，冰片 5 克，白酒适量。

制用方法：上药共研细末，装瓶密封备用。取本药散适量，用白酒适量调和成糊状，置于伤湿止痛膏中央，贴于心俞穴或心前区疼痛处。每日换药 1 次。

主治：心绞痛。

附记：引自《外治心悟》。

4. 止痛散 2

穴位：心俞穴（双）或心前区疼痛处

药物组成：川芎、白芷各 10 克，冰片 5 克，白酒适量。

制用方法：上药共研细末，装瓶密封备用。用时取本药散适量，用白酒适量调和成糊状，置于伤湿止痛膏中央，贴于心俞穴或心前区疼痛处。每日换药 1 次。

主治：心绞痛。

附记：引自《外治心悟》。

5．心痛方

穴位：心前区疼痛处

药物组成：细辛、檀香、毛冬青各10克，冰片5克，米醋或米酒适量。

制用方法：上药共研细末，装瓶密封备用。取本散 5 克，用米醋或米酒适量，调和成糊状，敷于心前区疼痛处，上盖纱布，胶布固定。每日换药 1 次。

主治：心绞痛。

附记：引自《外治汇要》。

6．六味柴归膏

穴位：神阙、内关（双）

药物组成：柴胡、当归、生地黄各 30 克，郁金 18 克，五灵脂 15 克，蒲黄 10 克，白酒适量。

制用方法：上药共研细末，用白酒适量调和成稀糊状备用。取药膏适量，外敷于肚脐处及内关穴上，外盖纱布，胶布固定。2小时后取下，每日贴2～3次。连续3～5天。

主治：冠心病。

附记：引自《外治心悟》。

7．檀香散

穴位：膻中、内关（双）

药物组成：白檀香、制乳香、川郁金、醋炒延胡索、制没药各 12 克，冰片 2 克，麝香末 0.5 克。

制用方法：上药共研细末，加麝香末 0.5 克和匀，装瓶密封备用。取本散少许，置伤湿止痛膏中心，外贴膻中、内关（双）穴上。每日换药 1 次。

主治：冠心病。

附记：引自《外治心悟》。

8．冠心药袋方

穴位：心前区阿是穴

药物组成：细辛 50 克，荜茇 30 克，当归、藿香、半夏各 40 克，乳香、没药各 10 克，红花、白胡椒、冰片各 20 克。

制用方法：上药共研细末，布袋包装备用。取药袋外敷于心前区阿是穴，上盖纱布，胶布固定。每次贴5～小时，每日1次。本药袋可连用7天。

主治：冠心病。

附记：引自《民间敷灸》。

9．复方红花外敷膏

穴位：膻中、心俞（双）、心前区阿是穴

药物组成：红花、三七、地龙各 10 克，冰片 3 克，生姜适量。

制用方法：将前四味药共研细末，以姜汁调成糊状，外敷于膻中、心俞、阿是穴上。每日换药1次。

主治：冠心病。

附记：引自《民间敷灸》。

10．丹参子香散

穴位：心胸部位

药物组成：葶苈子、白芥子、乳香、肉桂各 100 克，丹参 200 克。

制用方法：上药共研细末，装瓶备用。每次用时取本散 100 ～ 200 克，用温开水适量调为糊状，涂在棉布或数层纱布上，局部先涂麻油少许，以免损伤皮肤，将药糊布外敷于心胸部位，再用毛巾包好，固定，待症状减轻后除去（约 2 小时）。每日换药 1 次，连用 9 天。

主治：冠心病。

附记：引自《集验百病良方》。

【医生建议】

1．一般胸痹病人要注意休息，适度活动；病情严重的患者，需绝对卧床休息。

2．饮食上必须戒烟，慎饮酒，避免过食肥甘厚味。肥胖的患者应限制饮食，控制体重以减轻心脏负担。气虚或血虚的患者可适当进食些补益的食物如桂圆、红枣等。保持大便通畅，便秘时切忌用力过度以免诱发心痛。

3．生活上注意寒温适宜，防止受凉感冒。保持心情平静愉快，忌恼怒忧思情绪过度，同时积极防治有关疾病，如高血压、高脂血症、糖尿病等。

4、下面有一首《绞痛歌》，在此分享给大家。

心绞痛歌

老年最怕心绞痛，稍有不慎就丧命；

电话呼救很必要，按摩郄门奏神功。

第二节、心悸及心律失常

【病证概述】

心悸是指患者自觉心中悸动不安，甚至不能自主的症状，多伴有胸闷、心前区不适感。心悸可见于多种疾病，与失眠、健忘、眩晕、耳鸣等并存，常因紧张、焦虑、情绪激动等诱发，持续时间由几分钟至几小时不等。此外，过度劳累、循环系统缺乏适当锻炼不能适应活动量而表现出的心血管反应也可归为心悸。西医学中某些疾病如风湿性心脏病、肺源性心脏病、贫血、低钾血症、心脏神经官能症等各种能引起心脏搏动频率、节律发生异常的疾病，均可导致本病发生。

【辩证分析】

心阳不振：自觉心下空虚，心跳心慌，时作时息，易受惊吓。舌淡，脉大无力。

阴血亏虚：自觉心下空虚，心跳心慌，时作时息，虚烦少寐，面色无华，甚者遗精盗汗，头晕耳鸣。舌淡脉细，若有虚火则舌质红，脉细数。

痰气郁结：自觉胸闷，心跳心慌，时作时息，兼见胸脘痞满，头晕恶心。舌苔厚腻，脉滑。

瘀血阻络：自觉心跳心慌，时作时息，伴胸痛胸闷且痛有定处。舌质紫暗，可见瘀点，脉沉细或结代。

水饮凌心：自觉心跳心慌，时作时息，胸闷气短，坐卧不安，小便短少，下肢浮肿，四肢不温。舌淡苔白，脉沉细。

【治疗方法】

1. 桃蒜膏

穴位：涌泉（双）

药物组成：大蒜 60 克，桃仁 30 克，冰片、巴豆各 2 克。

制用方法：上药共捣烂如泥，加鸡蛋清调成糊状备用。用时将药糊装入2个油纱布袋内，烘热，外敷于双足心涌泉穴，一般敷5分钟即可，以自觉症状消失为度。

主治：冠心病自觉心悸不舒。

附记：引自《集验百病良方》。

2．桃仁杏栀膏

穴位：涌泉（双）

药物组成：桃仁、杏仁各12克，栀子3克，胡椒7粒，糯米14粒。

制用方法：上药共研细末，以鸡蛋清调为糊状备用。取药糊20克，外敷于足心涌泉穴，包扎固定。每晚敷1次，双足交替使用。连用6～12天。

主治：头晕头胀，心悸乏力，头面烘热，下午为甚者。

附记：引自《外治汇要》。

3．南星川乌手足贴膏

穴位：涌泉（双）、劳宫（双）

药物组成：天南星、川乌各等份。

制用方法：共研为细末，用黄蜡熔化，摊于手足心。每日1次，晚敷晨取。10次为1个疗程。

主治：心悸。

附记：引自《外治汇要》。

4．心律十二贴

穴位：左心俞、心前区

药物组成：丹参、三七、檀香各12克，蓬莪术、广郁金各9克，冰片2克，桃仁、红花、乳香、没药、王不留行、血竭各6克，米醋适量。

制用方法：上方共研粗末，麻油熬，黄丹收，拌匀后用绒布制成4厘米×3厘米大小的膏药，或用米醋适量调和成糊膏状。使用前将膏药烊化，然后敷于左心俞和心前区。上盖纱布，胶布固定。每周换1张，一般用3～4张为1个疗程。

主治：心律失常（血瘀型）。

附记：引自《集验百病良方》。

5．稳心贴

穴位：左心俞、膻中

药物组成：党参、黄精各30克，缬草15克，琥珀粉、三七粉各1克。

制用方法：将前3味药共研细末，装瓶备用。每次用时取本散25克，用温开水调和成糊状，贴敷于左心俞、膻中穴。上盖纱布，胶布固定。每日换药 1 次。同时加服本散（全部 5 味），每次服 9 克，温开水送服，每日 3 次。

主治：各种心律失常。

附记：引自《集验百病良方》。

6. 桂萸散

穴位：关元、神阙、肾俞（双）

药物组成：吴茱萸（米醋炒）、桂皮各 300 克，丁香 6 克，柏子仁 12 克，远志 9 克，生姜适量。

制用方法：上药共研细末，过筛，装瓶备用。取药末适量（每次 5 ～ 10 克），以生姜汁适量调和成糊状，分别涂在布上，敷于关元、神阙、肾俞穴上，严重者加中脘、期门，上盖纱布，胶布固定。每日换药 1-2 次。

主治：心脏神经官能症（心阳虚型）。

附记：引自《外治汇要》。

7. 参麦龙牡散

穴位：心俞（双）、膻中、神阙

药物组成：太子参 15 ～ 30 克，麦冬 15 克，五味子 6 克，淮小麦 30 克，丹参、百合各 15 克，生龙骨、生牡蛎、磁石各 30 克。

制用方法：上药共研细末，装瓶备用。取本药散 30 克，用温开水调和成糊状，贴敷于心俞、膻中、肚脐处，上盖纱布，胶布固定。每日换药 1 次。心悸甚者加生铁落 30 克；梦多心烦者加三七 30 克，柏子仁 12 克；苔少口干者加石斛 15 克，天花粉 30 克；若心律不快，舌不红者用党参 15 克替换太子参，去磁石、龙骨、牡蛎，加仙灵脾 12 克，制用方法同上。

主治：心脏神经官能症（心律失常）。

注意事项：内外并治疗效尤佳。若配合本方水煎内服，每日 1 剂，可加甘草 6 克，大枣 7 枚。

附记：引自《集验百病良方》。

【医生建议】

1. 心悸可发生于多种疾病，因此，治疗前须明确诊断，并根据病因配合针灸、中西药物对症治疗。

2. 治疗期间应保持情绪稳定，忌烟和酒。

第三节、高血压

【病证概述】

高血压病是临床常见病，一般两日测得的血压大于 140/90 毫米汞柱就可以确诊。高血压病常伴有脂肪和糖代谢紊乱以及心、脑、肾等器官功能性或器质性改变，是以器官重塑为特征的全身性疾病，常见的临床伴随症状包括眩晕、头痛、呕吐等。中医无高血压病之病名，根据高血压病的主要症状可归之于中医的"眩晕""头痛""中风"等病证的范围。

【辩证分析】

肝阳上亢：头痛头晕，夜卧不宁，急躁易怒，面部潮红，可伴有耳鸣，口干口苦。舌红，苔薄黄或薄白，脉弦有力。

痰浊中阻：头重头昏，脘腹胀满，纳差呕恶。舌胖大有齿痕，舌苔白厚滑腻，脉弦滑。

肝肾阴虚：眩晕耳鸣，心悸失眠，夜汗出，记忆力减退，腰膝酸软无力。舌质红嫩，苔少，脉弦细或细数。

阴阳两虚：头晕耳鸣，视物模糊，腰膝冷痛，手足不温，夜尿频多，男子阳痿遗精，女子带下清长。舌质淡嫩，舌苔薄白，脉沉细。

【治疗方法】

1. 杏栀膏

穴位：涌泉（双）

药物组成：桃仁、杏仁各 12 克，栀子 3 克，胡椒 7 粒，糯米 14 粒。

制用方法：上药共捣烂，加 1 个鸡蛋清调成糊状，分 3 次备用。于每晚临睡前取上药膏贴敷于足心涌泉穴，外覆纱布，胶布固定，晨起除去不用。每晚 1 次，每次敷 1 足，两足交替贴敷，6 次为 1 个疗程。3 天测量 1 次血压。贴敷处皮肤出现青紫色无妨。

主治：单纯性高血压。

附记：引自 1983 年《湖北中医杂志》（2）。

2. 吴茱萸膏

穴位：涌泉（双）

药物组成：吴茱萸 18 ～ 30 克，米醋适量。

制用方法：上药研细末，用米醋调匀成糊状，备用。用时取上药泥贴敷于双足心涌泉穴上，外用纱布包扎固定。每次敷 12～24 小时。最好在每晚睡前敷，连贴 10～15 次。

主治：原发性高血压。

注意事项：用本方加大蒜等份（捣烂），或加槐花、珍珠母各等份（研末调），或加川芎、白芷各等份（研末醋调），依上法贴敷涌泉穴，或加敷神阙穴，用于治疗各种高血压，效果均佳。

附记：引自《穴敷疗法聚方镜》。

4．降压外敷膏

穴位：涌泉（双）

药物组成：蓖麻仁50克，吴茱萸、附子各20克，冰片10克，生姜150克。

制用方法：共研细末，加生姜150克，共捣如泥，再加冰片10克和匀，调成膏状备用。每晚取膏贴敷双足心涌泉穴，外用纱布包扎固定。每日换药1次，7天为1个疗程，连用3～4个疗程。

主治：高血压。

附记：引自《中国中医秘方大全》。

5．降压散

穴位：涌泉（双）

药物组成：肉桂、吴茱萸、磁石各等份。

制用方法：上药共研细末，密封备用。取上药末 5 克，用蜂蜜调匀，贴于涌泉穴上，阳亢者加贴太冲穴；阴阳不足者加贴足三里。每次贴 2 穴，交替使用，贴后外以胶布固定，并用艾条悬灸 20 分钟。每日于临睡前换药 1 次。

主治：高血压。

附记：引自《外治汇要》。

6．降压膏

穴位：涌泉（双）

药物组成：吴茱萸15克，川芎、桃仁各10克，山栀子6克，胡椒3克，生姜150克，冰片10克。

制用方法：先将前 5 味药共研细末，加生姜共捣烂如泥，再加冰片同捣和匀，调成膏状备用。取药膏10克，外敷于涌泉穴（两侧交替），外加包扎固定。每日换药 1 次，10 天为 1 个疗程。

主治：高血压头痛、眩晕。

附记：笔者引自民间验方，屡用有效。

【医生建议】

1. 患者要做到定期测量血压，坚持服用降压药，不随意减药停药；饮食上应做到低盐低脂，同时戒烟限酒。

2. 本病与精神因素的关系较大，因此应调养情志，避免精神紧张和过大的压力；重视劳逸结合，一方面充足的休息可以有助于血压的恢复，另一方面适当的体育锻炼可以增强体质。

3. 下面有道《降压歌》，在此分享给大家。

降压歌

高血压病不可怕，三个穴位搞定它；

太溪太冲加曲池，每穴不少二百下。

坚持按摩两月余，终生抛弃降压药。

若添杞菊地黄丸，降压明目祛肝火。

第四节、中风

【病证概述】

中风是以突然昏厥，不省人事，伴有口眼歪斜，言语不利，半身不遂为主要表现的疾病，亦有不经昏厥仅以半身不遂为临床表现者。本病发病急骤，变化多端，常留有后遗症。西医的急性脑血管病，如脑梗死、脑出血、脑栓塞、蛛网膜下腔出血等均属本病范畴。

【辩证分析】

肝阳暴亢、风火上扰：半身不遂、口舌歪斜，舌强语謇或不语，偏身麻木，眩晕头痛，面红目赤，口苦咽干，心烦易怒，尿赤便干，舌质红或红绛，舌苔薄黄，脉弦有力。

风痰瘀血、痹阻脉络：半身不遂，口舌歪斜，舌强言蹇或不语，偏身麻木，头晕目眩、舌质暗淡，舌苔薄白或白腻，脉弦滑。

痰热腑实、风痰上扰：半身不遂，口舌歪斜，舌强言蹇或不语，偏身麻木，腹胀，便干便秘，头晕目眩，咳痰或痰多，舌质暗红或暗淡，苔黄或黄腻，脉弦滑或偏瘫侧弦滑而大。

气虚血瘀：半身不遂，口舌歪斜，言语蹇涩或不语，偏身麻木，面色既白，气短乏力，口流涎，自汗出，心悸便溏，手足肿胀，舌质暗淡，舌苔薄白或白腻，脉沉细、细缓或细弦。

阴虚风动：半身不遂，口舌歪斜，舌强言蹇或不语，偏身麻木，烦躁失眠，眩晕耳鸣，手足心热，舌质红绛或暗红，少苔或无苔，脉细弦或细弦数。

【治疗方法】

1. 手心用药方

穴位：劳宫

药物组成：桃仁、栀子仁各7枚，麝香0.3克，白酒适量。

制用方法：上药共研细末，用白酒适量调成膏状。取药膏贴敷于劳宫穴，男左女右，外用纱布覆盖，胶布固定。每7天换药1次。

主治：中风。

注意事项：本方尤以初病发作而无其他兼证者疗效为佳。用药期间适当休息，减少谈话，用药后掌心如起小泡，消毒针刺。忌食辛辣。

附记：引自《中药贴敷疗法》。

2. 中风敷脐方

穴位：神阙

药物组成：黄芪、羌活、威灵仙各90克，乳香、没药各40克，肉桂10克，醋或黄酒适量。

制用方法：上药共研细末，和匀贮瓶备用。每次取6克，用醋或黄酒调成糊状，于每晚睡前，先洗净脐窝，再将药糊敷入脐中，用风湿膏固定。可用热水袋热敷（勿过烫）。次夜如法换药，1周后改隔日换药1次。

主治：中风。

附记：引自1992年《实用中西医结合杂志》(2)。

3. 复方牙皂散

穴位：听会穴

药物组成：牙皂角、吴茱萸、白胡椒各等分

制用方法：上药研为细末，用时将药末撒于橡皮膏上，贴在耳垂部的听会穴，向左歪贴右侧，向右歪贴左侧。

主治：中风口眼歪斜。

附记：笔者引自民间验方，屡用有效。

4．蔓荆子散

穴位：面颊

药物组成：蔓荆子、黄芪各 10 克，炙甘草 15 克。

制用方法：上药共研细末，装瓶备用。取上药敷于患处（左歪敷右侧，右歪敷左侧），外以纱布盖上，胶布固定。每日换药 1 次。

主治：中风后遗症（口眼㖞斜）。

附记：引自 1999 年《福建中医药》（2）。

5．马钱子散

穴位：涌泉（双）

药物组成：马钱子、蔓荆子各 30 克，黄芪 50 克，红花、桃仁、穿山甲 9 克，白酒适量。

制用方法：上药共研细末，装瓶备用。取本散 30 克，以白酒适量调和成膏状，敷于患侧足心涌泉，外加包扎固定，每日换药 1 次。

主治：中风后遗症（半身不遂或偏瘫）。

附记：笔者引自民间验方，屡用有效。

6．桃红龙石膏

穴位：涌泉（双）

药物组成：广地龙 20 克，川芎、红花、石菖蒲、羌活各 12 克，薄荷 8 克，桃仁、冰片各 3 克。

制用方法：上药共研细末，以凡士林调和成膏糊状备用。取上药膏 30 克，分别贴于双足涌泉穴，外盖纱布，胶布固定。每日换药 1 次。

主治：中风后遗症。

附记：引自《外治汇要》。

7．桃红膏

穴位：涌泉（双）

药物组成：桃仁、红花、山栀子各 5 克，冰片 3 克，白酒适量。

制用方法：上药共研细末，用白酒适量调和成稀糊状备用。取上药敷于患侧足心涌泉穴，外盖纱布，胶布固定。每日换药 1 次。

主治：中风后遗症。

附记：笔者引自民间验方，屡用有效。

8．莱菔两用方

穴位：神阙

药物组成：莱菔子40克。

制用方法：取上药10克研细末，以米醋调匀制饼，脐部常规消毒后，将药饼外贴于脐部，包扎固定，并用热水袋热熨，每12小时换药1次。另取上药30克，水煎服，每日1剂。

主治：中风后腹胀。

附记：笔者引自民间验方，屡用有效。

【医生建议】

1. 患者应树立信心，调整好精神状态，积极进行四肢的功能锻炼，避免发生肌肉和神经的失用性萎缩。

2. 卧床的患者应注意经常变换姿势，防止褥疮的产生。

3. 房间内适当通风，但要注意保暖，防止感冒的发生。

4. 对于有语言障碍的患者，要鼓励其多与他人交流，以重建语言功能。

5. 在饮食上应使用一些易消化且富有营养的食物，吞食时不可过急，以免发生吸入性肺炎。

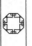

第三章、神经系统病症

第一节、头痛

【病证概述】

头痛是临床上最常见的病症之一，通常指局限于眉弓以上、耳轮发际线以上和枕外隆突连线以上部位处发生的疼痛。头痛可概括分为原发性头痛和继发性头痛，两类又分成若干子类。

【辩证分析】

风寒头痛：起病较急，痛连项背，偏头或满头紧痛、掣痛。恶寒重，发热轻，鼻塞流清涕；或恶寒、发热均无，头痛独重，遇风加剧。舌苔薄白，脉浮或浮紧。

风热头痛：起病较急，头痛而胀，甚至头痛如裂。发热重，恶寒轻，面红目赤，口渴咽干，鼻流浊涕，或有牙痛，便秘溲黄。舌质红，苔黄，脉浮数。

风湿头痛：头痛且沉重如裹，有紧缚感，四肢困重，天阴转甚。胸闷纳呆，口粘无味，小便不利，大便或溏。舌苔白腻，脉濡。

肝阳头痛：头胀痛而晕，痛处多在偏侧或巅顶，有搏动感，遇怒加重。性急心烦，失眠多梦；头重脚轻，面部烘热，耳中蝉鸣，口苦咽干；或有筋惕肉瞤。舌质红，苔薄黄，脉弦细或弦数。

肾虚头痛：头痛而空，兼见眩晕，遇劳加重。腰膝酸软，神疲乏力，易健忘。肾阳虚者见四肢不温，小便频数，舌质淡白，脉沉迟无力；肾阴虚者见精带下，耳鸣少寐，舌质红，少苔，脉细无力。

血虚头痛：头痛而晕，起则痛增，卧则痛减，伴有心悸不宁，神疲乏力，健忘失眠，面色苍白或萎黄，口唇无华。舌质淡，舌苔薄白．脉细弱。

气虚头痛：头痛头昏，病势绵绵，痛时有空虚感，遇劳加重。面色㿠白，自汗气短，神疲乏力，体倦懒言，口淡乏味，纳食不香。舌质淡，苔薄白，脉细弱。

痰浊头痛：头痛，昏蒙而重，伴有目眩、恶呕痰涎，肢重体倦，脘腹满闷。舌体胖大有齿痕，苔白、厚腻，脉滑。

瘀血头痛：头痛较剧烈，如同锥刺，痛处固定且经久不愈，天阴或入夜尤甚；或有头部外伤史。面色晦暗，舌质紫或有瘀斑、瘀点，苔薄白，脉沉细或细涩。

火热头痛：头痛剧烈，伴有高热汗出，呕吐，口渴喜冷饮，面红溲赤，烦躁不安。舌苔黄燥，脉洪大而数。

【治疗方法】

1．芎星膏

穴位：太阳（双）

药物组成：川芎10克，天南星3克，葱白适量。

制用方法：将葱白捣烂，前2味研细末，一并和匀，备用。贴双侧太阳穴上（小儿贴囟门），外以纱布盖上，胶布固定。每日换药1次。或加朱砂1.5克，白酒5毫升，效果更佳。

主治：头痛（风寒型）。

附记：引自《理瀹骈文》。

2．风寒头痛糊

穴位：百会

药物组成：胡椒、艾叶各等份。

制用方法：胡椒、艾叶共为细末，用鸡蛋清调为糊状，敷百会穴，外以纱布盖上，胶布固定。每日换1次，5～7日为1个疗程。

主治：头痛（风寒型）。

附记：引自《中国民间疗法》。

3．白芎膏

穴位：太阳（双）

药物组成：白附子、川芎各3克，葱白15克。

制用方法：先将葱白捣成泥状，再把白附子、川芎研成细末，与葱白泥调匀，备用。将药泥摊于牛皮纸上，贴敷于双侧太阳穴上，胶布固定。

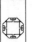

一般1次即可，痛未止者，次日再贴。

主治：头痛（风寒型）。

附记：笔者引自民间验方，屡用有效。

4．生姜止痛方

穴位：前额、太阳（双）

药物组成：生姜1块。

制用方法：用生姜1块，放入火中煨热，切成4片，分别贴敷于双侧前额及太阳穴上，以手帕束之。

主治：头痛（风寒型）。

附记：笔者引自民间验方，屡用有效。

5．头痛膏

穴位：太阳（双）

药物组成：川芎、白芷各30克，细辛、川红花各10克，冰片少许，陈醋适量。

制用方法：上药共研细末，用陈醋适量调为膏状备用。每次取30克，掺冰片少许混匀，做成药饼2个，贴于双侧太阳穴上，上盖纱布，胶布固定。每次贴24小时，3天贴1次，10次为1个疗程，连贴1～2个疗程。

主治：头痛（风寒型、血瘀型）。

附记：笔者引自民间验方，屡用有效。

6．芎椒薄荷膏

穴位：太阳（双）

药物组成：川芎、花椒各3克，薄荷脑1克，葱白适量。

制用方法：将川芎、花椒共研细末，加入薄荷脑，同研和匀，取葱白适量捣烂绞汁，入药末调和成膏，搓成药饼2个，分别敷于双侧太阳穴，外以纱布覆盖，胶布固定。每日换药1次，至愈为度。

主治：头痛（风热型）。

附记：引自《外治汇要》。

7．风热头痛糊

穴位：阳白（双）、印堂

药物组成：蚕砂15克，生石膏30克，醋适量。

制用方法：蚕砂、生石膏共为细末，用醋调为糊状，敷于阳白、印堂，上盖纱布，胶布固定。每日1换，3～5次为1个疗程。

主治：头痛（风热型）。

附记：引自《中国民间疗法》。

8．头痛膏

穴位：太阳

药物组成：青黛、黄连、石决明、黄芩、桑叶、当归、红花、生地黄、防风、苏叶、贝母各等份，黄花末适量。

制用方法：上药（除青黛外）用麻油熬，黄丹十分之七，朱砂十分之一，同青黛收，备用。取药膏适量，用时掺黄花末，左头痛贴右太阳穴，右头痛贴左太阳穴，全头痛贴双侧太阳穴。外以纱布盖上，胶布固定。每日换药1次。本方亦可用麻油熬煎后（除青黛外），与青黛同研细，用药油调和贴敷。

主治：头痛（风热型）。

附记：引自《理瀹骈文》。

9．黄硝散（民间方）

穴位：太阳（双）

药物组成：大黄、朴硝各等份。

制用方法：上药共研细末，备用。取药末10～20克，用清水调和并捏成饼状，贴双侧太阳穴，外以纱布盖上，胶布固定。每日换药1次。

主治：头痛（风热型）。

附记：笔者引自民间验方，屡用有效。

10．二草散

穴位：太阳（双）

药物组成：草决明、苏子各15克，草乌5克。

制用方法：上药共研细末备用。用时每取30克，用茶水调和捏成2个饼状，贴敷于双侧太阳穴上，外以纱布盖上，胶布固定。每日换药1次。

主治：头痛（肝火上炎型）。

附记：引自《外治汇要》。

11．吴白散

穴位：神阙、涌泉（双）

药物组成：吴茱萸、川芎、白芷各30克，醋或白酒适量。

制用方法：上药共研细末，备用（装瓶密封）。用时取药末与医用脱脂棉球裹如小球状，填入神阙穴内，胶布固定。一般每日贴敷1～2次，每

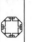

次1～2小时，3～10次为1个疗程。或取药末30克，用醋或白酒调和，敷双足涌泉穴，外以纱布盖上，胶布固定。每日换药1次。

主治：头痛（肝阳上亢型）。

注意事项：若患者感觉肚脐处发痒，可将药物取出，待不痒以后再贴敷。

附记：笔者引自民间验方，屡用有效。

12．地龙膏

穴位：涌泉（双）、腰骶部

药物组成：地龙20克，升麻12克，法半夏10克，麝香0.3克。

制用方法：先将前3味药共研细末，调入麝香混匀，取凉开水适量调成糊状备用。取上药膏，做成药饼3～4个，贴敷于双涌泉穴及腰骶部，上盖纱布，胶布固定。每日换药1次。

主治：内伤头痛。

附记：引自《外治心悟》。

13．头痛散

穴位：阿是穴

药物组成：生草乌、天南星、生白附子各30克，葱白7根，生姜40克。

制用方法：上药共研末调匀，备用。上药用一层纱布包好，放入锅内蒸，趁热敷痛处，包扎固定。

主治：血管性头痛、偏头痛。

附记：引自1988年《四川中医》（8）。

14．治偏正头风方

穴位：印堂、太阳（双）、巅顶

药物组成：荞麦120克，蔓荆子、红浮萍、野菊花各60克，生姜6克。

制用方法：将上药共研细末，分3等份备用。取1份，用生姜6克泡开水调匀，做成饼形，蒸热，趁热贴印堂、双侧太阳穴、巅顶，用绷带包扎。每日换药1次。可贴敷3～7天，贴敷时有热胀感。

主治：偏正头风痛。

注意事项：头部有外伤史，复感风寒所致的头痛尤为适宜。

附记：引自《重庆市老中医经验交流会资料选编》第4集。

15．二活芷芎散

穴位：太阳（双）、风池（双）、风府（双）

药物组成：羌活、独活（炒）各45克，赤芍30克，白芷20克，石菖蒲18克，葱头5茎。

制用方法：上药共研细末，装瓶备用。用时取药散60克，以葱头5茎煎水，取浓汁入药末，调和成膏，搓成药饼6个，分贴于双侧太阳、风池、风府穴上，上盖纱布，胶布固定。每日换药1次，5天为1个疗程。

主治：头风、头痛，遇风痛甚者。

附记：引自《外治汇要》。

【医生建议】

1．头痛患者应保持稳定的作息，尽量避免处于紧张的状态，注意避免头痛的诱发因素，如强光、噪音、情绪刺激等。

2．饮食上根据疼痛的类型而有所偏重，如内伤头痛的患者适宜进补营养的食物如芝麻、莲子、桂圆、大枣等；外感头痛的患者则慎用补品，宜食用助于疏风散邪的食物，如葱、姜、豆豉等；偏头痛的患者应少吃乳酪、巧克力、香蕉等高钾或具有刺激性的食物，宜忌烟酒。

第二节、眩晕

【病证概述】

眩晕是自觉头晕眼花、视物旋转动摇的一种症状。有经常性与发作性的不同，病位主要在脑髓清窍。轻者发作短暂，平卧闭目片刻即安；重者如乘坐舟车，旋转起伏不定，以致难于站立，恶心呕吐；或时轻时重，兼见他证而迁延不愈，反复发作。眩晕见于西医学脑动脉硬化、贫血、神经衰弱、耳源性眩晕、晕动病等疾病。

眩晕起因多与忧郁恼怒、恣食厚味、劳伤过度等有关。情志不舒，气郁化火，风阳升动，或急躁恼怒，肝阳暴亢，而致清窍被扰；恣食肥甘厚味，滞脾而痰湿中阻，清阳不升，浊阴上蒙清窍；素体薄弱，或病后体虚，气血不足，清窍失养；过度劳伤，肾精亏耗，脑髓不充；上述因素均可导致眩晕。总之，眩晕的发生不越清窍被扰、被蒙和失养三条。

【辩证分析】

肝阳上亢型：头晕目眩，泛泛欲吐，甚则昏眩欲仆。兼见急躁易怒，口苦，耳鸣，舌红，苔黄，脉弦。

痰湿内蕴型：头晕头重，胸膈满闷，恶心呕吐，不思饮食，肢体沉重，舌苔白腻，脉濡滑。

气血亏虚型：头晕眼花，动则加剧，心悸气短，失眠多梦，神倦懒言，面色无华，唇甲色淡，饮食减少，大便溏泻，舌质红，苔薄黄或薄白，脉细弱。

心肾不交型：耳鸣，腰膝酸软，遗精，舌淡，脉沉细。

【治疗方法】

1. 夏苓膏

穴位：神阙

药物组成：法半夏、茯苓各10克。

制用方法：上药共研细末，用清水适量调和成稀糊状备用。取药膏外敷于肚脐处，上盖纱布，胶布固定。每日换药1次，连用3～5天。

主治：眩晕（痰湿型）。

附记：引自《外治心悟》。

2. 半夏蓖麻膏

穴位：百会

药物组成：法半夏、蓖麻仁各10克。

制用方法：上药共捣烂成膏状，敷于百会穴，纱布覆盖，胶布固定。每日换药1次，连用2～3天。

主治：眩晕（痰湿型）。

附记：引自《外治心悟》。

3. 化痰止眩膏

穴位：神阙

药物组成：白芥子30克，胆南星15克，白矾15克，川芎10克，郁金10克，生姜适量。

制用方法：将前五味药研末，用生姜汁调和如膏状，把药膏贴在患者的神阙穴，纱布覆盖，胶布固定。每日换药1次，15天为1个疗程。

主治：眩晕（痰浊内蕴型）。

附记：引自《中医药物贴脐疗法》。

4. 加味山栀散

穴位：涌泉（双）

药物组成：山栀20克，大黄、黄连各10克，肉桂5克，米醋适量。

制用方法：上药共研细末，装瓶备用。取本散30克，用米醋适量，调和成糊膏状，贴于双足心涌泉穴处，上盖纱布，胶布固定。每日换药1次。

主治：眩晕（肝阳上亢型）。

附记：引自《外治汇要》。

5. 地附膏

穴位：涌泉（双）

药物组成：盐附子、生地黄各等份。

制用方法：上药共研细末，用温开水适量调和成糊膏状备用。取药膏敷双足心涌泉穴，上盖纱布，胶布固定。每日换药1次，连用10～15天。

主治：眩晕（心肾不交型）。

附记：引自《外治汇要》。

6. 归芪散

穴位：神阙

药物组成：黄芪15克，五味子10克，当归5克，棉花根10克。

制用方法：上药共研细末，装瓶备用。取药末适量，加清水调和成糊膏状，贴敷于肚脐处，上盖纱布，胶布固定。每日换药1次，5次为1个疗程。

主治：眩晕（气血亏虚型）。

附记：笔者引自民间验方，屡用有效。

7. 眩晕糊

穴位：神阙、涌泉（双）

药物组成：吴茱萸（胆汁拌制）100克，龙胆草50克，土硫磺20克，朱砂15克，明矾30克，小蓟根汁适量。

制用方法：先将前五味药粉碎为末，过筛，加入小蓟根汁调和成糊，敷于神阙及双侧涌泉穴，每穴用10～15克，上盖纱布，胶布固定。2日换1次，2个月为1个疗程。

主治：眩晕。

附记：引自《穴位贴药疗法》。

8. 眩晕饼

穴位：涌泉（双）

药物组成：吴茱萸20克，肉桂2克，米醋适量。

制用方法：上药共研细末，用米醋调匀，捏成饼状。于睡前取药饼贴敷于双足心涌泉穴，外以青菜叶或树叶包扎，上覆纱布，胶布固定，次晨取下，连用3～5次。

主治：眩晕。

附记：引自《外治心悟》。

【医生建议】

1. 眩晕应查明原因，明确诊断，注意原发病的治疗。眩晕发作时，嘱患者闭目平卧，防止摔倒，保持安静，如伴呕吐应防呕吐物误入气管。

2. 眩晕的病机，一为轻窍被蒙或被扰，一为轻窍失养。贴敷治疗针对前者选用化痰开窍之品，贴敷部位在颈部或头部，以通调该部气血。针对后者选用补益肝脾肾之品，贴敷部位在背腧穴以调整脏腑功能。泽泻可改善微循环，对内耳迷路水肿所致的眩晕有极好的疗效。

第三节、失眠

【病证概述】

失眠西医又称为入睡和维持睡眠障碍，是以睡眠时间不足或质量不高为临床表现且对日常生活造成影响的一种病症。失眠可细分为：①入睡困难，入睡时间常超过30分钟；②不能熟睡或夜间觉醒次数超过2次；③睡眠总时间少，早醒且醒后无法再入睡；④睡眠质量差，多噩梦或浅睡眠；⑤有日间残留效应，睡后精力得不到恢复。失眠的发病时间可长可短，轻者偶发或病程小于1个月，严重者可彻夜难眠且病程大于6个月。长时间的失眠不仅会导致日间精神不振、反应迟钝、记忆力下降，还会导致神经衰弱、抑郁症、植物神经功能紊乱等疾病。中医认为失眠有虚实之分，临床应辨证治疗。

【辩证分析】

肝郁化火：失眠少寐，烦心，急躁易怒，口苦，口渴喜饮，面红溲赤，大便秘结。舌质红，苔黄，脉弦而数。

痰热上扰：失眠少寐，头晕头重，胸闷多痰，嗳气频作，不思饮食。舌苔黄腻或黄浊，脉滑数。

脾胃不和：失眠少寐，缺少睡意，脘腹胀满不适，呕恶吞酸，矢气频作，心烦。舌苔黄腻或干黄少津，脉弦滑或滑数。

瘀血内阻：失眠少寐，心慌心悸，梦多易醒，可伴有头痛。舌多紫暗，或见瘀斑、瘀点，脉弦细或涩。

心脾两虚：失眠少寐，梦多易醒，心慌健忘，头晕，肢乏体倦，纳差，面色少华。舌质淡，舌苔薄白，脉细弱。

心胆气虚：失眠少寐，梦多易醒，心慌心悸，遇事易惊，气易乱而不易平复。舌质淡，脉弦细。

心肾不交：失眠少寐，五心烦热，夜汗出，或有腰酸梦遗，头晕耳鸣，口干咽燥。舌红少津，脉细数。

【治疗方法】

1. 磁石贴

穴位：涌泉穴（双）

药物组成：磁石9克。

制用方法：每晚睡前用热水浸浴双足20分钟，擦干后用磁石9克，分别放在两片麝香壮骨膏上，贴敷于双侧足底涌泉穴。

主治：失眠。

附记：笔者引自民间验方，屡用有效。

2. 吴茱萸糊

穴位：涌泉（双）

药物组成：吴茱萸9克，米醋适量。

制用方法：吴茱萸研成细末，米醋调成糊状，敷于两足涌泉穴，盖以纱布，胶布固定，1日1次。

主治：失眠（心肾不交型）。

附记：引自《穴敷疗法聚方镜》。

3. 黄桂散

穴位：涌泉穴（双）、神门、三阴交

药物组成：吴茱萸、肉桂各等份。

制用方法：上药共研细末，装瓶备用。临睡前取药粉10克，调酒炒热敷于两侧涌泉穴。或取药5克调蜂蜜为软膏，贴敷于一侧神门、三阴交。每天换药1次，左右侧穴位交替使用。

主治：失眠。

附记：引自《外治汇要》。

4．安神膏

穴位：神门穴（双）

药物组成：炒枣仁、丹参、夜交藤各等份。

制用方法：上药共研细末，以蜂蜜调成软膏状，备用。用时取药膏适量，于临睡前敷于神门穴（双）上，外以纱布包扎固定。每天换药1次。

主治：失眠。

附记：笔者引自民间验方，若配合内治，效果尤佳。

5．珍珠层粉

穴位：神阙

药物组成：珍珠层粉、丹参粉、硫磺粉、冰片各等量混匀，贮瓶备用。

用法：上药适量，纳入脐窝（神阙），使之与脐平，胶布固定即可。5～7调天换敷1次。

主治：失眠。

附记：引自《中国灸法集粹》。

6．菖蒲郁金散

穴位：脐中

药物组成：石菖蒲6克，郁金6克，枳实6克，沉香6克，朱砂2克，琥珀2克，炒枣仁6克。

制用方法：上方共研细末，混匀备用。每次取药末，填敷脐中，滴生姜汁适量，外盖纱布，胶布固定。24小时换药1次，1周为1个疗程。

主治：各种原因引起的顽固性失眠。

附记：笔者引自民间验方，屡用有效。

7．磁朱胶连膏

穴位：胸前

药物组成：磁石30克，朱茯神15克，黄连、阿胶各10克。

制用方法：将磁石、朱茯神先煎取汁，再加黄连稍煎后去渣取汁，阿胶烊化，混匀，睡前乘热摊贴于胸前，每晚1次，每次20分钟后擦净入寐。

主治：用于失眠阴虚火旺者。

附记：引自《贴敷疗法》。

【医生建议】

1. 对于一两次偶发的失眠，不必感到忧虑，应相信身体的自身调节能力。

2. 平日养成良好的生活规律并保持适度的运动。睡前不要做剧烈的运动或看悬疑片、恐怖片等节目，尽量做到让心情放松，不要过于兴奋。

3. 饮食方面，过饱对睡眠不利，因此睡前尽量避免进食；还应注意避免浓茶、咖啡、可乐等含咖啡因的食物。

第四节、三叉神经痛

【病证概述】

三叉神经痛是以眼、面颊部出现放射性、烧灼样抽掣疼痛为主症的疾病，中医称"面痛"、"面风痛"、"面颊痛"，多发于40岁以上，女性多见，以右侧面部为主（占60%左右）。面部主要归手、足三阳经所主，尤其是内外因素使面部手、足阳明及手、足太阳经脉的气血阻滞，不通则痛，导致本病。

【辩证分析】

风寒袭络：阵发性抽搐样面痛，痛处剧烈，面色苍白，遇冷加重，得热则减，多有面部受寒因素，舌淡苔白，脉浮紧。

风热入经：面痛，烧灼性或刀割样剧痛，颜面红赤汗出、口渴、目赤、遇热更剧，得寒较减，发热或着急时发作或加重，舌红苔黄，脉数。

肝胃郁热：面痛突发突止，如火灼或刀割，心烦易怒，胸胁胀闷咽干，溲黄便结，舌质红苔黄，脉弦数。

瘀血阻络：反复发作面痛，经年不愈，发作时面痛如锥刺，面色晦滞，舌质紫暗，苔薄，脉涩。

阳气不足：头面痛绵绵不愈，发作时伴有畏寒肢冷，腰酸足软，小便清长，舌淡苔白，脉沉细。

【治疗方法】

1. 三叉神经痛贴敷方

穴位：太阳（双）

药物组成：全蝎21个，地龙6条，蟆蚣3个，五倍子15克，生南星、生半夏、白附子各30克，木香9克，酒适量。

制用方法：上药共研细末备用，每次取药末适量，加上1/2的面粉，用酒调成两个药饼敷太阳穴。每日1次，每次20～30分钟，7天为1个疗程。

主治：三叉神经痛。

附记：引自《中国民间疗法》。

2．止痛贴

穴位：第一支：攒竹、阳白、太阳、三间；第二支：四白、巨髎、颧髎、内庭；第三支：下关、颊车、合谷。

药物组成：斑蝥（去头、足、翅）1～2克，蜂蜜适量。

制用方法：将斑蝥研为细末，临用时取药末0.3克，蜂蜜调为膏，制成3～4枚如绿豆大小的药丸，分别贴敷于所选穴位上。每次贴2个穴位，以上穴位交替使用，贴后用纱布覆盖，胶布固定。每次贴敷1～3小时。如局部皮肤出现绿豆大小的水泡，不必挑破，只需涂以甲紫药水后，再以消毒敷料包扎，3～5天自然结痂脱落。隔3-5天贴1次，至痊愈为度。

主治：三叉神经痛。

附记：笔者引自民间验方，屡用有效。

3．白乌膏

穴位：第一支：攒竹、阳白、太阳、三间；第二支：四白、巨髎、颧髎、内庭；第三支：下关、颊车、合谷或阿是穴。

药物组成：生川乌15克，生草乌15克，白芷15克，黄丹100克，香油100克。

制用方法：（1）将前3味用香油浸泡24小时，然后用文火煎药，炸焦去渣，在油中徐徐加入黄丹成膏状，再将药倒入冷水浸24小时（去火毒）备用。（2）亦可将上药煎成汤剂，加水200毫升，煎至60毫升左右，装瓶备用。发作频繁，疼痛剧烈者，将中药汤剂湿敷患处，继将膏剂少许加热摊在纱布块上，分别贴敷于所选穴位及患处，每5日换药1次。

主治：三叉神经痛。

附记：笔者引自民间验方，屡用有效。

4．头痛贴敷方

穴位：太阳

药物组成：全蝎21个、地龙6条、土狗（又名蝼蛄）3个、五倍子15

克、生南星、生半夏、白附子各30克，木香9克。

制用方法：上药共研细末，备用。用时取药末25克，加入面粉10克，拌匀，用酒调和，捏成饼状，贴敷太阳穴上，用纱布包裹固定。每日换药1次。

主治：偏正头痛，痛不可忍（相当于三叉神经痛）。

附记：引自1977年《赤脚医生杂志》（5）。原载《蒲辅周医疗经验》。

5．马乌散

穴位：太阳、下关、颊车或阿是穴

药物组成：马钱子、川草乌、乳香、没药各等份。

制用方法：上药共研细末、贮瓶备用。用时每取适量（约40克），以黄酒或醋调匀成膏状，贴敷太阳、下关、颊车或阿是穴。外以纱布盖上，胶布固定。每天换药1次。

主治：三叉神经痛。

附记：引自《脑病辨治》。方名为编者拟加。

6．龙蝎散

穴位：太阳、颊车

药物组成：地龙、全蝎、白附子、细辛、生南星、生半夏、路路通各等份。

制用方法：上药共研细末，贮瓶备用。用时每取30～60克，用黄酒调匀成膏状，贴敷太阳、颊车穴上，外以纱布盖上，胶布固定，每天换药1次。

主治：三叉神经痛。

附记：引自《脑病辨治》。方名为编者拟加。

7．止痛散

穴位：太阳、阿是穴

药物组成：①白附子3克，葱白15克；②白芷15克，细辛3克，米粉6克。

制用方法：方①白附子研细、与葱白捣成泥状，备用；方②前2味研细，与米粉拌匀，备用。方①每取黄豆大1粒，摊在小圆形纸上，贴在痛侧太阳穴上。约1小时左右服下。方②炒热作饼，趁热贴患处，用布扎，每日3次。

主治：三叉神经痛。

附记：笔者引自民间验方，屡用有效。

【医生建议】

1．注意适当参加体育运动，积极的锻炼身体，增强体质，可进行打太极拳、散步、慢跑等运动。

2．对于患有鼻炎及副鼻窦炎、牙齿及口腔病变等继发三叉神经痛的患者，要及早治愈原发疾病才能预防三叉神经痛的发作。

3．要注意保持心情舒畅，切忌冲动、发怒或抑郁寡欢。

4．日常生活中要防止一切诱发疼痛的因素，如洗脸、刷牙、修面、理发、吃饭等动作要轻柔，尽量避免刺激扳机点。刮风时最好不要出门，寒冷天应注意保暖。

5．进食较软的食物，尽量避免油炸物、硬果类等令人咀嚼费力的食物；不吃不闻刺激性的调味品如姜粉、芥末等，以防因打喷嚏而诱发疼痛；忌酒、酸、辣、浓茶、咖啡、人参补品及过凉、过热、油炸和各种刺激性食物。

第五节、面神经麻痹

【病证概述】

面神经麻痹是由于面神经炎引起的周围性面瘫（简称面瘫）。临床上以口眼歪斜为主要特征，多为单侧性，双侧同时发病的极少。起病急，病侧面部表情肌瘫痪，前额皱纹消失，眉毛下垂，睑裂扩大，鼻唇沟平坦，口角下垂，面部被牵向健侧。本病为神经科临床的常见病、多发病，任何年龄均可发病，但以20～40岁最为常见。任何季节均可发病。面瘫轻者，并及时治疗，预后较好；面瘫持续时间越长，预后越差。

【辩证分析】

风邪入络症状：每于晚间受风寒或受潮湿之后，次日晨起即发现面瘫，口眼歪斜，或有头痛，苔薄白，脉浮。

气血两虚症状：口眼歪斜，日久不复，头晕乏力，纳差胃呆，心悸眼花，苔薄，脉细。

痰瘀互阻症状：口眼歪斜，头痛，肢体麻木，头晕，神疲乏力，纳呆。舌质黯，苔薄腻，脉细滑或细涩。

【治疗方法】

1. 白芥子散

穴位：地仓、颊车、下关

药物组成：白芥子20克。

制用方法：白芥子研细末，上述穴位皮肤常规消毒，然后用温开水调药末贴敷20～24小时后将药末取下，连贴5～10次。

主治：面神经麻痹。

附记：引自《经穴贴敷疗百病》。

2. 相反药方

穴位：面部健侧

药物组成：半夏、全瓜蒌、川贝母、白蔹、白及、川乌各10克，白附子9克，白芥子12克，米醋适量。

制用方法：上药共研成细末，加陈米醋拌湿炒热，装入用2层纱布做的袋内即可。取上药敷于面部健侧（左歪敷右侧，右歪敷左侧），绷带包扎固定。待药凉后，原药再炒再敷。

主治：面神经麻痹（风寒型）。

注意事项：本方不适用于脑血管意外或其他脑部疾患引起的面瘫。

附记：引自1982年《河南中医》（5）。

3. 治㖞膏

穴位：患侧脸部（地仓至下关穴之间）

药物组成：猪牙皂、樟脑各30克，麝香0.3克。

制用方法：将猪牙皂研为细末，与樟脑、麝香同研和匀，加麻油适量，调和成糊状备用。用时取上药膏适量，于临睡前涂敷。先用牙皂水洗净患侧面部，再将上药敷于地仓至下关穴之间，宽约1厘米，用纱布固定，次日清晨取下。每日1次，至愈为度。

主治：面神经麻痹。

附记：引自2005年《上海中医药杂志》（10）。

4. 贴敷膏

穴位：患处

药物组成：川乌、草乌、白及、僵蚕、木瓜、全蝎、白蔹、胆南星、白附子、火麻仁、蜈蚣各10克，白酒适量。

161

制用方法：上药共研为细末，以白酒、开水各半调匀摊于布上备用。取上药贴于患处，约1小时取下，每日贴2～3次。

主治：面神经麻痹。

附记：引自《中医外治法奇方妙药》。

5．附乌散

穴位：患侧脸部（太阳至地仓之间）

药物组成：熟附子、制川乌各90克，乳香30克，生姜适量。

制用方法：上药研细末，分成8～10包备用。取上药末1包，加生姜3克拌匀，用开水调成糊状。先嘱患者用热生姜片擦患处，擦至局部充血为好，再将上药糊敷患侧（上至太阳穴，下至地仓穴），宽约3厘米，用纱布敷盖，胶布固定。并嘱患者用热水袋热敷，每天换药1次，至愈为度。

主治：面神经麻痹。

附记：引自2004年《新中医》（1）。

6．面瘫膏

穴位：患侧的颊车、地仓、下关、太阳、四白、眉冲等穴

药物组成：制草乌、生芥子（鲜者佳）、制马钱子各9克，细辛15克。

制用方法：上药共研细末，加入适量凡士林和少量松节油调成糊状即成。取上药，在患侧的颊车、地仓、下关、太阳、四白、眉冲等穴交替外贴，每次贴2～3穴，贴12小时取下，每日换药1次。

主治：面神经麻痹。

附记：引自1984年《四川中医》（5）。

7．天地膏

穴位：健侧面部

药物组成：天麻、天南星、钻地风、白僵蚕、白及各7.5克，巴豆粒（去皮），鲜生姜500克。

制用方法：上药（前6味）共研细末，用生姜捣汁调和成膏备用。取上药适量，贴于患者健侧面部（右歪贴左，左歪贴右），外以纱布盖上，胶布固定，7～8小时即可取下，每日换药1次。

主治：面神经麻痹。

注意事项：敷药后皮肤发痒，局部可能出现疱疹，不要用水洗，以防感染。注意防止药物流入口、耳、鼻、眼内。7天内须避风。

附记：引自1981年《黑龙江中医药》（4）。

8．乌星膏

穴位：太阳（双）

药物组成：生川乌、生草乌、生天南星、生半夏、炒僵蚕、片姜黄、白芷、白及各等份，生姜适量。

制用方法：上药共研为细末，装瓶备用。用时取上药末适量，用生姜汁调和成糊状，摊于5层纱布上，贴于患侧太阳穴处，用胶布固定。每2～3天换药1次，至愈为度。

主治：面神经麻痹。

注意事项：如配合针灸，则奏效尤捷。

附记：引自《外治汇要》。

9．桂芎散

穴位：健侧面部

药物组成：上肉桂、川芎各12克。

制用方法：上药共研细末，装瓶备用。用时取药粉适量，用蜂蜜调匀敷于嘴角（右歪贴左，左歪贴右），外以纱布盖上，胶布固定。每日换药1次，可连续外敷5～6次。

主治：面神经麻痹。

附记：引自1982年《中医药研究》（2）。

10．巴豆膏

穴位：患侧太阳、阳白、四白；地仓、颊车、下关、迎香

药物组成：巴豆、蓖麻子各30克。

制用方法：上药去壳打成泥状备用。根据病情选取穴位，眼轮匝肌、额肌麻痹取患侧太阳、阳白、四白，口角歪斜取地仓、颊车、下关、迎香等穴。每次取2～3个穴位，外敷上药。即取长4厘米、宽1.2厘米的胶布，在其中间剪一黄豆大小圆孔，将药放在孔内，外用胶布固定。每次贴敷30分钟～2小时。

主治：面神经麻痹。

注意事项：如敷后局部皮肤破溃，即时终止贴敷，不必处理，数日后可恢复。治疗时穴位可交替使用。

附记：引自1982年《人民军医》（12）。

11．三白膏

穴位：患侧下关穴

药物组成：白花蛇10条，白芷100克，白附子40克，冰片5克。

制用方法：上药晒干，共研细末，瓶装密封备用。用白纸粘贴在7.5厘米×7.5厘米见方的红布块上，以熔化的黑膏药在红布面摊成小圆形膏药，每张膏药上撒入上述药粉1克，混合膏药油中摊匀，上覆盖以玻璃纸，装放小塑料袋中，封口备用。用时以患侧下关穴为中心，用三白膏药1张，揭去玻璃纸，放酒精灯上慢慢烘烤，待软化后趁热贴上。每4天换1次，至痊愈即可停用。

附记：笔者引自民间验方，屡用有效。

【医生建议】

1. 患侧耳面部应避免风寒，同时避免疲劳。必要时应戴口罩及眼罩；每日点眼药水2～3次，以预防感染。加强患侧肌肉的锻炼。

2. 贴敷治疗可应用于面瘫急性期、恢复期和后遗症期。临床根据辨证选择药物。药物选择可分为3组，一为温经散寒之品，如附子、干姜、白胡椒等；二为解毒通络之品，如马钱子、白僵蚕、全蝎、白附子、雄黄等；三为通关走窍之品，如皂角、蓖麻子、冰片等。面瘫所用药物如马钱子、巴豆、斑蝥等均为剧毒药物，调敷时切忌勿入眼中，注意比例。贴敷部位多选在瘫痪的肌肉表面，贴敷时间以皮肤不起泡为度。

第四章、消化系统病症

第一节、呕吐

【病证概述】

呕吐是临床常见的一种病症，指食物或痰涎由胃上逆经口而出，可伴有胃痛、胃胀、头晕恶心。呕吐见于多种消化系统疾病，如急慢性胃炎、急性胰腺炎、反流性食管炎、幽门梗阻、胃及十二指肠溃疡等；此外中枢神经系统疾病、全身性疾病、中毒等均可引起呕吐。因各种原因导致中焦脾胃不和，胃气上逆，以呕吐为主要表现者均可按本节介绍的方法进行治疗。

【辩证分析】

外邪犯胃：突然呕吐，可伴有发热恶寒，头晕头痛，身痛，胸脘满闷等症状。舌苔多白腻，脉濡缓。

饮食停滞：呕吐物酸臭，伴有腹胀、胸脘满闷，暖气厌食等症状。大便臭秽或秘结或溏薄。舌苔厚腻，脉滑。

痰饮内阻：呕吐痰涎，胸脘满闷，不思饮食，可伴有头晕心悸等症状。舌苔白腻，脉滑。

肝气犯胃：呕吐泛酸，伴有频繁嗳气，胸胁闷痛，可伴有头晕头痛等症状。舌边红，舌苔薄腻，脉弦。

脾胃虚寒：饮食稍有不慎即易呕吐，面色苍白，神倦乏力，四肢不温，可见大便溏薄。舌质淡，舌苔薄白，脉濡弱。

胃阴不足：呕吐反复发作，咽干口燥，饥而不欲食。舌红津少，脉细数。

【治疗方法】

1. 止吐糊

穴位：中脘、膻中、期门（双）

药物组成：胡椒 10 克，绿茶 3 克，酒曲 2 个，葱白 20 克。

制用方法：将上药共捣烂成糊状，分别摊于 4 块直径 3 厘米的圆形塑料布或油纸上，贴敷于中脘、膻中、期门穴处，以胶布固定，每次贴敷 6～12 小时，每日 1 次。

主治：呕吐（肝气犯胃型）。

注意事项：本品对皮肤有刺激性，贴敷后个别患者局部可出现丘疹、瘙痒，重复贴敷时可有轻微灼痛，停止贴敷可消失。

附记：引自《中国灸法集粹》。

2. 复方苏叶止呕贴

穴位：中脘、期门（双）、阳陵泉（双）、太冲（双）

药物组成：紫苏叶、白芍、陈皮、半夏、厚朴各 10 克，茯苓 20 克，砂仁 8 克，米醋适量。

制用方法：上药共研细末，装瓶备用。取本散适量，用米醋调为糊状，分别敷于中脘、期门、阳陵泉、太冲穴上，上盖纱布，胶布固定。每次贴敷 6～12 小时，每日 1 次。

主治：呕吐（肝气犯胃型）。

附记：引自《外治心悟》。

3. 半夏连香止呕贴

穴位：中脘、膻中、脾俞（双）、行间（双）

药物组成：生半夏 20 克，黄连 5 克，公丁香 15 克，黄酒适量。

制用方法：上药共研细末，装瓶备用。取本散适量，用黄酒调为糊状，分别敷于中脘（贴前先拔火罐）、膻中、脾俞、行间穴上，均上盖纱布，胶布固定。每日换药 1 次，至愈为度。

主治：呕吐（脾胃虚寒型）。

附记：引自《外治心悟》。

4. 吴茱萸膏

穴位：中脘、足三里（双）、神阙、劳宫（双）

药物组成：吴茱萸、生姜适量。

制用方法：吴茱萸研细末，装瓶备用。取药末 3～6 克，以生姜汁调成软膏状，敷于 1～2 个穴位，交替使用，外以纱布盖上，胶布固定，每日换药 1 次。

主治：神经性呕吐。

注意事项：若隔药用艾卷悬灸，效果更佳。

附记：引自《外治汇要》。

5. 止呕贴

穴位：中脘、胃俞（双）

药物组成：金沸草、代赭石各等份，米醋适量。

制用方法：上药共研细末，加米醋适量调和成糊状。取药膏分别外敷于中脘、胃俞穴上，每日换药 3 ～ 5 次。

主治：呕吐。

附记：引自《外治心悟》。

6. 明矾膏

穴位：涌泉（双）

药物组成：明矾（研末）、陈醋、面粉各适量。

制用方法：上药调成糊状，备用。取适量药膏，敷于两足底涌泉穴上，外用纱布包扎固定。2 小时可除去药物。

主治：呕吐。

附记：笔者引自民间验方，屡用有效。

7. 胡椒膏

穴位：涌泉（双）

药物组成：胡椒 10 克，葱白 5 根，樟丹适量。

制用方法：将胡椒研末，葱白洗净，与樟丹共捣成膏，备用。上药压成两饼，敷于两足底涌泉穴上，外用纱布覆盖，胶布固定。每日换药 1 次。

主治：呕吐。

注意事项：孕妇忌用。

附记：笔者引自民间验方，屡用有效。

【医生建议】

引起呕吐的原因多样，包括脑外伤、脑肿瘤、脑血管意外、青光眼、酸碱中毒等，临床可根据各种呕吐的特点加以鉴别：餐后 1 小时左右的呕吐多见于胃及十二指肠溃疡；喷射状呕吐因颅内高压而起，多见于颅脑疾病；顽固性呕吐表现为吐后无舒适感；胃内容物排空后仍干呕者，多见于腹膜炎、胰腺炎、胆囊炎等。除针对呕吐具体症状进行治疗外还应根据病因进行针对性的治疗，以免延误病情。

第二节、胃痛

【病证概述】

胃痛是临床上常见的一个病症，又称胃脘痛，以胃脘近心窝处发生的疼痛为主要表现。胃痛多见于急慢性胃炎，胃、十二指肠溃疡，胃神经官能症，胃黏膜脱垂，胃下垂，胰腺炎，胆囊炎及胆石症等病。临床治疗胃痛时首先要分虚实，凡病程长、痛处喜按、饥时痛重、纳后痛减者，多属虚证；凡病程短、痛处拒按、饥时痛轻、纳后痛增者，多属实证。其次应根据寒、热、气滞、血瘀等不同病因对证治疗。

【辩证分析】

寒凝气滞：胃脘疼痛暴作，疼痛剧烈，得温则痛减，遇寒则痛增，恶寒喜暖，口不渴，喜热饮，或伴恶寒。舌苔薄白，脉弦紧。

胃热壅盛：胃脘灼热隐痛，烦渴喜冷饮，咽干口燥，可兼见口臭，牙周肿痛，大便干结，小便短黄。舌红苔黄厚，脉洪大。

饮食积滞：胃脘胀满，疼痛拒按，嗳腐吞酸，嘈杂不舒，呕吐或矢气后痛减，大便不爽。舌苔厚腻，脉滑。

肝气郁滞：胃脘胀满，痛连两胁，嗳气频频，吞酸，善太息，大便不畅，每因情志因素而诱发，心烦易怒。舌苔薄白，脉弦。

气滞血瘀：病程较长，胃脘刺痛拒按，痛处固定，食后痛甚，或有呕血黑便，舌质紫暗或有瘀斑，脉细涩。

脾胃虚寒：胃脘疼痛隐隐，痛处喜按，空腹痛甚，得食痛减。可兼见泛吐清水，喜暖，大便溏薄，神疲乏力，或手足不温。舌质淡，舌苔薄白，脉虚弱或迟缓。

【治疗方法】

1. 止痛散

穴位：神阙

药物组成：香附、延胡索、高良姜各15克，木香、九香虫各9克，干姜6克，冰片1.5克，黄酒少许。

制用方法：上药共研细末，装瓶备用。取本散15克，用黄酒少许调和成糊膏状，敷于神阙穴上，覆盖纱布，胶布固定。每日换药1次，痛止为度。

主治：胃痛（寒邪客胃型）。

附记：引自《集验百病良方》。

2．吴白散

穴位：中脘、胃俞（双）、脾俞（双）、肝俞（双）、胆俞（双）、足三里（双）、内关（双）

药物组成：吴茱萸5克，白胡椒2克，丁香、肉桂各1.5克，白酒适量。

制用方法：上药共研细末，密封备用。取药粉加白酒炒热，敷于穴位上，每次取穴2个，交替使用，外用纱布覆盖，胶布固定。每日换药1次，10次为1个疗程。

主治：胃痛（胃寒型）。

注意事项：临证取穴，可随症选用。如偏于脾胃虚寒者，取中脘、胃俞、脾俞为主穴；偏于肝气犯胃者，取肝俞、胆俞、脾俞为主穴。每次可选足三里或内关作配穴。1个疗程未愈者，可休息5天后进行下1个疗程，直至症状缓解为度。

附记：引自《外治汇要》。

3．青陀膏

穴位：疼痛处

药物组成：青黛、密陀僧各30克，雄黄、轻粉各15克。

制用方法：上药共研细末，以鸡蛋清2枚调匀成糊状备用。用时取药膏适量，外敷于疼痛处，外以纱布盖上，胶布固定。每日换药1次。

主治：胃痛（胃热型）。

附记：引自《外治汇要》。

4．栀姜膏

穴位：疼痛处

药物组成：山栀子4份，生姜1份，白酒适量。

制用方法：上药研细，捣烂，和匀，以白酒调成糊状备用。用时取药膏适量，敷于疼痛处，外以纱布盖上，胶布固定。每日换药1次。

主治：胃痛（胃热型）。

附记：笔者引自民间验方，屡用有效。

5．参归乳没膏

穴位：上脘、中脘、足三里（双）

药物组成：当归30克，丹参20克，乳香、没药各15克，生姜适量。

制用方法：上药共研细末，以生姜汁调和成糊状备用。取药膏适量，分别外敷于上脘、中脘、足三里穴上，每日换药3～5次，无效者次日再敷。

主治：胃痛（气滞血瘀型）。

附记：引自《外治心悟》。

6．药袋敷方

穴位：中脘、神阙

药物组成：荜茇、干姜各15克，甘松、山奈、细辛、肉桂、吴茱萸、白芷各10克，大茴香6克，艾叶30克。

制用方法：上药共研细末，装入布袋备用。用时将药袋置中脘、神阙穴上，绷带固定，外用热水袋加温，每次敷1～2个小时，每日敷2次。

主治：胃痛（脾胃虚寒型）。

附记：引自《集验百病良方》。

7．温胃膏

穴位：神阙

药物组成：附子、肉桂、炮姜、小茴香、丁香、木香、香附、吴茱萸各2克，麝香0.3克（另研），生姜适量。．

制用方法：上药（除麝香外）共研细末，用生姜汁调和成软膏状备用。用时先将麝香置入脐孔中，再将铜钱大小的药丸敷于麝香上面，外加胶布固定。每日换药1次，10天为1个疗程。

主治：胃疼痛（虚寒型）。

附记：引自《外治汇要》。

8．椒姜术附止痛糊

穴位：中脘、脾俞（双）、胃俞（双）

药物组成：川椒15克，干姜、附片、檀香各10克，苍术20克，生姜适量。

制用方法：共研细末，用生姜汁调和成糊状备用。每次使用时取药膏适量，外敷于中脘、脾俞、胃俞穴，上盖纱布，胶布固定。每日1换。

主治：胃痛（虚寒型）。

附记：引自《外治心悟》。

9．椒香胃痛贴

穴位：神阙、劳宫（双）

药物组成：胡椒25粒，丁香20粒，广木香、广丹各6克，生明矾15克，食盐5克，米醋适量。

制用方法：共研细末，用米醋调和成糊状备用。取药膏适量，外敷于神阙、劳宫穴上，上盖纱布，胶布固定后，以两手掌相合放于腹部，覆被睡卧，微汗即止。

主治：胃痛（虚寒型）。

附记：引自《外治心悟》。

【医生建议】

导致胃痛的原因有很多，包括工作过度紧张、食无定时、饭后马上工作或做运动、饮酒过多、食辣过度、经常进食难消化的食物等。在治疗胃痛的同时应注意饮食有节，防止暴饮暴食，宜进食易消化的食物，忌生冷、粗硬、酸辣刺激性食物，还应尽量避免烦恼、忧虑，保持乐观情绪。

第三节、胃下垂

【病证概述】

胃下垂多属虚证，其形成多由先天不足，或长期饮食不节、情志失调以及劳倦过度、病后失调等损伤脾胃，以致脾胃虚弱，气血生化不足，血虚不能濡养，气虚无力升举所致。脾胃脏腑功能失常，中气下陷为胃下垂的基本病机，但因纳运受阻诸因素的影响，也可兼夹痰饮、瘀血等，而呈现本虚标实的证候，在本为脾胃虚弱，在标为食滞、气滞、痰饮、瘀血等。就临床来看，脾虚气陷、脾胃虚寒、胃肠停饮、脾虚食滞、肝郁脾虚以及脾虚瘀阻等病理机制在胃下垂中出现的较多。

【辩证分析】

脾虚气陷：脘腹胀满，饭后、站立或劳累后加重，平卧减轻，食少纳呆，形体消瘦，面色萎黄，头晕气短，神疲乏力，大便稀溏，或有脱肛、阴挺、肾下垂等，舌质淡，苔薄白，脉沉细无力。

脾胃虚寒：胃痛隐隐，喜温喜按，空腹痛甚，得食痛减，食后腹胀，倦怠乏力，神疲懒言，大便溏薄，舌质淡嫩，边有齿痕，苔薄白，脉沉细。

胃肠停饮：脘腹不适、胀满，胃中有震水音或水走肠间漉漉有声，恶心、呕吐清水痰涎，或不欲饮水，或饮入易呕，或热饮不多，或脘腹喜暖喜按、背寒冷如掌大，或心悸气短、头晕目眩，舌质淡，苔白腻，脉濡滑或弦滑。

脾虚食滞：胃脘部饱胀不适，纳呆食少，食后胀甚，稍微多食则难消化，嗳哕酸腐食臭，形体消瘦，神疲乏力，动则汗出心悸，头晕目眩，舌质淡，舌体胖边有齿痕，苔薄白或白腻，脉弱或滑。

肝郁脾虚：胸胁、胃脘部疼痛，胀满不适，每遇情志不畅则加重，不思饮食，食后胃脘部胀甚，身困乏力，常伴有嗳气、反酸、呃逆、大便稀溏等，舌质淡，苔薄白或腻，脉弦细。

脾虚瘀阻：脘腹坠胀疼痛，痛处固定不移，神疲乏力，气短懒言，形体消瘦，面色晦暗，舌质紫暗或有瘀斑瘀点，苔薄白或白腻，脉沉涩或沉细。

【治疗方法】

1. 胃下垂方

穴位：神阙

药物组成：蓖麻子仁20克，五倍子10克。

制用方法：上药共捣烂，纱布包裹，贴敷于神阙穴。

主治：胃下垂。

注意事项：孕妇及吐血者忌用。

附记：引自《中医外治法集要》。

2. 温提膏

穴位：涌泉（双）、百会

药物组成：附子120克，五倍子90克，大麻子150克，细辛10克，生姜、黄酒适量。

制用方法：将上药分别捣烂，混合研匀，装瓶备用。先用生姜（切片）将涌泉穴和百会穴摩擦至发热，再取上药适量，加黄酒或温水调成膏状，做成直径1～1.5厘米的药饼，分别敷于百会穴和涌泉穴，外用伤湿止痛膏固定。2天换药1次，3次为1个疗程。

主治：胃下垂。

附记：引自《外治心悟》。

3. 补中益气贴

穴位：神阙

药物组成：黄芪、党参各15克，柴胡、升麻各9克，生姜3片，米醋少许。

制用方法：上药共研为末。用生姜3片捣烂，加米醋少许，入药末15克，调为糊状，贴敷肚脐处，上盖纱布，胶布固定。每日1换。

主治：胃下垂。

附记：引自《外治心悟》。

4. 复方三籽贴

穴位：神阙

药物组成：五味子、菟丝子、蓖麻仁各15克，枳壳9克，升麻5克，生姜3片，米醋少许。

制用方法：共研为末。用生姜3片捣烂，加米醋少许，入药末15克，调为糊状，贴敷肚脐处，上盖纱布，胶布固定。每日1换。

主治：胃下垂。

附记：引自《外治心悟》。

5. 袋药贴

穴位：胃脘部

药物组成：葛根30克，山药、黄芪、党参、五味子各15克，肉桂、木香、草果各10克，升麻5克。

制用方法：上药共研细末，装入双层布袋中，用线缝闭备用。取药袋日夜兜在胃脘部，每剂可用1个月。

主治：胃下垂。

附记：引自《集验百病良方》。

【医生建议】

中医治疗多以补中益气、升阳举陷为法，兼顾疏肝和胃，固肠化瘀。贴敷治疗胃下垂有较好的疗效。在治疗中，须劝患者少吃多餐，食后宜卧床片刻，防止暴饮暴食和食后强体力劳动或强烈运动，这样有助于疗效的巩固和防止复发。此外，还须鼓励患者进行适当的体育锻炼，以提高腹肌的紧张力。

第四节、腹痛

【病证概述】

腹痛指胃脘部以下，耻骨联合以上部位发生的疼痛，包括脘腹、胁腹、脐腹、少腹等部位的疼痛。中医认为引起腹痛的原因包括寒、热、食积、血瘀、湿滞、痰阻、虫积等。西医将腹痛分为急性与慢性两类，病因极为复杂，包括炎症、肿瘤、出血、梗阻、穿孔、创伤等。

【辩证分析】

寒凝腹痛：腹痛，痛势急暴，遇冷则重，得温则痛减，口淡不渴，怕冷，喜蜷卧，小便清利，大便溏薄。舌苔白或白腻，脉沉紧或沉弦。

热结腹痛：腹痛腹胀，硬满拒按，身热，口干渴，小便赤黄，大便秘结。舌苔黄腻或焦黄起刺，脉洪数或弦数且沉实有力。

虚寒腹痛：腹痛绵绵，时作时止，劳累后痛甚，得温则舒，按之痛减，可兼见气短，神疲乏力，大便溏薄。舌质淡苔薄白，脉沉细。

气滞腹痛：腹胀闷痛，痛无定处，痛引两胁或少腹，嗳气或矢气后痛减，往往因情绪变动而发作或加重。舌苔薄白，脉弦。

瘀血腹痛：腹痛刺痛拒按，痛处固定，经久不愈。舌质紫黯或有瘀斑，脉沉细或涩。

食积腹痛：腹部胀痛拒按，恶食，嗳腐吞酸，可伴有恶心呕吐。便秘或腹泻，泻后疼痛可减。舌苔厚腻，脉滑实。

【治疗方法】

1. 敷脐丸药方

穴位：神阙

药物组成：樟丹2.1克，明矾2.4克，胡椒7粒，火硝0.3克。

制用方法：上药共研细末，以醋调匀为丸，备用。用时取药丸放在脐上（患者盘坐），男人以左手，女人以右手扶住药丸，令汗出。

主治：性交后腹痛。

附记：引自1988年《医学文选》（1）中祖传秘方验方集。

2. 暖脐膏①

穴位：神阙

药物组成：当归、大茴香、小茴香、白芷各200克，肉桂、乳香、没药、木香、沉香、母丁香各100克，麝香15克。

制用方法：上药共为细末。香油7500克，加黄丹3200克，收成膏。膏药基质每斤兑研成细料粉末25克搅匀即得。用时置火上化开贴脐上。

主治：脐腹冷痛，泄泻久痢等症。

附记：引自《中国膏药学》。忌食生冷。

3. 暖脐膏②

穴位：神阙

药物组成：当归20克，白芷、乌药、小茴香各200克，木香100克，大茴香、香附各200克，乳香、母丁香、没药、肉桂、沉香各50克，麝香7.5克。

制用方法：将乳香、母丁香、没药、沉香、肉桂、麝香单放。其余7味（即前7味），酌予碎断，另取麻油12000克，置于铁锅内，将药（7味）倒入、加热炸枯，捞出残渣，取油过滤，即为药油。在依法炼油分活上离火下丹法下丹收膏。

下丹：分火上下丹、离火下丹法两种

将上述药膏搅匀放入冷水中搅成500～1500克1块，将水控净，再放入冷水中浸泡10～15日，每日换水1次。将上列乳香、没药、母丁香、肉桂、沉香等共扎或分扎为细粉，和匀过80-100目筛。将麝香置于乳钵内研细，同乳香等细粉陆续配研，和匀过罗，即成"细料"。取膏油加热熔化，待爆音停止，水气去尽，晾温，兑入细料搅匀。上药1料，约制膏药油13000克。将膏油分摊于布表上，微凉，然后向内对折，加盖戳记。用时取膏熔开，敷贴脐部。

主治：寒凝气滞引起的少腹冷痛，脘腹痞满，两胁鼓胀，或大便溏泻。

附记：引自《中药制剂手册》。

4. 暖脐膏③

穴位：神阙

药物组成：生附子15克，甘遂、甘草各10克。

制用方法：以葱汁熬膏和药，加蟾酥、麝香、鸦片、丁香（均研为细末）搅匀摊贴。用时取膏贴肚脐处。

主治：受寒腹痛。

附记：引自《理瀹骈文》。

5. 御寒暖胃膏

穴位：中脘

药物组成：生姜汁、牛胶。

制用方法：姜汁熬，入牛胶化开，以乳香、没药（研细）收。用时取膏掺花椒少许贴中脘穴处。

主治：胃伤不思饮食、胸腹胀痛、呕秽、恶心、噫气、吞酸、面黄肌瘦、怠情嗜卧、常多白痢。

附记：引自《理瀹骈文》。

6. 健脾膏

穴位：膻中、神阙

药物组成：白术128克，茯苓、白芍、六神曲、麦芽、香附、当归、枳实、半夏各64克，陈皮、黄连、吴茱萸、山楂、白蔻仁、益智仁、黄芪、山药、甘草各22克，党参、木香各15克。

制用方法：麻油熬，黄丹收。用时取膏贴心口和脐上。

主治：腹中肠鸣腹疼及热中善饥。

附记：引自《理瀹骈文》。

7. 寒痛散

穴位：神阙

药物组成：吴茱萸、小茴香各等份，酒适量。

制用方法：上方研细末，装瓶备用，成人每次取0.5～2克，热酒调和，干湿适度，纳脐中，上用纱布覆盖，胶布固定。每日1次，以痛解为止。

主治：腹痛（虚寒型）。

附记：引自《中国民间疗法》。

8. 枳朴散

穴位：神阙

药物组成：厚朴、枳实各等份。

制用方法：将上药混合，研为粗末，用60%的酒精混合成膏状，取适量纳入神阙穴，外用胶布固定，7天换药1次。肝胃不和加香附；脾胃不和加生姜汁；寒邪腹胀加葱汁；郁症腹胀加柴胡；痰浊中阻腹胀加香附、半夏、茯苓、陈皮、生姜汁调成膏外敷。

主治：腹胀。

附记：引自《中医外治法集要》。

【医生建议】

1. 腹痛剧烈、伴有腹肌紧张等症时，应注意与急腹症相鉴别。如属急腹症，在治疗的同时应严密观察病情变化，凡适应手术的急腹症，应转外科治疗。

2. 腹痛患者应注意避免寒邪入侵，禁暴饮暴食，保持情绪稳定。

第五节、呃逆

【病证概述】

呃逆表现为喉间呃呃连声，发声短而频繁，不能自制。轻者持续数分钟可不治而愈，严重者可持续几小时甚至几天，严重影响进食、谈话、呼吸以及睡眠，西医称之为膈肌痉挛。胃炎、幽门梗阻或其他急性传染病也可见呃逆的症状，须辨别并对症处理。

【辩证分析】

胃寒气逆：呃声沉缓有力，胃脘胀闷不舒，遇寒则加重，得热可缓解。口不渴，不喜饮食。舌苔白滑，脉迟缓。

胃火上逆：呃声洪亮有力，多伴有口臭，口渴喜冷饮，可伴随小便短赤，大便秘结。舌苔黄，脉滑数。

脾胃阳虚：呃声低弱无力，气息不连续，口唇苍白，面色暗淡，手足不温，不喜饮食，体倦无力。舌质淡舌苔色白，脉沉细无力。

胃阴不足：呃声急促而不连续，口舌干燥，喜饮，可伴有烦躁不安。舌质红，舌苔干而有裂纹，脉细数。

肝气犯胃：呃声连连，清脆有力，伴有胸闷胸痛，常因情志因素而加重，胃脘胀闷不舒，不喜饮食。舌苔薄白，脉弦。

【治疗方法】

1. 呃逆方

穴位：神阙

药物组成：吴茱萸、干姜、丁香各50克，小茴香75克，肉桂、生硫磺各30克，山栀子20克，胡椒5克，荜茇25克。

制用方法：上药共研细末，密封贮备用。用时取药末2～5克，加入等量面粉调成糊膏状，敷脐，上盖纱布，胶布固定。或上用热水袋热敷，每次贴敷3～6小时，每日1～2次。

主治：呃逆（胃寒型）。

附记：引自《中国灸法集粹》。

2. 二香膏

穴位：神阙

药物组成：丁香、沉香、吴茱萸各15克，生姜汁、葱汁各5毫升。

制用方法：先将前3味药共研细末，加入姜汁、葱汁调匀如软膏状，装瓶备用。取药膏适量，敷于脐孔上，以纱布覆盖，胶布固定。每日换药1次。

主治：呃逆（胃寒型）。

附记：引自《中医外治法奇方妙药》。

3．楂石贴

穴位：神阙

药物组成：生山楂30克（捣烂），代赭石末15克。

制用方法：上药混合调匀成膏状，备用。用时取药膏10克，贴敷肚脐上，外以纱布覆盖，胶布固定。每日换药1次。

主治：顽固性呃逆。

附记：笔者引自民间验方，屡用有效。

4．二仙贴

穴位：神阙

药物组成：柿蒂、丁香、刀豆壳、沉香各15克，焦三仙各50克，生姜适量。

制用方法：上药共研细末，装瓶备用。用时取药末10克，以姜汁调匀成膏状，敷于神阙穴上，外以纱布盖上，胶布固定。每日换药1次。

主治：呃逆。

注意事项：实呃尤宜。

附记：笔者引自民间验方，屡用有效。

5．赭沉散

穴位：中脘、神阙

药物组成：生赭石30克，沉香、法半夏各15克，生姜适量。

制用方法：上药共研细末，装瓶备用。用时取药末20克，以生姜汁调匀成膏，敷于中脘、肚脐上，外以纱布盖上，胶布固定。每日换药1次。

主治：呃逆。

附记：笔者引自民间验方，屡用有效。

6．止呃散

穴位：涌泉（双）

药物组成：吴茱萸、苍耳子各20克，肉桂5克，米醋适量。

制用方法：上药共研细末，装瓶备用。用时取药末10克，用米醋适量调为稀糊状，敷于双足心涌泉穴，纱布包扎，胶布固定。每日换药1次，连用3天。

主治：呃逆。

注意事项：另外，可选：①丁香3克；②川椒3克；③生姜3片。任取1味，放入口中咀嚼，待口中有津液时吞下，咀嚼3～5分钟后，呃逆可止。为巩固疗效，可将药渣置伤湿止痛膏中央，外敷双足心涌泉穴，固定，连贴4～8小时后取下。

附记：引自《外治心悟》。

【医生建议】

1. 呃逆病位主要在中焦，由于胃气上逆动膈而成。呃逆的辨证施治，须先辨虚实寒热。本病轻者可自愈。少数危重病人晚期出现呃逆者，是元气衰败，胃气将绝之征象，预后不良。

2. 呃逆患者应注意饮食不可过饱或过饥，并应保持精神愉快，忌大怒、忧郁等不良情绪。

第六节、腹泻

【病证概述】

腹泻是指排便次数增多，粪便稀薄，或泻出如水样，一般无脓血和里急后重。大便质薄而势缓者为泄，大便如水而势急者为泻，因消化系统发生功能性或器质性病变而出现。本病一年四季均可发生，但以夏秋两季多见，临床可分为急性腹泻和慢性腹泻两类。

【辩证分析】

寒湿腹泻：发病势急，大便清稀，水谷相混，肠鸣腹痛，口不渴，身寒喜温。舌淡，苔白滑，脉迟缓。

湿热腹泻：腹痛，泻下急迫，便稀有黏液，泻而不爽，肛门灼热，口渴喜冷饮，小便短赤。舌红，舌苔黄腻，脉濡数。

伤食腹泻：肠鸣腹痛，便色黄褐，伴有未消化的食物，气味恶臭，泻后痛减。嗳腐吞酸，不思饮食。舌苔垢浊或厚腻，脉滑。

脾虚腹泻：发病势缓，病程较长，稍进食油腻则大便次数增加，便溏薄，时作时止，可伴有腹胀肠鸣，面色萎黄，神疲肢倦。舌淡苔薄，脉细弱。

肾虚腹泻：黎明之前腹中微痛，肠鸣即泻，泻后痛减，形寒肢冷，腰膝酸软。舌淡苔白，脉沉细。

【治疗方法】

1．二术散

穴位：神阙

药物组成：白术（炒）、苍术（土炒）、茯苓各15克，陈皮、吴茱萸各10克，丁香、泽泻各3克，白胡椒2克，草果5克。

制用方法：上药共研细末，装瓶备用。用时取药末3～5克（小儿3克），直接填脐或以姜汁调匀成膏贴脐窝内，外用胶布固定。24小时取下，未愈者可换药2次，最多5次。敷药后应保持湿润，可用圆形棉垫盖上，并用绷带扎住。

主治：腹泻、呕吐（胃肠炎）。

附记：引自1983年《广西中医药》（5）。

2．寒湿腹泻方

穴位：神阙

药物组成：胡椒9克，麝香暖脐膏1张。

制用方法：胡椒研粉末（风干或上热锅烘干后研），过筛，药末填满肚脐为度，或用鲜生姜汁调成膏状，外敷麝香暖脐膏。

主治：腹泻（寒湿型）。

附记：引自《中医外治法集要》。

3．止泻散

穴位：神阙

药物组成：白胡椒6粒、炮干姜、炒雄黄粉、肉桂、吴茱萸各1克。

制用方法：上药共研细末备用。将脱脂药棉蘸上药粉敷于脐孔上，外以纱布盖上，胶布固定。每日换药1次，中病即止。

主治：腹泻（寒湿型）。

附记：引自《外治汇要》。

4．车前滑石散

穴位：神阙、天枢（双）

药物组成：车前草60克，甘草3克，滑石6克。

制用方法：上药共研细末，装瓶备用。用时取药末20克，以茶水调匀成糊状，敷于神阙、天枢穴上，外以纱布盖上，胶布固定。每日换药1次。

主治：腹泻（湿热型）。

附记：引自《外治汇要》。

5．猪苓地龙散

穴位：神阙、天枢（双）

药物组成：猪苓10克，地龙6克，硼砂3克，葱适量。

制用方法：上药研末，葱汁调，敷于神阙、天枢穴上，外以纱布盖上，胶布固定。每日换药1次。

主治：腹泻（湿热型）。

附记：引自《外治汇要》。

6．滑芍姜丹散

穴位：神阙、天枢（双）

药物组成：滑石30克，丹皮、白芍各15克，炙甘草6克，炮姜1.5克。

制用方法：上药研末，用时取适量药末加水调敷于神阙、天枢穴上，外以纱布盖上，胶布固定。每日换药1次。

主治：腹泻（湿热型）。

附记：引自《外治汇要》。

7．参术膏

穴位：涌泉（双）

药物组成：苦参、苍术各适量（热重者以3∶1配比；湿重者以1∶3配合，湿热并重者以1∶1配比），米醋适量。

制用方法：上药共研细末，装瓶备用。取药末20克，以米醋调制两饼，贴敷于涌泉穴，外用纱布包裹，胶布固定。4～12小时换药1次。

主治：腹泻（湿热型）。

注意事项：泻缓则换药时间可适当延长。

附记：引自1982年《上海中医药杂志》（6）。

8．久泻方

穴位：神阙、涌泉（双）、止泻穴

药物组成：枯矾50克，白面20克，米醋适量。

制用方法：枯矾研为细末，加入米醋、白面，混合搅匀成稠糊状，将药糊适量敷于神阙、涌泉、止泻穴，上覆纱布，胶布固定。1日换药3～5次。

主治：久泻。

附记：引自《穴敷疗法聚方镜》。

9．二香散

穴位：天枢（双）、足三里（双）、脾俞（双）、中脘、命门、关元

药物组成：丁香、木香、肉桂、吴茱萸、薄荷各等份，生姜、酒适量。

制用方法：上药共研细末，密封备用。用时取上药末10克，以生姜汁及酒调成糊状，炒热后，分敷于穴位上。每次选2个穴位。急性腹泻以天枢、足三里为主穴；慢性腹泻取脾俞、中脘为主穴；肾虚腹泻取命门、关元为主穴。腹泻伴恶心、呕吐者配内关穴；水泻较重者配阴陵泉穴。外以纱布盖上，胶布固定。每天换药1次。

主治：腹泻。

附记：引自《外治汇要》。

10．车前椒桂散

穴位：神阙

药物组成：车前子、丁香、吴茱萸、胡椒、肉桂各等份，麝香少许，生姜适量。

制用方法：上药共研细末，加入麝香少许同研和匀，装瓶密封备用。用时取药末适量，用生姜汁少许调和成糊状，敷于肚脐处，外用伤湿止痛膏固定。2天换药1次，3次为1个疗程。

主治：慢性结肠炎。

附记：引自《外治汇要》。

11．药袋贴脐方

穴位：神阙、命门

药物组成：肉桂、干姜、附子、苍术、草豆蔻、黄芪、白术、肉豆蔻、柴胡、升麻、五味子各4克，枯矾、硫磺各2克，艾叶10克。

制用方法：上药共研细末，分装于2个布袋中，缝闭袋口备用。用时取药袋贴敷于神阙及命门穴，外以松紧带固定。每剂可用10天，连用3～5剂。

主治：慢性结肠炎。

附记：引自《集验百病良方》。

12．黄石车前散

穴位：神阙

药物组成：黄连10克，滑石、车前子各30克。

制用方法：上药共研细末，装瓶备用。用时取药末1～2克填脐中，外用胶布固定。每日换药1～2次。

主治：过敏性肠炎（湿热型）。

附记：引自《外治汇要》。

13．贴脐方

穴位：神阙

药物组成：鲜鱼腥草60克，黄荆叶、红辣椒各30克。

制用方法：上药共捣烂，搓成掌心大圆饼备用。将药饼敷在肚脐处，外用绷带包扎固定。每日换药1次。主治：过敏性肠炎。

附记：引自《外治汇要》。

14．巴椒膏

穴位：脾俞（双）、神阙

药物组成：巴豆3粒（去壳），绿豆7粒，白胡椒10粒，红枣1枚（去核）。

制用方法：上药共捣烂成膏备用。取药膏贴于脾俞、神阙穴，上盖纱布，胶布固定。每日换药1次。

主治：过敏性肠炎。

附记：引自《外治汇要》。

【医生建议】

1．急性腹泻的患者应注意休息，注意饮食卫生，不吃腐败变质的食物，不喝生水。

2．患病初期进食应以能保证营养而又不加重胃肠道病变部位损伤为原则，一般宜选择清淡流质饮食，如浓米汤、淡果汁和面汤等，忌食生冷油腻或刺激性食物。伤食腹泻者需要暂时禁食，以利于胃肠恢复，脱水过多者需要输液治疗。缓解期排便次数逐渐减少后可进食少油的肉汤、牛奶、豆浆、蛋花汤、蔬菜汁等流质饮食，以后逐渐进食清淡、少油、少渣的半流质饮食。腹泻完全停止时食物应以细、软、烂、少渣、易消化为宜，如食欲旺盛，就少食多餐。

第七节、便秘

【病证概述】

便秘指粪便在肛管内通过困难，运出时间延长，排出次数明显减少，粪质干硬成结，排出困难的病理现象。便秘的主要表现是大便次数减少，间隔时间延长，或次数正常但粪质干燥，排出困难，或粪质不干但排出不畅。可伴有腹胀，腹痛，食欲减退，嗳气反胃等症状。常可在左下腹扪及粪块或痉挛之肠型。有些人数天才排便一次，但无不适感，原则上只要排便无痛苦、通畅，就不能称为便秘。若大便干燥，排出困难，排便后有不适感，甚至出现腹部胀满、头昏乏力等症状时，无论其大便间隔时间多长，都被看作是便秘。

【辩证分析】

热秘：大便干结，小便短赤，可伴有腹胀腹痛，面红身热，口干口臭，牙龈肿痛，甚者可见心烦失眠。舌红苔黄或黄燥，脉滑数。

冷秘：大便排出艰涩，小便清长，可伴有小腹冷痛、四肢不温、喜热怕冷、腰酸腿重。舌质淡苔薄白，脉沉迟。

气秘：大便干结，排出不畅，虽有便意却排不出，伴胸腹胀闷、疼痛，嗳气频出。舌苔薄腻，脉弦。

虚秘：气虚型见粪便虽不干却排便无力，伴有汗出、气短，便后疲乏，肢倦懒言、神疲乏力。舌质淡嫩，苔薄白，脉虚。血虚型见大便干燥呈球状，排出困难，伴头晕目眩，心悸。唇舌色淡，脉细涩。

【治疗方法】

1．十枣汤外贴方

穴位：神阙、天枢（双）、大肠俞（双）

药物组成：芫花、大戟、甘遂各等份，大枣适量。

制用方法：上药共研细末，以蜂蜜和成丸，密封于干燥处保存备用。用时取适量药丸用热水或蜂蜜调成膏状，摊于医用胶布上，儿童约1～2克，成人约3～5克（每块），贴于穴位，固定，一般每次贴24小时，3次为1个疗程。3个疗程如无效者，改用其他方法治疗。

主治：便秘。

附记：笔者引自民间验方，屡用有效。

2．葱泥膏

穴位：神阙。

药物组成：大葱500克。

制用方法：将葱捣碎拌成饼，贴于神阙穴，再用热水袋热敷于葱饼上。

主治：便秘。

附记：笔者引自民间验方，屡用有效。

3. 戟枣膏

穴位：神阙。

药物组成：大戟5克，大枣肉8枚。

制用方法：大戟研末，与大枣肉共捣烂成膏，敷于脐部，用纱布覆盖，胶布固定。可配合艾条灸效果更佳。每日1次。

附记：笔者引自民间验方，屡用有效。

4. 腑行膏

穴位：神阙

药物组成：大黄、玄明粉、生地、当归、枳实各32克，厚朴、陈皮、木香、槟榔、桃仁、红花各15克。

制用方法：麻油熬，黄丹收。用时贴脐上。

主治：大便不通。

附记：引自《理瀹骈文》。加减：气虚、加党参15克；胃槁津枯，宜加牛乳、羊乳、人乳润之，或加姜汁，韭菜汁、竹沥之类。

5. 大黄膏

穴位：神阙

药物组成：大黄适量。

制用方法：上为细末，备用。用时取药粉10克，以酒调成软膏状，敷于脐部，外以纱布盖上，胶布固定。再用热水袋在膏上热敷10分钟。每日换药1次。

主治：便秘（因乳食积滞所致）。

附记：笔者引自民间验方，屡用有效。

6. 贴敷方

穴位：支沟、天枢；足三里、神阙

药物组成：①甘遂3克。②巴豆1克，肉桂1克，吴茱萸3克。

制用方法：上2方均为细末，备用（均为1次量）。均用生姜汁调敷。

方①敷支沟、天枢穴上，方②炒热敷足三里、神阙穴上。

主治：便秘（实证用方①，虚证用方②）。

附记：引自《外治汇要》。

7．通便药条

穴位：肛门

药物组成：牙皂末、蜂蜜各6克，麝香0.3克。

制用方法：上药和匀为药条如手指状，备用。用时取药条插入肛门内。

主治：便秘。

附记：引自1988年《医学文选》（1）中祖传秘方验方集。

8．大戟红枣膏

穴位：神阙

药物组成：大戟1.5克（研末）、红枣肉5～10个。

制用方法：将上药捣如膏状，备用。用时取上药膏贴敷神阙穴，外用纱布包扎固定。

主治：便秘。

附记：引自《理瀹骈文》。

【医生建议】

1．穴位贴敷疗法对单纯性便秘疗效较好，应按疗程持续治疗。

2．患者应养成定时排便的习惯，便秘严重者可在医生指导下使用泻药，切不可滥用泻药。

3．平时多喝开水或淡盐水，多食蔬菜、水果，忌食辛辣刺激性食物。

4．适当进行体育锻炼，多做下蹲、起立及仰卧、屈髋、压腹等动作。

第八节、肝炎

【病证概述】

一般人所说的肝炎在临床上通常是指病毒性肝炎，即由肝炎病毒所致的一种消化道传染病，所以又叫传染性肝炎，临床主要以食欲减退、恶心、乏力、腹胀和肝区痛等为特征。目前公认最多见的有甲型肝炎、乙型肝炎和丙型肝炎三种，其他还有丁型和戊型肝炎。依黄疸之有无可分为黄疸型和无黄疸型。实验室检查多有谷丙转氨酶升高，而乙型肝炎又可见表面抗原阳性，黄疸型肝炎有尿三胆试验阳性等表现。

【辩证分析】

甲型肝炎，简称甲肝，主要是甲肝病毒（HAV）经粪-口途径传播所引起的急性肝脏病变，潜伏期2-6周，临床特征是乏力、食欲不振、肝脏肿痛、肝功能异常（如转氨酶升高等），部分病例有发热、黄疸，病程有自限性，预后较好。

乙型肝炎，简称乙肝，是由乙型肝炎病毒（HBV）经血传染或母婴"垂直感染"、性行为传染而成。其临床症状常见的有全身乏力，食欲不振，厌油腻，恶心甚至呕吐等外，有时可有血清病样表现，如荨麻疹、血管神经性水肿、关节痛、关节炎等。

慢性乙肝可由急性乙肝演变而来，但更多的病人起病隐渐，病人常不自知何时得病，就诊时已呈明显的慢性活动性肝炎，甚至已合并有肝硬化。慢性迁延性肝炎表现较轻；慢性活动性肝炎较重，有时还有自身免疫的各种表现。

丙型肝炎，过去被称为非甲非乙型肝炎，以输血等非经粪一口方式传染上丙肝病毒（HCV），症状与乙肝类似。但其后果严重，易演化为肝硬化。

【治疗方法】

1. 栀黄膏

穴位：肝区

药物组成：片姜黄、蒲黄、红花各250克，滑石125克，山栀子420克，猪肝500克（焙干），15%～20%乙醇适量。

制用方法：上药共研细末，用15%～20%乙醇调和成软膏状备用。用时取上药膏贴敷于肝区约2～3个铜钱厚，纱布盖上，胶布固定。再用热水袋或温灸器在药物上熨30分钟，每日熨1次。每剂药可连续敷2天，20次为1个疗程。根据病情休息一段时间后再行第2个疗程。

主治：慢性迁延性肝炎及肝硬化。

附记：引自《外治汇要》。

2. 桃仁杏栀膏

穴位：神阙

药物组成：苦杏仁50克，生桃仁50克，生栀子25克，桑椹25克，米醋适量。

制用方法：上药共捣（压）烂如泥糊状，加米醋适量调成膏状备用。取药膏15克，搓成饼状，外敷于肚脐处，上盖纱布，胶布固定。每2天换药1次，7次为1个疗程。

主治：慢性肝炎。

注意事项：本病应以药物内治为主，外治为辅，内外并治，可缩短疗程，提高疗效。

附记：引自《外治心悟》。

3．敷脐方2

穴位：神阙

药物组成：茵陈60克，附子、干姜各30克。

制用方法：共研细末炒热，填满脐孔，取剩余部分布包裹于脐上，外用布包扎固定。每日换药1次。

主治：肝炎后阴黄证。

附记：引自《肝胆病外治独特新疗法》。

4．慢性丙型肝炎膏方

穴位：右肝区，同瑜穴

药物组成：生黄芪、丹参、连翘、赤芍各30克，生首乌、生山楂、丹皮、炒栀子、蒲公英各15克，柴胡10克，白芍30克，厚朴10克。

制用方法：上药共研细末，加麻油熬，用黄丹收为膏备用。临用时加热后贴在右肝区、肝俞穴，每2日更换1次，12次为1个疗程。

主治：用于治疗慢性丙型肝炎。

附记：引自《肝胆病外治独特新疗法》。

5．穿山甲散

穴位：神阙

药物组成：穿山甲10克，青黛、山栀子、冰片各6克，乳香、没药各5克。

制用方法：将前6味药研末，喷入乳香，和冰片末配用，同对贴脐，胶布固定，每日1次，15日为1个疗程。因穿山甲为保护动物，现多以龟甲代用。

主治：用于治疗慢性肝炎。症见胁痛隐隐，稍劳尤甚，神倦乏力，自觉烦热，头晕目眩，肝功能检查不正常。

附记：引自《贴敷疗法》。

6．贴敷方1

穴位：臀三角肌上端

药物组成：紫皮大蒜4～6枚，益肝散（青黛4克，甜瓜蒂2克，冰片1克，茵陈末0.5克）。

制用方法：共捣如泥，放玻璃器皿内，倒扣于臀三角肌上端皮肤上，绷带固定，24小时取下，皮肤上出现水泡。常规消毒后，将水泡中液体用无菌注射器吸出，涂上1%龙胆紫，加盖消毒敷料保护，胶布固定，一般3—5天愈合。每2—3周治疗1次，每3次为1个疗程。左右臀交替贴敷，一般不超过2个疗程，每次应偏离上次瘢痕。一般治疗3次，未满3次而肝功已恢复正常者，停用。

主治：急性黄疸型肝炎。

附记：引自《肝胆病外治独特新疗法》。

7．贴敷方2

穴位：神阙、肝区、肝俞

药物组成：丹参20克，黄芩15克，五味子10克，虎杖15克，茵陈15克，大黄10克。

制用方法：共研为末，少量水调匀，铺在麝香止痛膏上，约8厘米×8厘米。在患者神阙、肝区、肝俞穴交替敷药，每2日换药1次，90日为1疗程。

主治：慢性乙肝。

附记：引自《民间简易疗法·穴位贴敷》。

8．贴敷方3

穴位：神阙

药物组成：瓜蒂、秦艽各10克，青黛、紫草、黄芩、丹参各30克，铜绿15克，冰片6克。

制用方法：共研细末，装瓶备用。每次用1.5克贴敷于神阙穴。外用4厘米×4厘米胶布固定，每2日换1次。

主治：适用于肝炎引起的谷丙转氨酶升高者。

附记：引自《民间简易疗法·穴位贴敷》。

9．敷脐方1

穴位：神阙

药物组成：干姜、白芥子各适量。

制用方法：共研细末，贮瓶备用。每取药末适量加温开水调如膏状敷脐孔，上盖纱布，胶布固定，口中觉有辣味时除去。每天1次，10次为1个疗程。

主治：肝炎后阴黄证，其黄疸色黄灰暗不鲜明，不发热，便稀乏力，四肢不温者。

附记：引自《肝胆病外治独特新疗法》。

【医生建议】

1．贴敷治疗急性黄疸性肝炎效果较好，对其他原因引起的黄疸，贴敷也可配合使用。病毒性肝炎的急性患者应及时隔离治疗，严格消毒医疗器械。

2．穴位取肝区日月、期门等体表部位，因日月、期门二穴为足少阳胆经、足厥阴肝经之要穴，其经气与肝胆相通，可护肝解毒。

3．急性肝炎的治疗应清热利湿、芳香化浊、调气活血。热偏重者可用茵陈蒿汤、栀子柏皮汤加减，板蓝根、紫皮大蒜、大黄清热解毒利湿。

4．慢性肝炎的治疗原则为祛邪、补虚及调理阴阳气血，用丹参、虎杖、乳香、没药以活血化瘀，穿山甲可以活血柔肝通络，山楂化瘀健脾，降转氨酶，选用人参、黄芪、当归、灵芝以益气养血滋阴，附子、干姜、白芥子可以温阳祛湿，适宜阴黄患者。

第九节、肝硬化

【病证概述】

肝硬化是一种常见的由不同病因引起的慢性、进行性、弥漫性肝病，属于中医学"积聚"、"胁痛"、"黄疸"、"鼓胀"等病的范畴。其病理特点为广泛的肝细胞变性和坏死，纤维组织弥漫性增生，并有再生小结节形成，正常肝小叶结构和血管的破坏，导致肝脏逐渐变形、变硬，而成为肝硬化。

【辩证分析】

肝硬化是一种常见的由不同病因引起的慢性、进行性、弥漫性肝病。其病理特点为广泛的肝细胞变性和坏死，纤维组织弥漫性增生，并有再生小结节形成，正常肝小叶结构和血管的破坏，导致肝脏逐渐变形、变硬，而成为肝硬化。根据病因分类，本病常被分为肝炎后肝硬化、胆汁性肝硬化、淤血性肝硬比、化学性肝硬化、代谢性肝硬化、营养性肝硬化，以及原因不明性肝硬化等，我国则以肝炎后肝硬化最为多见。肝硬化症状可以表现为乏力、食欲减退、恶心、营养不良、腹胀、腹痛、腹泻，晚期可出现发热、黄疸、门静脉高压、腹水、脾功能亢进、上消化道出血等。

【治疗方法】

1. 外敷消腹水方

穴位：神阙

药物组成：甘遂3克（如缺用商陆代替），连头葱白5茎，醋适量。

制用方法：上药共捣烂如泥备用。先用醋涂擦脐部，以防止感染和刺激皮肤。然后将药饼（适量）贴敷肚脐上，再用纱布覆盖，固定即可。每日换药1～2次，中病即止。兼畏寒怕冷，加肉桂粉少许。

主治：肝硬化腹水。

附记：引自1977年《赤脚医生杂志》（9）。

2. 逐水散

穴位：神阙、肾俞（双）

药物组成：麻黄、桂枝、白术、黄芪、薏苡仁、通草、茯苓皮、赤小豆、冬瓜皮、木香、陈皮、独活、甘遂各15克，葱白适量。

制用方法：上药共研细末备用。用时每取上药末20克，加入葱白3根捣烂后，以开水调匀，敷于肚脐和肾俞穴上，约1小时除去，每日敷2～3次。

主治：肝硬化腹水。

附记：引自《中医外治法奇方妙药》。

3. 甘丑消水散

穴位：神阙

药物组成：甘遂、二丑、防己、槟榔、沉香、桂枝各等份，鲜葱适量。

制用方法：上药共研细末，装瓶备用。用时取药末12克，加适量鲜葱捣烂成膏状，敷于肚脐处，上盖纱布，胶布固定。夜用昼取，每日1次，连用40天。

主治：肝硬化腹水。

附记：引自《集验百病良方》。

4．三香二丑膏

穴位：神阙、气海

药物组成：黑白丑各6克，檀香、乳香、沉香、没药各9克。

制用方法：上药共研细末，以面糊和调均匀，做成分币厚薄药饼备用。用时取药饼敷于神阙、气海穴，上盖纱布，胶布固定。每日换药1次，10次为1个疗程。

主治：肝硬化腹水。

附记：引自《外治心悟》。

5．软肝膏

穴位：肝区（肿处）、肝俞（双）

药物组成：太子参30克，白术、茯苓各15克，楮实子、菟丝子各12克，丹参18克，甘草6克，土鳖虫3克，三棱、莪术各9克，鳖甲30克。

制用方法：上药共研细末，以醋调匀成软膏状备用。用时取上药膏30～45克，分别贴敷于肝区肿大处和肝俞穴上，外以纱布盖上，胶布固定。隔日换药1次，10次为1个疗程。

主治：肝硬化。

注意事项：临证常以本方配合药物对证内治，内外并治，屡收良效。

附记：笔者引自民间验方，屡用有效。

6．五仙膏

穴位：阿是穴

药物组成：大黄、皂角刺、生姜、生葱各250克，大蒜25克。

制用方法：将前2味研末，共捣烂，水煎取汁去渣，再熬成膏（至黑色为度）备用。先用针刺患处，再取膏摊于绢绵上，贴患处，胶布固定。每日换药1次。

主治：肝脾肿大。

附记：引自《中国膏药学》。

【医生建议】

1．患者应尽量不饮酒，大量的饮酒易诱发上消化道出血及肝性脑病，虽然戒酒不能都使肝硬化产生逆转，但可延缓病情。

2．患者一旦出现比如体力差、食欲不好、腹胀、皮肤及巩膜黄染、牙龈出血或发现脾肿大等症状，建议到正规医院的消化科或肝病科就诊，做进一步的检查。

第五章、内分泌系统病症

第一节、肥胖症

【病证概述】

人体脂肪积聚过多，体重超过标准体重的 20% 以上时即称为肥胖症。肥胖症分为单纯性和继发性两类，前者不伴有明显神经或内分泌系统功能变化，临床上最为常见；后者常继发于神经、内分泌和代谢性疾病，或与遗传、药物有关。贴敷减肥，以治疗单纯性肥胖为主。

轻度肥胖常无明显症状，重度肥胖多有疲乏无力，动则气促，行动迟缓，或脘痞痰多，倦怠恶热，或少气懒言，动则汗出，甚至面浮肢肿等。肥胖症容易合并发生糖尿病、高血压、动脉粥样硬化、冠心病和各种感染性疾病。

肥胖多因年老体弱，过食肥甘，缺乏运动，先天禀赋等导致气虚阳衰、痰湿瘀滞形成。

【辩证分析】

气虚痰壅：形体肥胖，动则气短、汗出，肤色少华，精神倦怠，嗜睡，纳谷不振，胃脘胀满，或大便溏薄，或四肢浮肿及头身困重。舌胖，苔白，脉细滑。

痰热壅积：形体肥胖，面有油光，胃纳极佳，畏热烦躁，口苦咽干，或见尿黄便秘。舌红，苔薄黄，脉弦滑。

痰瘀内积：形体肥胖，动则神疲气短易汗，头晕胸闷，脘胁胀闷或痛，或胁下疬块。舌黯胖，苔薄白或腻，脉濡细。

阴阳失调：形体肥胖，烦躁怕热，时有畏寒肢冷，情绪抑郁或兴奋，失眠，嗜卧懒动，腰脊酸楚，下肢浮肿，午后尤甚，妇女月经不调。舌淡红，苔薄，脉细弱或细弦。

193

【治疗方法】

1．花黄减肥膏

穴位：中脘、神阙

药物组成：厚朴花、代代花、枳壳、苍术各30克，小茴香、大黄各150克。

制用方法：上药加清水煎3次，3次煎液合并，浓缩成膏状，制成6厘米×6厘米药饼，装入稀薄布制成的袋内备用。用时取药袋贴敷于中脘、神阙穴上，外加包扎固定。15～20天更换药1次。

主治：肥胖症（胃热滞脾型）。

附记：引自《外治心悟》。

2．减肥散

穴位：神阙

药物组成：半夏、荷叶（干）各10克，茯苓、泽泻各15克，焦三仙各9克，二丑、槟榔各5克，鲜荷叶或大黄15克。

制用方法：前七味共研细末，装瓶备用。用时取药末15～30克，用鲜荷叶捣烂取汁，或用大黄15克水煎取汁调成软膏状，敷于脐部，外以纱布覆盖，胶布固定。每日换药1次。

主治：肥胖症。

附记：引自《刺血疗法治百病》。

3．外用减肥方

穴位：神阙

药物组成：番泻叶5克，泽泻、山楂各30克，干荷叶100克。

制用方法：上药共研细末，备用。用时取上药末15～20克，以红茶水调和成软膏状，敷于肚脐上，外以纱布盖上，胶布固定。每日换药1次。

主治：肥胖症。

附记：笔者引自民间验方，屡用有效。

4．减肥贴敷方

穴位：中脘、足三里、丰隆、气海、梁丘、列缺

药物组成：泽泻128克，丹皮128克，大黄128克，广木香32克，苦参32克。

制用方法：上药共研细末，用麻油熬，黄丹收。调敷于中脘、足三里、丰隆、气海、梁丘、列缺穴位处，每日1次，每次2～5小时，1～3个

月为 1 疗程。

主治：肥胖症。

附记：引自《经穴贴敷疗百病》。

5. 归芎药袋贴

穴位：神阙

药物组成：当归30克，川芎15克，细辛、三棱、莪术各10克，乳香、没药、丁香各5克，冰片3克（另研粉）。

制用方法：将上药加清水煎3次，3次煎液合并，加热浓缩，烘干研粉，制成8cm²药饼，装入稀薄布袋里备用。用时取药袋贴敷于神阙穴上，外用包扎固定。15～20天换药1次，3次为1疗程。

主治：肥胖症（气滞血瘀型）。

附记：引自《穴位贴敷治百病》。

【医生建议】

1. 治疗的同时要一直坚持低热量饮食，并适当增加体育活动。如跑步，但跑步时间必须超过半小时，只有这样才能引起体内堆积的脂肪开始分解。

2. 本病病机虚实夹杂，实以痰湿中阻为多，虚多为脾虚失运或兼杂血瘀所致。临床选药应标本兼顾。

3. 下面有一首《减肥歌》，在此分享给大家。

减肥歌

心脑肝胆糖尿病，肥胖开路是先锋；
人身自有减肥药，别听广告瞎折腾。
中脘天枢两穴位，饭后按摩三分钟。
睡后起前勤摩腹，腰身苗条赛明星。
惹上肥胖莫心耽，穴位刺激功效显；
吃点自制二陈散，疗效巩固不反弹。

第二节、糖尿病

【病证概述】

糖尿病是由于体内胰岛素绝对或相对不足，引起糖、脂肪、蛋白质的代谢紊乱，从而导致的一组内分泌代谢综合病症。以多饮多尿多食、疲乏、消瘦等证候群，以及血循环中葡萄糖浓度异常升高为主要临床特征。根据现代病因特点，临床分为Ⅰ型糖尿病（胰岛素绝对缺乏）、Ⅱ型糖尿病（胰岛素抵抗为主伴相对胰岛素不足或胰岛素明显缺乏伴胰岛素抵抗）、特异性糖尿病及妊娠糖尿病（4型）四种类型。Ⅰ型糖尿病大多自幼年发病，有酮症酸中毒倾向；Ⅱ型糖尿病以中老年人为主，肥胖者居多。随着糖尿病病程延长，可伴发眼、神经及心、脑、肾等血管组织器官的慢性并发症，此为糖尿病致残致死的主要因素。糖尿病属中医的"消渴"范畴。

【辩证分析】

肺胃燥热：烦渴多饮，口干舌燥，尿量频多，多食易饥，形体消瘦，大便干燥。舌红，苔黄燥，脉滑数。见于糖尿病早期。

气阴两虚：口干唇燥，尿频量多或混浊，神乏力，头晕目眩，腰膝酸软。舌红，苔薄或少，脉细或细数。见于糖尿病中期。

阴阳两虚：小便频数，入夜尤甚，口燥面枯，腰膝酸软，阳痿不举，形寒肢冷，足跗浮肿。舌淡胖，苔薄白，脉沉细无力。见于糖尿病中晚期。

瘀血阻络：舌燥少饮，肢端或肢体麻木疼痛，或偏瘫，或胸闷刺痛。舌或有瘀斑，脉细涩。本型常合并于Ⅱ型或Ⅲ型中。

【治疗方法】

1. 糖尿克消散

穴位：神阙

药物组成：生石膏5克，知母2克，生地黄、黄芪各0.6克，怀山药、葛根、苍术各0.3克，炙甘草1克，玄参7克，天花粉0.2克，黄连0.5克，粳米少许。

制用方法：上药共研细末，放阴凉处保存备用。用时取药末适量，加盐酸二甲双胍2.5～4克，混匀，敷脐中，按紧，外以纱布覆盖，胶布固定。勿泄气，每5～7天换药1次，6次为1个疗程。

主治：糖尿病（消渴）。

附记：引自《中药鼻脐疗法》。

2. 贴敷方

穴位：神阙

药物组成：鲜苎麻根，经霜棕榈子（以陈者佳）各100克，路边青50克。

制用方法：上药粉碎混合，加温开水适量调和成软膏状备用。用时取上药膏5～10克敷于肚脐中，外以纱布盖上，胶布固定。每日换药1次。

主治：糖尿病。

注意事项：可配以棕榈子研末煎水代茶饮。

附记：笔者引自民间验方，屡用有效。

3．参茸海珍膏

穴位：气海

药物组成：阿魏、海龙、海马、人参、鹿茸、珍珠、郁金、沉香、乳香、没药、冰片、黄芪各 10 克。

制用方法：上药共研细末，装瓶备用。用时取药末 15 克，温开水或凡士林调和成糊膏状，敷于气海穴，上盖纱布，胶布固定。10 天换药 1 次，1 个月为 1 个疗程。

主治：糖尿病。

附记：引自《外治心悟》。

4．降糖散

穴位：脐中

药物组成：生石膏 5 克，知母 2 克，生地、玄参、炙甘草各 1 克，天花粉 0.2 克，黄连 0.3 克，粳米少许。

制用方法：经提炼制成糖剂，放阴凉处保存备用。用时先将脐及周围用温湿毛巾擦净，再取本散 0.2 克，加入盐酸二甲双胍 1 毫克，混匀敷脐中，盖以药棉，外用胶布封固。每 5～7 天换药 1 次，6 次为 1 疗程。

主治：糖尿病。

附记：引自《临床奇效新方》。

【医生建议】

1．贴敷对糖尿病有一定的疗效，对其并发症的治疗亦有很好的效果。因糖尿病患者的皮肤容易化脓感染，用穴要少而精，注意严格消毒。

2．本病阴虚为本，燥热为标，早期以阴虚热盛为多，中期多为气血不足，晚期阴阳具虚。贴敷选药要标本兼顾，扶正为主。

3．下面有一道《糖尿病歌》，在此分享给大家。

糖尿病歌

得了糖尿不可怕，云苓泡水当茶喝；

再配四个天敌穴，消渴顽症定能克。

上消燥热伤肺腑，口渴多饮小便多；

按摩鱼际和太溪，胰俞拔罐十分钟。

中消胃燥津液伤，口渴尿多便秘常；

调理中消补胃阴，胰俞内廷太溪强。

祛除热邪内廷功，一天两次按摩通；

上午起就未经旺，迎头痛击效最明。

第三节、汗症

【病证概述】

汗证是指不受外界天气或运动、精神等因素影响而汗液外溢的一种症状，它既可以单独出现也可以见于其他疾病的过程中，如甲状腺机能亢进、植物神经功能紊乱等。自汗和盗汗为常见的汗证，白天不因气温或劳动，也无明显诱因而时时汗出，动辄益甚的症状称为自汗；在睡眠状态下汗泄而出，醒后汗止的症状称为盗汗。除自汗和盗汗外异常汗出还包括战汗、黄汗和脱汗等。

【辩证分析】

肺气不足：汗出，动则益甚，畏风，易于感冒，神疲体倦，面色少华。舌质淡，苔薄白，脉细弱。

营卫不和：汗出恶风，伴有周身酸楚不适，半身或局部出汗，手足汗多。舌质淡红，苔白薄，脉缓。

内热郁蒸：蒸蒸汗出，以头额为甚，面赤烘热，或有口臭，渴喜冷饮，大便秘结，小便短赤。舌质红，舌苔黄厚，脉洪大或滑数。

肝胆湿热：汗出而粘，伴胁肋不适，纳差口苦，阴部湿热发痒。小便色黄，舌苔黄腻，脉弦数。

瘀血阻滞：半身汗出或但头汗出，心烦少寐，口渴却不欲饮，可伴有头部刺痛或隐痛。唇色紫暗，舌部可见瘀斑或瘀点，脉细涩。

阴虚火旺：以盗汗为主，亦可有自汗出，五心烦热，两颧色红，口渴，心阴不足者还可见心悸怔忡，失眠健忘。舌红少苔，脉细数。

心血不足：自汗或盗汗，眠差，心悸心慌，气短乏力，面色不华。舌质淡，脉细。

心肾阳虚：自汗或盗汗，汗出身冷，畏寒，神疲乏力，腰膝酸软，小便清长。舌质淡，苔薄白，脉沉细。

【治疗方法】

1. 倍郁膏

穴位：涌泉（双）、灵墟（双）、神阙

药物组成：五倍子、郁金各等分，蜂蜜适量。

制用方法：将以上 2 味药物混合研成细末，加入蜂蜜调和成膏，取适量膏分别贴敷于涌泉、灵墟、神阙穴，盖以纱布，胶布固定。每日换药 1 次，7 ～ 10 天为 1 个疗程。

主治：自汗（肺气不足型）。

附记：引自《穴位贴药疗法》。

2. 五倍散

穴位：神阙

药物组成：五倍子 20 克。

制用方法：上药研成细末，用洁净水调成糊状敷于神阙穴，盖以纱布，胶布固定。每日换药 1 次。

主治：自汗。

附记：引自《本草纲目》。

3. 首乌糊

穴位：神阙

药物组成：何首乌 20 克。

制用方法：上药研成细末，用患者本人的唾液调成糊状敷于神阙穴，盖以纱布，胶布固定。每日换药 1 次。

主治：自汗。

附记：引自《验方新编》。

【医生建议】

汗证患者应劳逸结合，适当的进行体育锻炼，增强体质。养成良好的饮食习惯，如少食辛辣、多饮水等。平时生活中注意调节居住和工作环境的温度与湿度，使汗腺的分泌功能逐步恢复正常。

下篇 穴位贴敷治疗的常见病症

第四节、甲状腺功能亢进或低下

【病证概述】

甲亢是由于甲状腺功能亢进，甲状腺激素分泌过多而导致的综合征。临床表现为多系统症候群或一系统症候群。甲状腺肿大呈弥漫性，质软。高代谢症候群有疲乏无力、怕热、低热。可发生浸润性突眼或非浸润性突眼。神经精神系统症状有焦虑、烦躁、神经过敏、多动不宁、言语增多。心血管系统症状有心悸、心动过速、脉律增快至每分钟 90～120 次，睡眠时脉律亦快。本病主要临床特征有收缩压上升，舒张压下降，脉压差增大，消化系统可出现食欲亢进，排便次数增多，肝肿大，可伴有多种维生素缺乏症状。内分泌系统可出现月经量减少、闭经等症状。

甲减是由于甲状腺合成或分泌不足引起的疾病，严重时表现为黏液性水肿。原发性甲减病变位于甲状腺；继发性甲减则有下丘脑性甲减及垂体性甲减之不同，多由于肿瘤、炎症、出血等所致。临床多见于中年女性，男女之比为 1：5。起病隐匿，早期有乏力、少汗、畏寒、食少、水肿、便秘，以后出现全身症状和特殊面容。

甲减的主要临床特征有面色苍黄、水肿、表情淡漠、嗜睡、记忆力和理解力减退、头晕、耳鸣、脉律慢、血压低；食少、腹胀、便秘；肌肉软弱无力，关节疼痛；月经失调或男子性功能障碍；部分患者可出现呼吸系统及泌尿系统症候群。

【治疗方法】

1. 甲亢贴

穴位：肾俞、内关、足三里、三阴交、太溪、太冲

药物组成：生地 120 克，玄参 120 克，夏枯草 20 克，龙胆草 20 克，天门冬 100 克，茯神 100 克，南沙参 100 克，天花粉 20 克。

制用方法：上药研细末过筛，麻油煎膏。穴位每次交替选用 3～4 穴，胶布固定，隔 3 天换药 1 次。

主治：甲亢。

附记：引自《经穴贴敷疗百病》

2. 甲减贴

穴位：肾俞、内关、关元、足三里、手三里、气海、阴陵泉

药物组成：党参 60 克，白术 60 克，炮姜 30 克，黄芪 100 克，熟地

100克，茯苓100克，陈皮100克，制附子100克，肉桂36克，生姜100克，当归80克。

制用方法：上药研细末过筛后，麻油熬膏备用。穴位交替选用3～4穴，胶布固定，隔3天换药1次。

主治：甲减。

附记：引自《经穴贴敷疗百病》

3．贴敷方1

穴位：阿是穴

药物组成：黄药子、生大黄各30克，全蝎、僵蚕、土鳖虫各10克，蚤休15克，明矾5克，蜈蚣5条。

制用方法：上药共研细末，用醋、酒各半调敷，保持湿润，每料药可用3次，7料为1疗程。敷患处。

主治：甲亢、甲状腺大之肝火亢盛证。

附记：引自《内病外治贴敷灵验方集》

4．贴敷方2

穴位：阿是穴

药物组成：鲜山药1块，蓖麻子3粒。

制用方法：洗净后同捣烂调匀，贴敷于患处，每日更换2次。

主治：甲亢、甲状腺大之痰湿凝结证。

附记：引自《内病外治贴敷灵验方集》

【医生建议】

甲减病机以阳虚为主，久可伤阴，治疗时应兼顾。甲亢证候复杂，变证多，表现虚实夹杂。实为肝郁痰结，虚以心肝肾阴虚为多，临床根据辨证选取药物。贴敷部位可交替应用背俞穴及脾、胃、肝、肾经原穴、合穴。

第六章、妇科病症

第一节、痛经

【病证概述】

痛经是妇科常见病和多发病，表现为经期前后或行经期间出现的下腹部疼痛，并伴有全身不适。轻者仅表现为小腹疼痛伴背部酸痛，严重者可伴有心慌、恶心呕吐、胃痛腹泻、倦怠乏力、手脚冰凉、冷汗不断，甚至虚脱昏厥等症状。痛经且生殖器官无异常者为原发性痛经，痛经伴随生殖器官病变者为继发性痛经。

【辩证分析】

气滞血瘀：行经前或行经期间小腹胀痛或绞痛，伴胸胁乳房胀痛，行经不畅，经色深暗，可有血块，块出痛减。舌质紫暗或有瘀斑、瘀点，脉弦细。

寒湿内停：行经前或行经期间小腹疼痛，遇寒痛甚，得温痛减，伴四肢不温，口唇色白。舌苔薄白或白滑，脉沉紧。

湿热下注：行经前或行经期间小腹疼痛，腰腹不适，白带黄稠量多，可伴有低热。舌质红，苔黄腻，脉濡数。

气血虚弱：行经期间或行经后小腹隐痛绵绵，伴空坠感，按之痛减，可伴有神疲乏力，大便溏薄。月经量少，色淡质稀。舌质淡，苔薄白，脉细弱。

肝肾亏损：行经期间或行经后小腹隐痛绵绵，头晕耳鸣，腰膝酸软，可伴有颧红低热。舌质红，苔少，脉弦细。

【治疗方法】

1. 桂辛香元痛经散

穴位：神阙

药物组成：肉桂、元胡、细辛、小茴香各等分，黄酒、二甲基亚砜适量。

制用方法：上药共研细末，黄酒调成糊状，并加二甲基亚砜数滴和匀，敷脐部加温，于经前3天，每日1次，治愈为止。

主治：痛经、月经不调、久不受孕（虚寒型）。

注意事项：使用本方2次后效果不显著，应采取其他治疗措施，若属热证者不宜用此方。

附记：引自《实用外治临床大全》。

2．复方归芎痛经散

穴位：关元

药物组成：当归、川芎、元胡、丹皮、赤芍、香附、丹参、五灵脂、蒲黄、冰片各1克。

制用方法：将上药共研极细末，搅拌混合，用鸡蛋清及正红花油适量，调成膏状，贴敷关元穴上，外用纱布覆盖，胶布固定。从月经前第3天开始外敷，24小时换药1次，3天为1个疗程，一般用1-2个疗程即可。

主治：原发性痛经。

注意事项：用药期间，停用其他中西药品，避免冷水刺激，忌食辛辣食物及酒类。

附记：引自《实用外治临床大全》。

3．七味散

穴位：关元、腰阳关

药物组成：斑蝥5克，䗪虫18克，水蛭15克，虻虫15克，血竭9克，番木鳖6克，麝香0.5克，生姜适量。

制用方法：上药共研细末，贮存密闭瓶内。治疗时纳药末于关元、腰阳关穴各0.2克，上覆生姜1片，橡皮膏胶布固定，经60～90分钟或局部皮肤有刺激感时取下，拭净该部药末。经1小时后痛即缓解，翌日再贴敷1次痛止，至下月行经前两日按上法贴敷1次即愈。治月经不调，连敷3个月，每月贴敷3次，行经前2日开始贴敷，隔日1次，可获良效。

主治：痛经，月经不调。

注意事项：七味散贴敷穴位或患部的时间，均不要超过2小时，过久易使局部皮肤起泡破溃，以贴敷2小时内自觉局部刺痒或灼热为宜。知觉过敏或迟钝者忌用，糖尿病、高热及贴敷局部皮肤破损的患者忌用。

附记：引自《实用外治临床大全》。

4．郁金红花散

穴位：神阙、阿是穴

药物组成：郁金15克、红花15克、香附15克、当归15克、赤芍15克、元胡15克、白酒适量。

制用方法：以上前6味共研细末，每次取末10克，用白酒调和成糊状，涂敷胳部和腹部痛处，干则再涂，并洒少许白酒，以保持药层湿润。

主治：痛经。

附记：引自《中国民间外治独特疗法》。

5．麝香止痛膏

穴位：气海、子宫（双）、三阴交（双）、阿是穴

药物组成：麝香止痛膏。

制用方法：取气海、子宫、三阴交或腹部痛点，痛经发作时或经前3～7日将膏贴在上述部位，每日更换1次，痛经消失后除去。

主治：痛经。

附记：引自《中国民间外治独特疗法》。

6．调经糊

穴位：神阙、子宫穴

药物组成：乳香15克，没药15克，白芍15克，木香15克，川牛膝15克，山楂15克，丹参15克，红花15克，冰片6克。

制用方法：先将冰片以外的药物粉碎过筛制为细末，再将冰片与药末拌匀装瓶备用。用时取药末适量，以姜汁或黄酒调成糊状，分贴于神阙穴、子宫穴，外用胶布固定，2日1换，5次为1个疗程。

主治：因气滞血瘀而致的痛经、月经后期，月经量少等。

附记：笔者引自民间验方，屡用有效。

【医生建议】

1．病经患者平时注意个人卫生，勤换内裤，经期尽量避免接触水。

2．保持心情舒畅，戒食生冷及辛辣食物，劳逸结合，经期应禁止性生活。

3．一般贴3小时揭去药膏，当时或稍后即出现水疱，逐渐增大隆起，常2～3天即逐渐干瘪结痂。水疱避免擦破，如不慎擦破，用甲紫涂擦即可。

第二节、月经不调

【病证概述】

月经不调是妇科的常见病和多发病，表现为月经周期、经期或出血量的异常，包括月经先期、月经后期、月经先后无定期、经期延长、月经过多、月经过少等。月经不调可有多种伴随症状，如疼痛、烦躁、周身不适等，病因可能是生殖系统器质性病变或功能异常。

【辩证分析】

阳盛血热：月经先期而至，量多色红，伴有面赤口渴，心烦易怒，小便短赤，大便秘结。舌质红，苔黄，脉滑数。

寒凝血瘀：月经拖后，量少色暗，夹有血块，小腹冷痛，得温则减，伴有畏寒肢冷，小便清长。苔薄白，脉沉紧或沉迟。

气滞血瘀：月经先后无定期，经行不畅，量时多时少，小腹胀痛或刺痛，胸胁胀满不舒，纳差。舌质紫黯，可见瘀点，苔薄白，脉弦涩。

阴虚血热：月经先期而至，量少色红，经期可见延长，伴两颧潮红，五心烦热，失眠盗汗。舌质红，苔少，脉细数。

气虚不摄：月经先期而至，量多色淡，伴有心慌心悸，神疲气短。舌淡，苔薄白，脉细弱。

阴血虚少：月经拖后，量少色淡，质清稀，伴心悸失眠，头晕耳鸣，唇甲色白。舌淡，苔薄白，脉弦细。

肾虚不固：经期提前或错后，量少色淡，质清稀，伴有腰膝酸痛，头晕耳鸣，小便清长。舌淡，脉沉迟。

【治疗方法】

1. 调经膏

穴位：气海、关元穴

药物组成：鲜益母草200克，党参、当归、制香附、丹参、熟地、白术、五灵脂（炒）、生地各100克，陈皮、青皮、乌药、柴胡、丹皮、地骨皮、川芎、酒芍、半夏、麦冬、黄芩、杜仲、续断、延胡索、红花、川楝子、苍术各50克，没药、远志肉、炒枳壳、吴茱萸、黄连、厚朴、茴香、木通、木香、官桂、甘草各25克，炮姜15克，雄乌鸡骨1只（竹刀破腹去毛杂或用全副骨亦可）。

制用方法：麻油熬、黄丹收、牛胶100克蒸化搅匀。用时贴脐下（约气海、关元穴）。

主治：经水不调，疏肝解郁，温经散寒，活血调经。

附记：引自《中国膏药学》。

2．养血调经膏①

穴位：腹部或腰部

药物组成：①当归100克，川芎50克，白芍、益母草、红花、柴胡、茯神、续断、牛膝、杜仲各20克，香附、陈皮、丹皮、白术各20克，熟地、甘草、蕲艾、泽兰各12．5克；②香油1500克，黄丹600克；③人参、沉香各25克，鹿茸20克，肉桂15克（共研细末）。

制用方法：上列①组药用②组香油炸枯，去渣，加黄丹收膏，另掺入③组药细料搅匀。每张药重25克，备用。用时贴腹部或腰部。

主治：月经不调，带下，腹痛、腰酸。

附记：引自《百病中医膏散疗法》。孕妇忌贴。

3．养血调经膏②

穴位：神阙

药物组成：①当归、川附片、小茴香、高良姜、川芎、木香各500克；②香油7500克，广丹5000克；③青毛鹿茸40克，肉桂50克，沉香40克（共研细末）。

制用方法：上列①组药用②组香油炸枯，去渣，熬至滴水成珠，入黄丹搅匀，收膏。每800克膏药兑③组药细料15克，搅匀摊贴。大张药重35克，小张药重22.5克。收贮备用。用时微火化开贴脐上。

主治：宫寒，月经不调，腹痛带下等妇科病。

附记：引自《百病中医膏散疗法》。

4．太乙膏

穴位：关元或阿是穴

药物组成：大黄128克，玄参、生地、当归、赤芍、白芷、肉桂各64克。

制用方法：上药用小磨麻油1000克熬枯，去渣，入黄丹448克收膏，备用。用时贴关元穴处或患处。

主治：月经不调，结块作痛。或痈毒不论脓成、未成者皆可用之。

附记：引自《理瀹骈文》。

5. 散寒调经膏

穴位：神阙

药物组成：山楂、葛根、乳香、没药、穿山甲、川厚朴各100克，白芍150克，甘草、桂枝各30克，细辛挥发油、鸡血藤挥发油、冰片各适量。

制用方法：先将山楂、葛根、白芍、甘草水煎2～3次，将煎液浓缩成稠状，再加入用95%酒精浸泡过乳香、没药的泡浸液适量拌匀，然后将煎液烘干后，再与穿山甲、川厚朴、桂枝共为细末，再加入适量的细辛挥发油、鸡血藤挥发油和冰片，充分混合研细后，过100目筛，贮瓶备用。用时于患者经前3～5天，先用温水洗净脐部，试干，取药粉0.2～0.25克，气滞血瘀型者用食醋调匀，寒湿凝滞型者用姜汁或酒精调匀，然后敷于脐孔上，外用胶布固定。待经来痛止或经期第3天后去药。

主治：月经不调，痛经。

附记：引自《外治汇要》。

【医生建议】

1. 月经不调宜在月经前进行治疗。

2. 月经不调患者平时注意个人卫生，勤换内裤，经期尽量少动冷水。

3. 保持心情舒畅，戒食生冷及辛辣食物，劳逸结合，经期应禁止性生活。

第三节、崩漏

【病证概述】

崩漏指妇女非周期性子宫出血，是月经周期、月经期与月经量严重紊乱的一类疾病。发病急骤，大量出血者为"崩"；淋漓不断但病势缓和者为"漏"。崩漏可见于西医学的功能失调性子宫出血及其他原因引起的子宫出血。生殖器炎症和某些生殖器肿瘤引起的不规则阴道出血亦可参照本病辨证治疗。

【辩证分析】

肾阳虚衰：经乱无期，出血量多或淋漓不尽，色淡红，质清稀。小腹冷痛，腰膝无力，小便清长，大便溏薄。舌质淡暗，舌苔白润，脉沉细。

肾阴不足：经乱无期，出血淋漓不净或量多，色鲜红，质稠。两颧潮红，心烦少寐，可伴有腰膝酸软或头晕耳鸣。舌红少苔，脉细数。

气血虚弱：经血非时而至，崩中与漏下交替无常，血色淡，质稀薄。神疲乏力，少气懒言，面色㿠白，手足不温，纳呆便溏。舌质淡，或见齿痕，舌苔薄白，脉弱无力。

血热妄行：经乱无期，或淋漓不净又时而增多，色深红或鲜红，质黏稠，或夹杂血块。唇红面赤，口干喜饮，大便秘结，小便短赤，或有口臭，心烦失眠。舌质红，舌苔干黄，脉滑数或洪数。

瘀血阻络：经血非时而至，或淋漓不净又时而增多，色暗红，或夹杂血块。小腹疼痛拒按，血出痛减，心烦失眠，夜卧不安。舌质紫暗或有瘀点，脉弦或沉涩。

【治疗方法】

1. 热敷方

穴位：神阙

药物组成：①艾叶、食盐各等份，食醋适量。②食盐，蒲黄炭各等份，艾炷适量。

制用方法：方①将前2味药研粗末，加入食醋，炒热装入布袋中，备用。方②将前2味混合拌匀，备用。用时方①趁热敷于神阙穴上，以纱布包扎固定。每天换药1次，至愈为止。方②取药填满脐孔，令药物略高出皮肤表面，继之把艾炷置药面上，点燃艾炷灸之，直至阴道停止出血为止。

主治：崩漏（虚寒型）。

附记：笔者引自民间验方，屡用有效。

2. 止血膏

穴位：中极、神阙

药物组成：生地榆50克，生地炭、花蕊石各9克，当归15克。

制用方法：上药共研细末，以陈醋调匀成膏状，备用。用时取20克分贴中极和神阙穴上，外以纱布盖上，胶布固定，每天换药1次，至阴道血止为度。

主治：崩漏（血热型）。

附记：笔者引自民间验方，屡用有效。

3．热崩糊

穴位：中脘、神阙、足三里。

药物组成：党参30克，白术30克，黄芪30克，熟地黄20克，桑寄生20克，山茱萸15克，当归12克，荆芥炭12克，仙鹤草10克，炮姜10克，炙甘草9克，大枣9克。

制用方法：将上述药物放入砂锅内加水浸泡，按中药煎制方法煎煮，去渣取液。将药液与面粉调和成糊状，趁热敷于穴位处。注意不可过热，防止烫伤皮肤，每日2次。

主治：崩漏属气血虚弱者。

附记：引自《敷脐妙法治百病》。

4．温经行气散

穴位：神阙。

药物组成：当归9克，吴茱萸6克，干姜6克，香附6克，小茴香6克，肉桂3克，沉香3克。

制用方法：上述药物研成细末，炒热后装入布袋内，热敷穴位处。注意热敷时不可过热，防止烫伤皮肤。每日1次。

主治：崩漏属气血虚弱者。

附记：笔者引自民间验方，屡用有效。

5．补脾止漏散

穴位：中极、神阙。

药物组成：生地榆50克，生地黄15克，当归15克，花蕊石10克，藕节适量。

制用方法：将上述药物研成细末，藕节榨汁，二者调成糊状，取适量涂于穴位上，盖以纱布，胶布固定。每日2次。

主治：崩漏属血热妄行者。

附记：引自《敷脐妙法治百病》。

6．暖宫散

穴位：子宫。

药物组成：栀子炭6克，棕榈炭6克，地榆6克，鲜小蓟15克，生地黄15克。

制用方法：将小蓟捣烂，其余药物研成细末，二者调成糊状，取适量涂于穴位上，盖以纱布，胶布固定。每日2次。

主治：崩漏属血热妄行者。

附记：笔者引自民间验方，屡用有效。

7．化瘀止崩散

穴位：神阙。

药物组成：五灵脂10克，蒲黄炭10克，三七10克，丹参10克，炮姜10克，食醋适量。

制用方法：将上述药物研成细末，食醋炒热拌匀后装入布袋内，热敷穴位处。注意热敷时不可过热，防止烫伤皮肤。每日2次。

主治：崩漏属瘀血阻络者。

附记：引自《敷脐妙法治百病》。

8．肉桂吴萸茴香袋

穴位：神阙

药物组成：肉桂3克，吴茱萸6克，小茴香6克，当归9克，艾叶6克，元明粉9克，沉香3克，香附6克。

制用方法：将以上8味药研细末，装入双层消毒纱布中，将药袋敷于脐部神阙穴周围，用绷带固定，另用热水袋置于药袋上，每日3次，每次30分钟。

主治：功能失调性子宫出血。

附记：引自《中国民间外治独特疗法》。

9．功血外敷方

穴位：百会

药物组成：红蓖麻仁15克。

制用方法：上药去壳，捣如泥状，敷于百会穴，用绷带上下包紧，并用热水袋热熨15分钟，每日1换。

主治：功能失调性子宫出血。

附记：引自《中国民间外治独特疗法》。

10．参术散

穴位：神阙

药物组成：党参、白术、黑炮姜、海螵蛸各15克。

制用方法：上药共研细末，以醋调如泥，取适量敷于脐部神阙穴，纱布覆盖，胶布固定。每日1次，5次为1个疗程。

主治：功能失调性子宫出血。

附记：引自1995《福建中医药》（4）。

11．三炭宫血贴敷方

穴位：神阙

药物组成：西党参、川续断、川牛膝各30～50克，贯众炭、荆芥炭、艾叶炭各5克。

制用方法：上药研细末，用纱布包成一药袋，以神阙穴为中心将其用腹带固定于脐部，保留3～5天后换药。

主治：功能失调性子宫出血。

附记：引自《亲献中药外治偏单秘方》。

【医生建议】

崩漏出血量大时可发生一些合并症如贫血、虚脱等，严重者甚至出现失血性休克。出现虚脱时要立刻采取抢救措施，如强刺激人中、百会、涌泉等穴位，并及时送往医院治疗。对于顽固性崩漏，特别是更年期妇女应尽早做妇科相关检查以明确诊断，及早排除癌性病变，以免贻误病情。

第四节、阴道炎

【病证概述】

阴道炎中医称"带下病"。带下是阴道壁及宫颈等组织分泌的一种粘稠液体，色白无味，在妇女经期前后及妊娠期带下均可增多。带下病是指妇女阴道分泌物明显增多，色、质、气味发生异常，并伴有局部或全身症状的一组疾病，临床以带下过多，带下色白、黄、赤为常见。

【辩证分析】

湿热下注：带下量多，如涕如脓，色黄绿或黄白，或挟血液，腥臭难闻。阴部灼热瘙痒伴小腹疼痛，口苦咽干，小便短赤。舌质红，舌苔黄腻，脉滑数或濡数。

脾虚湿困：带下量多，绵绵不断，质或稀或稠，色白或淡黄，无臭味。神疲乏力，少气懒言，纳少便溏，面色㿠白或萎黄。舌质淡胖，可见齿痕，舌苔白腻，脉濡弱。

阳虚水泛：带下量多，质稀薄如水，色白，微有腥气。腰酸膝软，小腹冷痛喜暖，夜尿频多，小便清长，大便溏薄，面色晦暗，四肢不温。舌质淡，舌苔薄白，脉沉迟。

阴虚内热：带下量不甚多，质稠，色黄或赤白相兼，无臭味。阴部灼热干涩，五心烦热，两颧潮红，伴口燥咽干，失眠多梦。舌红少苔，脉细数。

【治疗方法】

1. 止带散

穴位：神阙

药物组成：醋炙鸡冠花、酒炒红花、荷叶灰、白术、茯苓、车前子各等份。

制用方法：上药共研细末，备用。用法时每取10～15克用酒或米汤调匀成膏状，敷于神阙穴上，外以纱布盖上，胶布固定。1～2日换药1次。

主治：白带。

附记：引自《理瀹骈文》。

2. 萹蓄合剂

穴位：阿是穴

药物组成：萹蓄30克，生薏米20克、川牛膝、瞿麦各10克，滑石15克，通草5克，厚朴6克。

制用方法：上药共研细末，备用。用消毒纱布裹药粉卷成大小长条状，塞入阴道内，用卫生巾绷好。每隔2天换药1次。

主治：湿热下注而引起的妇女阴痛阴痒。

附记：引自2004年《浙江中医杂志》（2）。加减：痛甚加焦山栀、龙胆草；苔黄腻、纳呆、四肢乏力加苍术，藿香；长期低热腹胀加杏仁、蔻仁、淡竹叶、苍术、黄柏、大腹皮；兼患滴虫者加蛇床子30克。

3. 灭滴栓

穴位：阿是穴

药物组成：雄黄1克，生烟叶2克，明矾少许、鲜猪肝60克。

制用方法：先将雄黄等3药共研细末，再将猪肝切成三角形，在肝上用缝衣针扎些小孔，把药粉撒入小孔内。晚上塞入阴道里，早上取出，并用高锰酸钾溶液（1/5000）冲洗阴道。

主治：滴虫性阴道炎。

附记：引自1976年《赤脚医生杂志》（7）。

4. 墓藁散

穴位：阿是穴

药物组成：墓头回60克，藁本适量，白芷9克。

制用方法：上药共研细末，过筛，装瓶内经高压消毒，备用。每日上药1次，7～10次为1疗程。上药前用双氧水浸湿的棉球充分擦拭阴道壁及穹窿部，然后喷洒药粉。药量每次0.5～0.8克为宜。

主治：滴虫性阴道炎。

附记：引自1975年《赤脚医生杂志》（11）。

5. 抑霉散

穴位：阿是穴

药物组成：藿香、百部、苦参各25克。

制用方法：干燥后共研细末，过80目筛，混匀即成。用凡士林调敷患处。

主治：霉菌性阴道炎。

附记：引自《外治汇要》。此为曹莉梅、宋钦兰方。

6. 治阴道滴虫验方

穴位：阿是穴

药物组成：黄柏15克、枯矾、雄黄各10克，轻粉、冰片各5克。

制用方法：上药研为细末，用凡士林60克调成软膏，备用。先用鲜大青叶100克、蛇床子、地骨皮、五灵脂各50克，煎水冲洗阴道后（每天早晚各1次），再取此膏涂敷患处。每日1次。

主治：滴虫性阴道炎。

附记：引自1985年《新中医》（5）。

【医生建议】

年龄在40岁以上者，带下黄赤，应注意排除癌症。节制房事，注意经期及产褥期的卫生，分娩时避免宫颈裂伤，保持外阴清洁干燥，勤换内裤，禁止盆浴。经期勿冒雨涉水和久居阴湿之地，以免感受湿邪。不宜过食肥甘或辛辣之品，以免滋生湿热。定期进行妇科普查，发现病变及时治疗。

第五节、闭经

【病证概述】

闭经是指女性从未有过月经或月经周期已建立后又停止的现象，凡年满18周岁月经尚未来潮者称为原发性闭经；月经周期建立后，非孕期而又连续6个月以上无月经者称为继发性闭经。常见可导致闭经的原因有子宫内膜损伤或粘连、卵巢功能早衰及多囊卵巢、肿瘤、精神创伤及营养不良或外界因素变化、注射长效避孕针或口服避孕药等。

【辩证分析】

寒凝血瘀：月经数月不行，小腹胀痛，得温痛减，四肢不温，面色青白。舌淡或有瘀斑，舌苔薄白，脉沉紧或沉迟。

气滞血瘀：月经数月不行，小腹胀痛，两胁、乳房胀闷疼痛，情志起伏后症状加重，多烦躁不安，失眠易怒，善叹息。舌暗或有瘀点，脉弦涩。

痰湿阻滞：月经数月不行，脘腹胀满，头晕嗜睡，带下量多色白，精神疲倦，食少纳呆。舌质淡胖，舌苔白腻，脉弦滑。

气血不足：月经数月不行，目眩头晕，面色萎黄，倦怠乏力，少气懒言，或有心悸失眠。舌质淡，舌苔薄白，脉细无力。

肝肾阴虚：月经数月不行，消瘦低热，心烦少寐，头晕耳鸣，两颧发红。舌红少苔，脉细数或涩。

【治疗方法】

1. 蜣螂饼

穴位：神阙

药物组成：蜣螂1个（焙干），威灵仙10克，黄酒或白酒适量。

制用方法：上药烘干，共研细末，用酒调成膏状，敷于神阙穴，纱布敷盖，胶布固定。若局部感到灼热、刺痛感时除去。

主治：闭经。

附记：引自《中国民间外治独特疗法》。

2. 益母草膏

穴位：神阙

药物组成：益母草500克，黄酒适量。

制用方法：将益母草研为细末，黄酒调成糊状，敷于神阙穴，以纱布敷盖，胶布固定，外加热敷，每次30分钟，每日1～2次。

主治：闭经。

附记：引自《中国民间外治独特疗法》。

3．蚕砂膏

穴位：神阙

药物组成：蚕砂30克，麝香0.5克，黄酒适量。

制用方法：先将麝香研末备用，再将蚕砂研末，以黄酒调成膏，用时先将麝香0.25克填于脐中，再取药膏敷于脐眼上，外以纱布覆盖，胶布固定，2日换药1次。

主治：闭经。

附记：引自《中国民间外治独特疗法》。

4．二子蚕砂饼方

穴位：神阙、气海、血海、三阴交

药物组成：白芥子、茺蔚子、晚蚕砂各30克，大曲酒10毫升。

制用方法：前三味药共研细末，贮瓶备用，用时每次取药末20克，加大曲酒少许调和成厚膏，捏成圆形如5分硬币稍厚略大之药饼2个，贴敷在穴位上，外加纱布覆盖，胶布固定，再用热水袋置穴上熨30分钟，24小时揭去药饼。每次贴2穴，诸穴交替使用。局部水疱小者，不必挑破，任其自行吸收，水疱大者可按常规处理。

主治：闭经。

附记：引自《中国天灸疗法》。

5．妇笑散

穴位：神阙

药物组成：柴胡15克，当归20克，川芎15克，红花20克，丹参25克，益母草30克。

制用方法：除益母草外将上药研成细末，密封备用。益母草煎成浓汁备用。用时先以75%酒精常规消毒神阙穴，用益母草浓汁将药调成糊状，取糊状药饼约5克置于神阙穴内，外用胶布固定以防外溢。3天换药1次。

主治：青春期闭经。

附记：引自1996年《辽宁中医杂志》（8）。

6．归来散

穴位：神阙穴。

药物组成：山茱萸15克，当归、怀牛膝、菟丝子各12克，熟地、枸杞子各10克，川芎、白芍、益母草各20克。

制用方法：将上药焙干共研细末，贮瓶备用。用时将脐部洗净擦干，取药末适量，用黄酒调成糊状，敷于神阙穴上，外以纱布覆盖，胶布固定。每2天换药1次，连续贴敷至经行。

主治：闭经。

附记：引自《敷脐妙法治百病》。

【医生建议】

1. 有部分妇女因服用减肥药而闭经，也有因肥胖而节食，导致厌食而闭经，所以要去除以上因素。

2. 保持心情舒畅，避免精神紧张与精神不良刺激而影响月经正常来潮。

3. 适当进行体育锻炼与体力劳动，以增强体质。

第六节、不孕症

【病证概述】

不孕症，又称绝子、无子，指育龄妇女未避孕，配偶生殖功能正常，婚后有正常性生活，同居两年以上而未怀孕者，又称为原发性不孕。曾有过生育或流产，而又两年以上未怀孕者，称继发性不孕。

导致不孕的原因很多，古人所说的五不女，即螺、纹、鼓、角、脉五种，大多属于先天性生理缺陷，这是贴敷所不能奏效的。就脏腑气血而论，本证与肾精关系密切。如先天肾虚，或精血亏损，使冲任虚衰，寒客胞脉，情志不畅，肝气郁结，气血不和；或恶血留内，气滞血瘀；或脾失健运，痰湿内生，痰瘀互阻，胞脉不通，均可致不孕。

【辩证分析】

肾虚：婚后不孕，月经后期，量少色淡，面色晦暗，性欲淡漠，小便清长，大便不实，舌淡苔白，脉沉细或沉迟。

肝气郁结：多年不孕，经期先后不定，经来腹痛，行而不畅，量少色暗，有血块，经前乳房胀痛，精神抑郁，烦躁易怒，舌质正常或暗红，苔薄白，脉弦。

痰瘀互阻：婚后久不受孕，形体肥胖，经行推后而不畅，夹有血块，甚或闭经，带下量多，质黏稠，头晕心悸，胸胁胀满，纳呆泛恶，苔白腻，脉滑。

【治疗方法】

1. 暖宫散

穴位：神阙

药物组成：细辛5克，川椒10克。

制用方法：上药共研细末，每次2.5克，用生理盐水调成糊状，填塞脐眼，用自制环形圈置于其上，暴露神阙穴，余用毛巾遮盖，用TDP治疗仪（俗称神灯）照射神阙穴30分钟，每天1次，连用10天为1个疗程。

主治：不孕症（肾阳虚型），输卵管轻度梗阻性不孕症。

注意事项：该法在月经期间停用。

附记：引自《实用外治临床大全》。

2. 暖宫孕

穴位：小腹部

药物组成：小茴香60克，艾叶10克，大茴香15克，松香15克，沉香10克，熟附子15克，广木香15克，炙山甲10克，乳香10克，官桂10克，肉桂10克，炮姜10克，桃仁12克。

制用方法：上药研为粗末，装入布袋内，敷在小腹上。

主治：不孕症（虚寒型）或1～3个月来月经1次。

注意事项：本方1剂只能用1个月，月经净后用。待下次月经时取下，月经干净后再投一剂。若月经过期不来，应立即取下。

附记：引自《实用外治临床大全》。

3. 通络助孕膏

穴位：神阙

药物组成：虎杖、石菖蒲、王不留行各60克，当归、穿山甲、肉苁蓉各30克，半夏、细辛、附子各15克，乳香、没药、琥珀各30克，肉桂15克。

制用方法：取前9味药煎3次，熬液成浓缩膏状，再把乳香、没药、琥珀、肉桂后加入拌匀，烘干研末，贮瓶备用。治疗时取药末5克，加白酒、蜂蜜适量，冰片少许，风油精3滴，调成膏状敷于脐部，纱布覆盖，胶布固定。每天用热水袋热熨脐部1小时左右，2天换药1次。于经净第3天开始用药，6天为1个疗程。每次月经净后用1-2个疗程。

主治：不孕症（寒凝胞宫型）。

附记：笔者引自民间验方，屡用有效。

4．消炎助孕敷药袋

穴位：腹部及腰骶部诸穴

药物组成：鱼腥草30克，连翘30克，红藤20克，益母草20克，丹参20克，皂角刺15克，路路通15克，生甘草10克。

制用方法：上述中药1剂，装入布袋中，喷适量水在布袋上，隔水蒸沸30分钟，待适温后外敷腹部及腰骶部诸穴，每晚1次，热敷1小时左右。月经净后3～5天开始敷药，连续10～15次。

主治：不孕症（下焦湿热型）。

附记：笔者引自民间验方，屡用有效。

5．五白散

穴位：神阙

药物组成：五灵脂、白芷、食盐各6克，麝香0.3克，面粉适量、艾炷适量（如黄豆大小）。

制用方法：先将前3味药共研细末，入麝香同研和匀，装瓶备用。用时先取面粉30克以水调和制成面条，用之围绕肚脐四周，再取药末填满脐中，然后以艾炷点燃置于药末上灸之，连续灸至患者脐中有温暖感觉后即停灸。每隔3天填药艾灸1次，10次为1疗程。

主治：子宫寒冷，冲任失调及不孕症。并治男子精冷不孕。

附记：引自《串雅外编》。

6．椒附散

穴位：神阙

药物组成：食盐30克、川椒、熟附子各15克，生姜5-10片，艾炷21壮（如黄豆大）。

制用方法：先将食盐另研细末待用，次将川椒、附子共研细末，贮瓶备用。用时先取食盐15～30克填入患者的脐孔内，取艾炷置食盐上点燃灸7壮，继之去除脐中食盐，再以川椒、附子末填入脐孔内，以生姜片覆盖于脐上，再用艾炷置脐上灸之，连续灸14壮。每天如上填药艾灸1次，7天为1疗程。

主治：胞宫寒冷，久不受孕。

附记：引自《外治记要》。

【医生建议】

不孕症与男女双方都有关系，治疗前必须明确诊断。

第七节、妊娠呕吐

【病证概述】

妊娠呕吐中医又称为妊娠恶阻，是指孕妇在怀孕早期出现恶心呕吐、食欲不振、头晕、倦怠等反应，具体表现为食入即吐，或厌闻食气，不食也吐甚则滴水不进，呕吐物多为胆汁或清水。妊娠呕吐轻者可影响进食，严重者可出现脱水及代谢性酸中毒，危及生命。

【辩证分析】

脾胃虚弱：妊娠早期，呕恶清水，食入即吐，口淡乏味，不思饮食。神疲体倦，头昏嗜睡。舌质淡，舌苔薄白，脉弱无力。

肝火犯胃：妊娠早期，呕恶吞酸，暖气频做，胸胁满闷，心烦易怒。头晕目眩，口苦咽干，喜冷饮，大便秘结，小便短赤。舌质红，舌苔薄黄，脉弦滑数。

胃阴不足：妊娠早期，干呕连连，胃中嘈杂，心烦口渴。两颧泛红，大便秘结，小便短赤。舌质红，苔薄黄少津，或有裂纹，脉细数。

痰湿阻滞：妊娠早期，呕吐痰涎，胸腹满闷不适。口中黏腻，不思饮食，神疲体倦，心悸气短。舌淡胖，苔白腻，脉滑。

【治疗方法】

1．生姜糊

穴位：内关（双）

药物组成：生姜6克。

制用方法：将生姜烘干，研为细末，过筛，以水调为糊状，敷内关穴。

主治：妊娠呕吐。

附记：引自《中医外治法集要》。

2．止吐膏

穴位：内关

药物组成：紫苏梗10克，半夏5克，黄连6克，砂仁6克，姜竹茹10克。

制用方法：将紫苏梗、半夏、黄连、砂仁粉碎研末，姜竹茹煎水取汁，放冰箱备用。用时取药末用药汁调成膏状，于每日起床前敷于双侧内关穴上，覆盖纱布后用弹性绷带固定，用拇指分别按压5分钟，每日早晚按压数次。每12小时换药1次。

主治：妊娠呕吐。

附记：笔者引自民间验方，屡用有效。

3．栀芩夏香糊

穴位：神阙

药物组成：黄芩2克，姜半夏1克，生栀子2克，公丁香0.3克，鲜生姜10克。

制用方法：鲜生姜去皮捣取汁，再将余药研细粉混合成糊状，每晚临睡前贴敷神阙穴，外用绷带固定，每日1剂。寒冷季节局部热敷保温。

主治：妊娠呕吐。

附记：笔者引自民间验方，屡用有效。

4．恶阻膏

穴位：神阙

药物组成：刀豆子5个，白豆蔻3克，生姜汁、生紫苏叶汁、生萝卜汁各1杯。

制用方法：先将刀豆子、白豆蔻共碾碎成细末，再取姜汁、紫苏叶汁、萝卜汁与药末拌合调匀，捣成厚膏状，敷脐。

主治：妊娠恶阻。

附记：引自《敷脐妙法治百病》。

5．连萸止呕膏

穴位：神阙

药物组成：黄连12克，吴茱萸6克，紫苏叶汁1小杯，刀豆子5个。

制用方法：将黄连、吴茱萸、刀豆子共研细末，再取紫苏叶汁与药末拌合调匀，调成厚膏状，备用。用时取药膏适量，将患者脐部洗净，贴敷膏药于脐孔上，外以纱布覆盖，胶布固定。每日换药2～3次，直至病愈为止。

主治：肝气犯胃，呕吐苦酸水。

附记：引自《敷脐妙法治百病》。

6．雄倍矾葱饼

穴位：神阙

药物组成：雄黄、五倍子各30克，枯矾15克，葱头5个，肉桂3克，公丁香2克，酒适量。

制用方法：将上药研末共捣烂，加酒适量调和，软硬适度，制成圆形小药饼备用。用时取药饼1个贴于脐中，压紧，胶布固定。可加艾条隔药悬灸15～20分钟，每日1次。

主治：妊娠剧吐不止。

附记：引自《中医药物贴脐疗法》。

7．半夏砂蔻糊

穴位：神阙

药物组成：半夏15克，砂仁3克，白蔻仁3克，生姜汁1小杯。

制用方法：将前3味药碾成细末，以姜汁调和药末如稠糊状备用。先用生姜片擦患者脐孔发热，再取药糊涂敷于脐孔上，外以纱布覆盖，胶布固定。每日涂药3～5次，干后再涂，频换频涂药，疗效颇佳。

主治：妊娠恶阻。

附记：引自《敷脐妙法治百病》。

8．姜豆膏

穴位：神阙

药物组成：鲜生姜汁1小杯，刀豆壳10克（烧灰存性），米醋适量。

制用方法：将刀豆壳烧灰研为细末，将姜汁加入刀豆壳灰中调和，掺与米醋适量制成膏备用。取药膏如红枣大小1块，贴于患者脐孔上，盖以纱布，胶布固定。每日贴膏1～3次。

主治：妊娠恶阻。

附记：引自《中华脐疗大成》。

【医生建议】

孕妇应尽量保持心情轻松愉快，避免紧张、焦虑等不良情绪。饮食以富含营养、易于消化为原则，对饮食气味反应比较强烈的孕妇可以采取少食多餐的方式。呕吐严重者应及时就医，用药控制症状。

第八节、妊娠高血压综合征

【病证概述】

妊娠期高血压疾病是妊娠期特有的疾病，包括妊娠期高血压、子痫前期、子痫、慢性高血压并发子痫前期以及慢性高血压。我国发病率为9.4%，国外报道7%～12%。本病严重影响母婴健康，是孕产妇和围生儿发病和死亡的主要原因之一。

【辩证分析】

脾虚：妊娠中晚期，面目四肢浮肿，皮薄光亮，按之没指，精神疲倦，胸闷气短，食欲不振，口淡无味，小便少，大便溏薄，舌质胖嫩有齿痕，苔薄白或薄腻，脉虚细而滑。

肾虚：妊娠数月，四肢肿渐及颜面或遍身浮肿，按之凹陷不起，皮薄光亮，目巢肿如新卧之蚕，面色晦暗，心悸气短，腰酸腿软，畏寒肢冷，舌质淡红，苔薄白而润，脉沉细而滑。

气血亏虚：妊娠中晚期，额面虚浮或先后两足浮肿，面色萎黄，视物模糊，或心悸气急，夜寐不深，目眩头晕，神倦懒言，纳食少味，唇甲不华，舌质淡或淡胖，苔薄白，脉虚细滑。

阴虚肝旺：妊娠中晚期感头晕头痛，眼花目眩，心中烦闷，颧赤唇红，口燥咽干，手足心热，耳鸣腰酸，甚则猝然昏倒，顷刻即醒，醒复发，甚或昏迷不醒，全身强直抽搐，双目上视。舌红少苔，脉弦细滑。

脾虚肝旺：妊娠后期，面浮肢肿，胸闷欲吐，头晕且胀，纳差便溏，纳谷不香，神疲乏力，形体多矮胖，尿少，舌淡胖，黯红，苔腻，脉弦缓滑。

肝风内动：妊娠晚期或正值产时或新产后，自觉头晕、目眩、烦躁不安，颜面潮红，突然倒仆，目呆头倾，两臂屈曲，两腿内转，全身强烈抽动，腰背反张，牙关紧闭，昏不知人，手足心热，颧赤息粗，舌红绛少苔，脉弦滑数。

痰火上扰：妊娠晚期或正值产时或产后，头晕头重，胸闷泛恶，肢肿，突然昏仆不知人，两目上吊，牙关紧闭，口流涎沫，面浮肢肿，四肢抽搐，腰背反张，时作时止，鼾声如雷，舌红苔黄口腻，脉弦滑数。

【治疗方法】

1. 吴萸川芎散

穴位：神阙

药物组成：吴茱萸5克，川芎5克。

制用方法：将上药研细末，取药末2～5克敷于脐中，胶布固定，3日换药1次。

主治：妊娠高血压综合征。

附记：引自《中国民间外治独特疗法》。

2．天南星附子醋方

穴位：涌泉（双）

药物组成：天南星3克，附子3克，醋适量。

制用方法：先将前两味药研细末，再用醋调成糊状，贴于脚心涌泉穴。

主治：妊娠高血压综合征。

附记：引自《中国民间外治独特疗法》。

3．桂芎膏

穴位：神阙

药物组成：桂枝3克，川芎2克，罗布麻叶6克，龙胆草6克，酒适量。

制用方法：将以上前4味药研细末，用酒调成膏状，敷于脐部，用伤湿止痛膏外敷固定，每日换药1次。

主治：妊娠高血压综合征。

附记：引自《中国民间外治独特疗法》。

4．珍珠母槐花散

穴位：神阙、涌泉（双）

药物组成：珍珠母、槐花、吴茱萸各等分，米醋适量。

制用方法：以上前3味研细末，过筛备用，用时取药末适量，米醋调成膏状，敷于脐部和双侧涌泉穴，外用消毒纱布覆盖，胶布固定。

主治：妊娠高血压综合征。

附记：引自《中国民间外治独特疗法》。

5．吴萸山药散

穴位：神阙

药物组成：吴茱萸，山药20克。

制用方法：以上2味药共研细末，取药末2～5克，敷于脐中，外用胶布固定，3日换药1次。

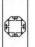
主治：妊娠高血压综合征。

附记：引自《中国民间外治独特疗法》。

【医生建议】

1．妊高症与营养因素密切相关，合理安排饮食对预防和控制妊高症的发生发展非常重要。需控制动物脂肪、热能的摄入。适量增加蛋白质、各种维生素、无机盐和微量元素的摄入。身体过胖容易引起妊高症，不要让体重过于增长，在28孕周后一般每周增重500克，因此每周体重增加应控制在500克以内。

2．生活规律化，每天保证睡眠和安静歇息至少在8个小时以上，采取适宜的躺卧姿势左侧卧位睡眠。心态要平稳，情绪不大起大落。坚持做适量运动，如散步、森林浴，增强抗病力，避免过重、过于激烈的工作和运动。

第九节、胎位不正

【病证概述】

妊娠后期（32周以后）发生胎先露及胎位异常者，称为"胎位不正"，或称"胎位异常"。据统计，分娩时正常胎位约占90％，而胎位异常约占10％。西医学将胎位异常分为胎头位置异常（如持续性枕横位及枕后位、面位、额位、高直位、前不均倾位等）、臀位、横位及复合先露等。胎头位置异常最易发生，其次是臀位、横位、复合先露。古人把胎头位置异常称为"偏产"，称臀位为"坐产"，称横位为"横产"。

【辩证分析】

气血失和：胎位不正（多为臀位），孕妇胸闷不舒，恐惧不安，孕前多有月经失调或痛经史，舌质红，苔薄白，脉沉微弦。

脾肾两虚：胎位不正，纳少便溏，肢软乏力，面色萎黄，头晕耳鸣，腰膝酸软，舌质淡，苔薄白，脉沉迟无力。

肝脾不和：胎位不正，胸胁胀满，腹大虚胖（B超提示羊水过多），小腹坠胀，有时拘急疼痛，足跗微肿，胎动微弱，舌质红，苔薄白，脉沉细滑微弦。

气血虚弱证：妊娠后期，胎位不正，精神疲倦，气短懒言，小腹下坠，面色㿠白，舌淡，苔白，脉滑缓。

气滞血瘀证：妊娠后期，胎位不正，伴见胁肋胀痛，时轻时重，精神抑郁，胸闷嗳气，苔薄微腻，脉弦滑。

【治疗方法】

1. 姜泥正胎膏

穴位：至阴（双）

药物组成：生姜适量。

制用方法：取生姜适量，捣成泥状，分别贴敷双侧至阴穴，然后用塑料薄膜包裹，使姜泥始终保持潮湿状态，如干燥可重新更换。自贴24小时后，妇科检查，如未转正可继续敷2～3天。

主治：胎位不正。

附记：引自《中西医结合杂志》。

2. 王不留行正胎贴

穴位：至阴穴

药物组成：王不留行籽。

制用方法：上药研为细末，用凡士林调制成膏状，置于大小适中的胶布中央。用75%酒精棉球擦净小趾，将放置好药膏的胶布分别贴敷于两侧至阴穴。嘱孕妇每日排完小便后，放松腹部，按压所贴药膏，每次2～3分钟，每日3次以上。以腹部有胎动感为最好。待3～4日后复查，未转正者再换药贴敷，3次未转正者改用其他方法。

主治：胎位不正。

附记：笔者引自民间验方，屡用有效。

3. 正胎膏

穴位：血海（双）

药物组成：当归15克，川芎12克，白芍15克，黄芪30克，菟丝子30克，羌活15克，艾叶9克。

制用方法：上药共研细末，用凡士林调制成膏状。孕妇临睡前将药膏分别贴于血海穴，覆盖纱布后用胶布固定，至早上揭去，连用3晚后，复查胎位，未转正者改用其他方法。

主治：胎位不正。

附记：笔者引自民间验方，屡用有效。

【医生建议】

作好产前检查，预先诊断出胎位不正，及时治疗，如未转为头位，则需要在预产期前1～2周住院待产，由医生根据孕妈妈的具体情况决定分娩方式。

第十节、习惯性流产

【病证概述】

流产是指妇女怀孕后阴道下血，甚则胎儿下坠之症。其发病多因气血两亏、肾虚、血热、外伤，以致冲任不调，不能养胎、载胎所致，治疗以安胎为主，并根据不同情况，分别采用补气、固肾、养血、清热等法。如阴道出血太多，或胎儿已死腹中，应及时促其流产。如胎已堕出，则按产后处理。

【辩证分析】

流产包括先兆流产、自然流产和习惯性流产三种。先兆流产，中医称之"胎漏"、"胎动不安"，表现为阴道少量下血，或淋漓不断，可有轻微的腰酸腹胀；自然流产，中医又称"堕胎"、"小产"，指或已成形，或未成形的胎儿下坠而出；习惯性流产，中医称之"滑胎"，是指堕胎或小产后，再次受孕，仍如期而堕，或屡孕屡堕，达3次以上者。

【治疗方法】

1. 安胎主膏

穴位：肾俞（双）

药物组成：党参、酒当归各64克，熟地96克，酒条芹、怀山药、白术各48克，酒川芎、酒白芍、陈皮、苏梗、香附、杜仲、续断、贝母各15克。

制用方法：上药用麻油熬，黄丹收膏，贴肾俞穴。2日换药1次，1月为1个疗程。

主治：胎动不安（虚证）。

附记：引自《中药贴敷疗法》。

2. 益肾保胎膏

穴位：腰眼（双）

药物组成：党参、当归、杜仲、续断、桑寄生、生地、地榆、砂仁、阿胶各32克，熟地64克，炒蚕砂48克，煅紫石英、煅赤石脂、煅龙骨各15克。

制用方法：上方前12味药用麻油熬，黄丹、黄蜡收膏，再下煅紫石英、煅赤石脂、煅龙骨后3味搅匀，贴腰眼，外用胶布固定。7日一换，过3个月半月一换，满10月为止。

主治：习惯性流产（肾虚型）。

附记：引自《中药贴敷疗法》。

3．保胎膏

穴位：腰眼、丹田、命门及痛处

药物组成：党参、当归、生地、杜仲、续断、桑寄生、地榆、砂仁、阿胶各32克，熟地64克，炒蚕砂48克。

制用方法：上药用麻油750克，熬枯，去渣，入黄丹388克，黄蜡64克收膏，再下煅紫石英、煅赤石脂、煅龙骨各10克（共研细末）搅匀。摊膏备用。用时先1月贴腰眼，7日1换，过3月后半月1贴，10月满为止。如治淋带，血枯经闭，贴丹田；肾虚腰痛贴命门及痛处。

主治：防止流产。兼治淋症、带下、血枯经闭及肾虚腰痛等症。

附记：引自《理瀹骈文》。

4．专保小产膏

穴位：丹田

药物组成：生地256克，当归、炒黄芩、益母草各32克，白术、川续断各18克，酒芍、黄芪各15克，甘草10克。

制用方法：上药用麻油1000克熬枯，去渣，下白蜡32克、黄丹448克收膏，入煅龙骨32克（研末）搅匀。摊膏备用。用时以缎摊贴，贴丹田，14日1换。将产时1月1换。

主治：防止小产。

附记：引自《理瀹骈文》

5．安胎膏

穴位：肾俞

药物组成：党参、酒当归各64克，熟地96克，酒条芩、淮山药、白术各48克，酒川芎、酒白芍、陈皮、苏梗、香附、杜仲、续断、贝母各15克。

制用方法：麻油熬，黄丹收。用时贴肾俞穴。

主治：胎动不安。

附记：引自《理瀹骈文》。加减：下血者加桑寄生、阿胶各15克；子痫加防风、独活、羚羊屑；子肿加姜皮、茯苓皮、大腹皮、陈皮、栀子末调；子喘加马兜铃、桔梗、贝母；止呕定痛加砂仁少许；肝脾血热和小便带血加柴胡、黑山栀子；胎动不安，古方1月用乌雄鸡，10月用猪腰入药。

【医生建议】

1．要注意要保持心情舒畅，研究认为，自然流产是因为孕妇皮层下中枢兴奋亢进所致，实验证明，神经系统的机能状态对流产起着决定性作用。

2．要注意找出这次先兆流产的原因，比如阴道出血、轻微腹痛等。再就是既往有流产史的患者不要在怀孕后进行保胎，最好在怀孕前就找到既往流产的原因，进行治疗。

3．要注意定期做产前检查，妊娠中期就应开始定期进行产前检查，可及时发现和处理异常情况，并可指导孕期保健。

第十一节、乳头皲裂

【病证概述】

乳头皲裂是指乳头及乳晕部裂口、疼痛，揩之出血或流黏水。多因乳头皮肤纤弱，又受到机械性的刺激或局部不清洁，或乳汁过少，乳头凹陷、过短，哺乳方法不当，婴儿用力吮吸所致。此病不仅哺乳困难，而且易为细菌侵入而引起化脓性乳腺炎、淋巴管炎等疾患。产后乳头皲裂大多是哺乳不当的初产妇。其中有的让婴儿含乳头入睡，时间太久；有的乳头表皮太娇嫩，经不起吮吸；也有的是被婴儿咬破。如果轻心大意，破裂处会感染发炎，甚至引发乳腺炎，不但加重病痛，也影响婴儿身体健康。

【治疗方法】

1．硼砂蜂蜜糊

穴位：乳头

药物组成：硼砂末30克，蜂蜜30克。

制用方法：先将硼砂研细，再加入蜂蜜调匀，使成糊状备用。用时先清洗局部，再用消毒棉签蘸药糊涂敷患处，每日换药3～4次，一般用药3～5天即愈。

主治：乳头皲裂。

附记：引自《中国民间外治独特疗法》。

2．丁香糖酒方

穴位：乳头

药物组成：公丁香5克，红糖5克，白酒10毫升，菜油适量。

制用方法：先将公丁香研为细末，再与红糖、白酒一同入锅，炒至干枯，再研细末，加入菜油适量，调成膏状，敷于乳头皲裂处，哺乳后再涂。

主治：乳头皲裂。

附记：引自《中国民间外治独特疗法》。

3．红糖酒

穴位：乳头

药物组成：红糖50克，白酒30毫升。

制用方法：将上药同入瓷器中，煎煮成糊状贮存待用。将红糖酒糊敷在乳头上，每日3次。

主治：乳头皲裂。

附记：引自《中国民间外治独特疗法》。

4．蛋黄油方

穴位：乳头

药物组成：鸡蛋适量。

制用方法：先把鸡蛋煮熟，去白留黄，置小锅内，上火熬之，并用筷子搅炒，蛋黄的颜色由黄而焦，由焦而黑，最后油出，浮在焦渣上，虑取即成。乳头皲裂者局部外涂。

主治：乳头皲裂。

附记：引自《中国民间外治独特疗法》。

【医生建议】

1．注意乳房和乳头的清洁卫生，防止乳头及乳晕皮肤发生裂口。如破裂伴有感染，患乳应暂停哺乳。但如感染不重，全身反应轻微，可允许婴儿吸乳。

2．乳头下陷或扁平会大大影响哺乳，应该积极纠正。每次擦洗乳头时，用手轻柔地将乳头向外捏出来。

3．饮食宜清淡而富于营养，多食清凉之品，忌食生冷、辛辣刺激、荤腥油腻之品。保持心情舒畅，避免精神紧张，积极配合治疗，如严重时可以暂停哺乳。

4．应注意在小儿哺乳后贴敷，哺乳时应洗去药物。

第十二节、慢性盆腔炎

【病证概述】

慢性盆腔炎是女性盆腔内生殖器官及其周围组织受细菌感染引起的慢性炎症，常由急性盆腔炎反复发作所致，是妇科常见疾病之一。慢性盆腔炎除有局部症状外，同时伴有不同程度的全身症状，病情迁延，日久不愈，使患者抵抗力下降，十分痛苦。中医学认为，本病为冲任失调，气血凝滞所致。对于慢性盆腔炎，采用中药及针刺方法治疗有一定的疗效，但须坚持治疗，炎症控制后，还须继续巩固治疗。

【辩证分析】

湿热瘀结证：少腹部隐痛，或疼痛拒按，痛连腰骶，低热起伏，经行或劳累时加重，带下量多，色黄，质黏稠，胸闷纳呆，口干不欲饮，大便溏，或秘结，小便黄赤，舌红，苔黄腻，脉弦数或滑数。

气滞血瘀证：少腹部胀痛或刺痛，经行腰腹疼痛加重，经量多，有血块，块出痛减，带下量多，婚后不生孕，经前情志抑郁，乳房胀痛，舌紫黯，有瘀斑，苔薄，脉弦涩。

寒湿凝滞证：小腹冷痛，或坠胀疼痛，经行腹痛加重，喜热恶寒，得热痛减，月经错后，经量少，色黯，带下淋漓，神疲乏力，腰骶冷痛，小便频数，婚久不生孕，舌黯红，苔白腻，脉沉迟。

气虚血瘀证：下腹部疼痛结块，缠绵日久，痛连腰骶，经行加重，经有血块，带下量多，精神不振，疲乏无力，食少纳呆，舌黯红，有瘀点，苔白，脉弦紧无力。

【治疗方法】

1．消炎膏

穴位：归来（双）、水道（双）；命门、肾俞（双）、气海俞（双）、腰阳关；关元俞（双）、膀胱俞（双）、上髎（双）、次髎（双）

药物组成：炒炮姜30克，草红衣20克，肉桂15克，白芥子18克，麻黄21克，胆南星18克，生半夏21克，生附子21克，红娘子3克，红芽大乾3克，樟丹、麝香、藤黄面适量。

制用方法：将上药用香油炸枯去渣，以每斤油兑入樟丹240克，即成膏；再用1.5斤油，兑入麝香4克，藤黄面30克，摊成膏药。大膏药每张重6克，小膏药每张重3克。下腹痛为主用小膏药，微火温化后贴归来、水道穴，两侧穴位交替使用。腰痛为主贴命门、肾俞、气海俞、腰阳关。腰骶坠痛贴关元俞、膀胱俞、上髎、次髎。有炎症包块用大膏药贴于局部皮肤上。一般夏天1日换药1次，冬天2日换药1次，12次为1个疗程。

主治：慢性盆腔炎。

附记：笔者引自民间验方，屡用有效。

2．复方二黄消炎膏

穴位：下腹部

药物组成：大黄、姜黄、败酱草、丹参、赤芍、乳香、延胡索、羌活、独活、透骨草、千年健各等份，酒适量。

制用方法：上药共研细末，温水加酒调成糊状，敷于下腹，每日2次，每次30～60分钟，连用10日。

主治：盆腔炎。

附记：引自《中国民间外治独特疗法》。

3．盆腔炎敷药袋

穴位：中极、关元等腹部穴位。

药物组成：千年健、白芷、羌活、独活、红花、乳香、没药、川断、五加皮、当归、桑寄生各20克，川椒15克，透骨草60克，艾叶60克。

制用方法：上药共研细末，装布袋中，喷适量水后隔水蒸半小时，用干毛巾包好热敷于下腹部的中极、关元等穴位。每日2次，每次半小时。药袋用后放阴凉处晾干或放冰箱保存，翌日再用，10～15天更换新药。经期停敷。

附记：笔者引自民间验方，屡用有效。

【医生建议】

1. 急性盆腔炎发病急，病情重，治疗需及时，不可迁延。治以清热解毒、活血化瘀、温经止痛、软坚散结等为主。

2. 慢性盆腔炎经积极治疗，大多可好转或治愈，因本病常反复缠绵，故治疗周期较长。生育期妇女要坚持个人卫生保健，急性盆腔炎、阴道炎、淋病者应及时彻底治愈，防止转为慢性炎症，积极锻炼身体，增强体质，解除思想顾虑，正确认识疾病，增强治疗的信心。

第十三节、子宫脱垂

【病证概述】

本病多见于中老年妇女，子宫位置沿阴道下降，宫颈达坐骨棘水平以下，甚至子宫全部脱出阴道口外，或阴道壁膨出，称为子宫脱垂，中医称为"阴挺"。多因分娩时用力过度，或产后过早体力劳动，以致脾虚气弱，中气受损而气虚下陷；或因禀赋虚弱，孕育过多，房劳伤肾，以致络脉损伤不能维系，胞富，而成阴挺。

【辩证分析】

主症为子宫下移或脱出阴道口外，咳嗽、走路时加重，有下坠感，腰骶酸痛。兼见子宫脱垂，状如鹅卵，劳则加剧，小腹下坠，精神疲惫，四肢无力，带下色白，质稀量多，舌淡苔白，脉虚弱者，为脾虚；子宫下垂，腰膝酸软，小便频数，头晕耳鸣，舌淡红，脉沉而弱者，为肾虚。

【治疗方法】

1. 益气升提膏

穴位：神阙

药物组成：黄芪、升麻、柴胡、党参各10克，枳壳15克，麝香0.15克，醋适量。

制用方法：先将麝香纳脐孔中央，余药共研细末，醋调如膏，敷于脐窝上，覆盖固定，3日换药1次，10日为1个疗程。

主治：子宫脱垂（气虚型）。

附记：引自《中国民间外治独特疗法》。

2. 益肾升提糊

穴位：神阙

药物组成：党参、桑寄生、杜仲、枳壳、蓖麻子各30克，醋适量。

制用方法：上药共研细末，醋调成糊状，取适量外敷脐部，每日1次，连用7日。

主治：子宫脱垂（肾虚型）。

附记：引自《中国民间外治独特疗法》。

3．子宫脱垂外敷方

穴位：百会、神阙

药物组成：五倍子12克，雄黄3克，胡椒3克，麝香0.1克，蓖麻仁12克。

制用方法：将上方诸药研细末，调拌面粉或鸡蛋清，外敷百会、神阙穴，可配合温灸。1日1次，10日为1个疗程。

主治：子宫脱垂。

附记：引自《中国民间敷药疗法》。

4．吴萸升提膏

穴位：百会

药物组成：吴茱萸适量，陈醋少许。

制用方法：将吴茱萸研细末，加入陈醋少许调成糊状，贴百会穴，胶布固定，每日1次，7日为1个疗程。

主治：子宫脱垂。

附记：引自《中国民间外治独特疗法》。

5．杜仲散

穴位：神阙

药物组成：杜仲、枳壳、乌梅、白芷各30克。

制用方法：上药共研细末，贮瓶备用。用时取药末适量，醋调糊状敷脐部，外用纱布和胶布固定。每日1次，7天为1个疗程。

附记：引自1994《河北中医》（2）。

【医生建议】

贴敷治疗子宫脱垂有一定的疗效。本病根据临床证候特点，分别补虚、举陷、固脱、补中气、补肾气等。药物选择可分为三组，一为升阳举陷之品，如升麻、枳壳等；二为补中益气之品，如人参、黄芪；三为解毒收湿敛疮之品，如五倍子、乌贼骨、硫磺等。贴敷穴位多以督脉、任脉、足少阳经穴为主，如百会、气海、维道、子宫等。

第十四节、子宫肌瘤

【病证概述】

子宫肌瘤为子宫良性肿瘤的一种，由平滑肌和结缔组织所组成，故又有"子宫纤维瘤"、"子宫纤维肌瘤"或"子宫平滑肌瘤"等不同名称。该病主要表现为子宫增大、质硬、表面不平，按肌瘤生长部位可分为浆膜下肌瘤、肌壁间肌瘤、黏膜下肌瘤、宫颈肌瘤、宽韧带肌瘤。主要表现为经期延长或不规则出血，严重者可出现继发贫血。下腹可触及包块，少数有痉挛及压迫症状，常并发高血压。

【治疗方法】

1. 南星乳没滑石膏

穴位：以任脉经穴为主，重点选用关元、气海、中极、子宫等穴。

药物组成：生天南星30克，乳香30克，没药30克，滑石粉60克。

制用方法：将上药研成粉末，加上甘油调配成膏状，将药膏置于纱布上制成5厘米×8厘米大小，厚度约2毫米的膏贴。外敷上述穴位，每天1次，每次6小时，3个月为1个疗程，连续贴敷2个疗程。

主治：子宫肌瘤。

附记：笔者引自民间验方，屡用有效。

2. 徵消宫春丹

穴位：神阙

药物组成：炒穿山甲30克，炒桃仁30克，夏枯草30克，海藻30克，莪术30克，三棱30克，王不留行30克，香附30克，木通30克，半支莲30克，马齿苋30克。

制用方法：上药共研为细末，装瓶备用。使用时取药末10克，以温水调和成团，贴敷神阙穴，外盖纱布，胶布固定。3天换药1次，经期必用药。

附记：引自1996《黑龙江中医药》（3）。

3. 宫瘤消

穴位：神阙、阿是穴

药物组成：天南星12克，土鳖虫18克，蜈蚣12条，马钱子50粒，川乌

18克，乳香、没药各18克，凡士林适量。

制用方法：上药共研为末，过筛，以凡士林调匀成膏，取适量摊于纱布棉垫上，敷在脐孔及下腹部包块处之上，胶布固定。每次敷2小时取下。

主治：子宫肌瘤。

附记：引自《中华脐疗大成》。

4．桂枝茯苓膏

穴位：神阙、阿是穴

药物组成：桂枝、茯苓、桃仁、赤芍、丹皮各等量，陈米醋30克。

制用方法：上药共研末，取米醋调制成厚膏，分2份分别敷脐中及少腹肿块上，胶布固定。每日1次，10日为1个疗程。

主治：子宫肌瘤。

附记：引自《中华脐疗大成》。

5．子宫肌瘤散

穴位：子宫、曲泉、曲骨、横骨、太溪、水泉

药物组成：没药10克，乳香10克，红蚤休20克，杜仲2克，赤芍15克，桃仁15克，川芎12克，红花10克。

制用方法：上药共研细末，用醋调，敷于子宫、曲泉、曲骨、横骨、太溪、水泉穴，每日1次，每次2～3小时，1～3个月为1个疗程。

主治：子宫肌瘤。

附记：引自《经穴贴敷疗百病》。

【医生建议】

1．贴敷用药着重整体调治，对改善症状、缩小瘤体、调经助孕有确切疗效，无明显毒副作用。本病经辨证属气滞血瘀者宜行气活血、化瘀散结，痰湿瘀结者宜化痰除湿、化瘀消癥，湿热瘀阻者，宜清热利湿、化瘀消癥。

2．40岁以上者，建议定期进行防癌为主的妇科检查，早发现，早治疗。

第七章、儿科病症

第一节、小儿发热

【病证概述】

发热是儿科最常见的病症，小儿体温 37.5℃～38.0℃ 为低热，38.0℃～39.0℃ 为中热，39.0℃ 以上为高热。引起小儿发热的原因很多，主要有感染和非感染两大类因素，常见的有积食、风寒、生长热、受惊吓等。如果没有其他明显症状或已知病因，腋温 39.5℃ 以下是安全温度，可以按照本章节介绍的方法处理；若温度高于 39.5℃ 或患儿精神萎靡不振，终日昏睡露睛则需立即送往医院救治。

【辩证分析】

风寒表热：身热，无汗或少汗，恶风寒，呵欠多睡，喘息略急促，或鼻塞流涕，或喷嚏连作。舌苔薄白，脉浮紧，指纹浮现，色淡红或鲜红。

伤暑发热：身热，手足微热或不温，无汗或自汗，喘促口渴，神昏欲睡。舌质红，苔薄白，脉浮数或洪数，指纹深红或紫暗。

内热蕴炽：身热，喜揭衣被，烦躁神昏，口鼻干燥，大便不通，小便热赤，严重者身见斑疹。舌质红，舌苔干燥起刺，脉洪数，指纹紫黑或透关射甲。

阴虚潮热：午后潮热，过夜则凉，如潮汐有定期。困倦少力，大小便正常。舌质红，舌苔少津，脉细数，指纹淡红。

【治疗方法】

1. 芥子蛋清膏

穴位：大椎、神阙、涌泉（双）

药物组成：白芥子 100 克。

制用方法：将白芥子粉碎为末，过筛，加入2个鸡蛋的蛋清，调成糊状，取适量贴敷于大椎、神阙、涌泉穴，纱布覆盖，胶布固定。

主治：小儿感冒（风寒型）。

附记：引自《中国民间外治独特疗法》。

2. 葱豉泥

穴位：劳宫（双）

药物组成：香豆豉 3 克，葱白 3 茎。

制用方法：将香豆豉粉碎为末，过筛，葱白头捣烂如泥，二味混合加入滚开水少许调成糊状，取适量贴敷于劳宫穴，纱布覆盖，胶布固定。

主治：小儿感冒（风寒型）。

附记：引自 2009 年《上海中医药杂志》（2）。

3. 加味杏苏散

穴位：神阙

药物组成：杏仁、苏叶、前胡、半夏、陈皮、桔梗、枳壳、茯苓、甘草各 1 克，蜂蜜 75 克，连须葱白 3 茎，萝卜汁 10 毫升，大枣 3 枚。

制用方法：将上药前9味研末，连须葱白、去核大枣捣烂如泥，与蜂蜜、萝卜汁混合制成药饼，贴敷于神阙穴。半小时换药1次，一般2次即愈。

主治：小儿感冒（风寒型）。

附记：引自《外治汇要》。

4. 退热膏

穴位：胸口

药物组成：薄荷32克，大黄、当归、赤芍、甘草各15克，炒僵蚕6克。

制用方法：将上药粉碎，麻油熬，黄丹加六一散收膏，摊膏备用。用时取适量贴敷于胸口，纱布覆盖，胶布固定。

主治：小儿感冒（风热型）。

附记：引自《理瀹骈文》。

5. 苦参退热外敷饼

穴位：额头

药物组成：苦参 16 克，米饭 10 克。

制用方法：苦参研末与米饭共捣成饼，贴敷患儿额头。

主治：小儿感冒（风热型）。

附记：引自《中国民间疗法》。

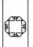

6．豉翘薄荷膏

穴位：风池（双）、大椎、神阙

药物组成：淡豆豉 15 克，连翘 9 克，薄荷 1 克，葱白适量。

制用方法：将前 3 味药共研末过筛，加入葱白适量，捣融如膏，贴敷于风池、大椎、神阙，盖以纱布，胶布固定。

主治：小儿感冒（风热型）。

附记：引自《中国民间外治独特疗法》。

7．地龙饼

穴位：囟门、神阙

药物组成：鲜地龙 10 条，白糖、面粉适量。

制用方法：地龙入碗内，撒上白糖，片刻地龙体液外渗而死，入面粉和成膏，制成直径为 3 厘米的药饼两枚，分贴囟门和神阙穴处。每次贴 4～6 小时，每日 2 次，连贴 2～3 天。

主治：小儿感冒（风热型）。

附记：引自《中医外治法集要》。

8．小儿退热膏

穴位：涌泉（双）、劳宫穴（双）

药物组成：栀子、桃仁各 70～100 个，茶叶 20 克。

制用方法：上述诸药共研末，调入适量凡士林拌匀，即成小儿退热膏，置广口瓶中封盖备用。用时取小儿退热膏 10 克，分涂于 2 块纱布上各敷于两侧足底涌泉穴。每天换药 1 次。重者（体温高于 39℃）同时用小儿退热膏 10 克分敷于两手心劳宫穴，方法同上。

主治：小儿外感发热（风热型或风热挟湿型）。

附记：引自《实用外治临床大全》。

9．退热外敷方

穴位：劳宫（双）、涌泉（双）、剑突

药物组成：生石膏 30 克，绿豆 30 克，生栀子仁 30 克。

制用方法：诸药共为细末，鸡蛋清调匀成糊状，分成 5 份，分敷两手心劳宫穴、两足心涌泉穴及前胸剑突下，纱布包扎固定，热退后洗去。

主治：小儿高热烦躁。

附记：引自《中国民间疗法》。

【医生建议】

1．物理降温作用迅速、安全，尤适用于高热。

2．吃退热药，多喝些凉开水，在水中加些盐和糖，防止脱水。

3．对敷药后高热不退或伴有高热惊厥者，可配合十宣穴、大椎穴放血，或配合其他对症治疗措施。

第二节、小儿麻疹

【病证概述】

麻疹，俗称"痧子"，由麻疹病毒经呼吸道传染，是儿童最常见的急性呼吸道传染病之一。其传染性很强，在人口密集而未普种疫苗的地区易发生流行，2～3年一次大流行。本病好发于冬、春两季，一般5岁以下的儿童多难以幸免。

【辩证分析】

麻疹在发病过程中，主要需判断证候的顺逆，以利掌握证情及预后。

顺证：身热不甚，常有微汗，神气清爽，咳嗽而不气促。3-4天后开始出疹，先见于耳后发际，渐次延及头面、颈部，而后急速蔓延至胸背腹部、四肢，最后鼻准部及手心、足心均见疹点，疹点色泽红活分布均匀，无其他合并证候。疹点均在三天内透发完毕，嗣后依次隐没回退，热退咳减，精神转佳，胃纳渐增，渐趋康复。

逆证：见形期疹出不畅或疹出即没，或疹色紫暗；高热持续不降，或初热期至见形期体温当升不升，或身热骤降，肢厥身凉者。并见咳剧喘促，痰声辘辘；或声音嘶哑，咳如犬吠；或神昏谵语，惊厥抽风；或面色青灰，四肢厥冷，脉微欲绝等，均属逆证证候。

【治疗方法】

1．丑白膏

穴位：神阙

药物组成：黑丑、白丑各50克，白矾15克，醋适量。

制用方法：上药研末，加少许面粉，混合均匀，再用醋调成糊状备用。用时取适量敷神阙穴，外覆纱布，胶布固定。每日1次，连用2～3次，至透疹为度。

主治：小儿麻疹，疹出不透。

注意事项：避风。

附记：引自《外治汇要》。

2．三味透疹膏

穴位：神阙

药物组成：鲜丝瓜络、鲜芫荽、鲜紫草各30克，白矾15克，黄酒适量。

制用方法：上药共捣烂如泥，放入锅内，加黄酒适量炒热，以厚布包裹敷于神阙穴，药冷再炒再敷，每次20分钟，每日1-2次，至透疹为度。

主治：小儿麻疹，疹出不透。

注意事项：避风。

附记：引自《外治汇要》。

3．葱椒透疹方

穴位：胸部、劳宫（双）、涌泉（双）

药物组成：胡椒9粒，葱白5根，红糖适量。

制用方法：上药共捣烂如泥，敷于胸部、劳宫、涌泉10～30分钟。

主治：小儿麻疹，疹出不透。

注意事项：避风。

附记：笔者引自民间验方，屡用有效。

4．芫葱透疹方

穴位：胸部、腹部、背部、劳宫（双）、涌泉（双）

药物组成：芫荽1把，葱白3茎。

制用方法：上药共捣烂如泥，敷于胸部、腹部、背部、劳宫、涌泉10-30分钟。

主治：小儿麻疹，疹出不透。

注意事项：避风。

附记：笔者引自民间验方，屡用有效。

5．牵牛明矾膏

穴位：涌泉（双）

药物组成：牵牛子15克，明矾30克，醋适量。

制用方法：牵牛子、明矾研末，加少许面粉，用醋调成糊状，敷双侧涌泉穴，每日1次，5～7天为1个疗程。

主治：麻疹并发肺炎。

附记：引自《中国民间疗法》。

【医生建议】

1. 麻疹的病程一般分为"初热"、"见形"、"恢复"三期。若属"顺证"，预后良好。但年幼体弱，正气不足，或护理不当，再感外邪或感邪较重，正不胜邪，麻毒不能顺利外透，极易引起"逆证"而危及生命。另外，饮食方面，注意补充水分，吃清淡、易消化的食物，忌食油腻、辛辣之品。

2. 除了贴敷的疗法，在《儿科要略》中还有香熏的记载："疹出不透，用沉香、木香、檀香不拘多少，于大盆内焚之，抱小儿于烟上熏之即起。"

第三节、小儿咳嗽

【病证概述】

引起小儿咳嗽的原因，一般分为呼吸道内与呼吸道外两大类，呼吸道急、慢性感染所致的小儿咳嗽在儿科临床中最为多见。这是因为小儿呼吸道血管丰富，气管、支气管黏膜较嫩，从而较易发展炎症、病毒或细菌性的气管、喉咙感染，环境空气的污染（如抽烟引起的）、幼儿不自主的吸呛奶或反胃（胃食道逆流）、鼻窦炎引起的鼻涕倒流、过敏体质的气喘性气管炎等等都可以引起小儿咳嗽。中医认为小儿咳嗽是由肺气不能肃降而引起。

【辩证分析】

风寒咳嗽：痰多色稀白，呈泡沫状，喉间有痰声，易咳出，且头痛，鼻塞，流清涕，或伴有怕冷、畏寒，无汗，舌淡红，苔薄白等。

风热咳嗽：痰色黄稠，量少，干咳无痰或咳痰不爽，咽干疼痛，声音嘶哑，喉痒欲咳，口渴，常伴有发热、头痛、头晕、舌红、苔薄黄、脉浮或浮数。

痰湿咳嗽：小儿咳嗽反复发作，咳声重浊，胸闷气憋，尤以晨起咳甚，痰多，痰粘腻或稠厚成块，色白或带灰色。常伴脘闷，食少，腹胀，大便时溏，舌苔白腻，脉濡滑。

痰热咳嗽：小儿咳嗽气息粗促，或喉中有痰声，痰多质粘厚或稠黄，咯吐不爽，或有热腥味，或吐血痰，胸胁胀满，咳时引痛，面赤，或有身热，口干而粘，欲饮水，舌质红，舌苔薄黄腻，脉滑数。

阴虚咳嗽：干咳，咳声短促，或痰中带血丝，低热，午后颧红，盗汗，口干，舌质红，少苔，脉细数。

【治疗方法】

1. 加味二陈散

穴位：神阙

药物组成：紫苏、防风、法半夏、茯苓各 4 克，陈皮 3 克，甘草、杏仁各 2 克，白芥子 1 克。

制用方法：上药共研细末，装瓶备用。用时取适量，用清水少许调为糊状，外敷患儿肚脐处，上覆纱布，胶布固定。每日换药 1 次，5 次为 1 个疗程。

主治：小儿咳嗽（风寒型）。

附记：引自《外治心悟》。

2. 止咳散

穴位：涌泉（双）；肺俞（双）、天突、膻中、定喘（双）

药物组成：细辛、五味子、白芥子各 10 克，干姜、半夏各 5 克，杏仁、百部各 15 克，麻黄 5 克，米醋少许。

制用方法：上药共研细末，装瓶备用。用时取适量药末，用米醋少许调为糊状。3 岁以下患儿敷于双足心涌泉穴，4 岁以上患儿外敷肺俞或定喘穴、天突或膻中穴，两组穴位交替用药，并以上覆纱布，胶布固定。每日换药 1 次，5 次为 1 个疗程。

主治：小儿咳嗽（风寒型）。

附记：引自《穴位贴敷治百病》。

3. 清热止咳膏

穴位：涌泉（双）

药物组成：生石膏 6 克，枳实 10 克，瓜蒌 12 克，胆矾、冰片各 3 克。

制用方法：上药共研细末，用凡士林适量调为糊状，取适量外敷涌泉穴，上覆纱布，胶布固定，或同时加敷大椎穴。每日 1 贴，连用 5～7 小时。

主治：小儿咳嗽（肺热型）。

附记：引自《外治汇要》。

【医生建议】

咳嗽是人体清除呼吸道内的分泌物或异物的保护性呼吸反射动作，小儿通过咳嗽反射能有效清除呼吸道内的分泌物或进入气道的异物，所以小儿咳嗽不要急于用止咳药。但严重的咳嗽可把气管病变扩散到邻近的小支气管，使病情加重。另外，持久剧烈的咳嗽会影响休息，还易消耗体力，并可引起肺泡壁弹性组织的破坏，诱发肺气肿，需要及时止咳。

第四节、百日咳

【病证概述】

百日咳是小儿时期常见的呼吸道传染病之一。临床以阵发性痉挛性咳嗽，咳后有特殊的吸气性吼声，即鸡鸣样的回声，最后吐出痰涎而止为特征。本病一年四季皆可发病，但好发于冬末春初，1-5 岁小儿多见。本病病程较长，不易速愈，但预后一般较好。对于体弱儿，年幼儿症状严重者，易发生兼证和变证。本病中医称"疫咳"、"顿咳"、"鸬鹚咳"等。

【辩证分析】

外感咳嗽（初咳期）：咳嗽阵作，逐渐加重，昼轻夜重，咳声重浊，痰液清稀，面白形寒，舌质淡，苔白而滑，脉浮。

热痰顿咳（痉咳期）：约2～6周，重者两个月以上。阵发痉咳，停顿再咳，伴有回声，咳时面红耳赤，弯腰曲背，涕泪俱下，或呕吐痰涎，昼轻夜重。剧咳则眼睑浮肿，目赤，鼻衄，痰中带血等。苔薄黄，脉滑数。

肺脾虚亏（恢复期）：阵发性咳嗽逐渐减少、减轻，咳声低弱，痰白稀薄，神倦乏力，气短懒言，纳差食少，自汗或盗汗，大便不实，舌质淡，苔薄白，脉细弱。

【治疗方法】

1. 蒜泥止咳膏

穴位：涌泉（双）

药物组成：大蒜适量。

制用方法：先将大蒜捣烂备用。用时将双足底薄涂一层猪油或凡士林，大蒜泥敷在涌泉穴，用纱布包扎，胶布固定，临睡时敷上，次日清晨去除。

主治：百日咳。

附记：引自《中国民间疗法》。

2. 吴茱萸膏

穴位：涌泉（双）、神阙、身柱、膏肓（双）

药物组成：吴茱萸、生大蒜、细辛、葶苈子、檀香、百部各10克，甘遂5克，麝香1克，猪胆汁或鸡胆汁适量。

制用方法：上药研极细末，用时取药粉10克，用胆汁（猪胆汁或鸡胆汁）适量调至稠膏状，分别贴于涌泉、神阙、身柱、膏肓等穴，用纱布和胶布固定，每日1次，1次贴8-12小时。

主治：百日咳。

附记：笔者引自民间验方，屡用有效。

3．阿魏止咳方

穴位：天突

药物组成：阿魏1克。

制用方法：上药研末，取适量放在膏药上，贴敷天突穴。每日一换。

主治：百日咳。

附记：笔者引自民间验方，屡用有效。

4．麻黄止咳方

穴位：第3胸椎处

药物组成：麻黄2克，面粉10克，甜酒10毫升。

制用方法：麻黄研末，加入面粉、甜酒调成糊状。取适量敷于第3胸椎处，纱布、胶布固定，24小时内敷2～3次。

主治：百日咳。

附记：笔者引自民间验方，屡用有效。

5．麻黄酒方

穴位：肺俞（双）

药物组成：麻黄2克，黄酒适量。

制用方法：麻黄研末，加酒炒热。取适量敷于肺俞穴，纱布、胶布固定，24小时内敷2～3次。

主治：百日咳。

附记：笔者引自民间验方，屡用有效。

6．大蒜咳方

穴位：涌泉（双）

药物组成：大蒜适量。

制用方法：大蒜去衣，捣烂。用时将双足底薄涂上一层凡士林，再将大蒜泥膏敷于两足心涌泉穴，纱布、胶布固定，晚贴晨除，未起水疱再贴。

主治：百日咳。

附记：笔者引自民间验方，屡用有效。

7. 贴敷止咳方

穴位：天突

药物组成：白颈蚯蚓、白糖各等份。

制用方法：上药共捣烂如泥状。取适量敷于天突穴，纱布、胶布固定，每日换药1次。

主治：百日咳。

附记：笔者引自民间验方，屡用有效。

【医生建议】

1. 百日咳是一种常见的儿童传染病，1～6岁患病的较多，只要不发生并发症，一般都能自行痊愈，而且有较持久的免疫力。

2. 孩子得百日咳后，除应及时治疗外，还应禁忌以下几点：一忌关门闭户，空气不畅；二忌烟尘刺激；三忌卧床不动；四忌饮食过饱；五忌和别的病儿接触，以免感染，引起别的并发症；六忌疲劳过度。

第五节、小儿咳喘

【病证概述】

小儿咳喘是以咳嗽、痰多、胸闷、气促为主要症状的肺系疾病。每因气候转变，寒温失调，感受时邪，以致肺失宣肃、肺气上逆而病。小儿体质素虚或病之不愈，耗伤正气，或痰湿内盛，则更易复感外邪，致使咳喘累作。治疗以化痰止咳平喘为主。现代医学的小儿急、慢性支气管炎、喘息性气管炎、小儿肺炎等症可参阅本篇。

【辩证分析】

肺寒型：咳嗽气喘，痰白多沫，形寒头痛，苔白腻或薄白，脉浮紧。

肺热型：为咳喘气促，痰稠色黄，口渴咽痛，发热头痛，大便干结，苔薄黄或黄腻，脉濡数。

痰湿型：为咳喘痰壅，色白而稀，胸满困倦，苔腻，脉滑。

肺肾两亏型：为咳嗽无力，气短懒言，动则更甚，汗多肢冷，喜温畏寒，小便清长，脉细。

【治疗方法】

1．儿哮散

穴位：肺俞（双）、陶道

药物组成：白芥子1份，细辛、当归各半份。

制用方法：诸药共研细末，过100目筛，配合等份的蜂蜜调和做成膏药。用时分敷肺俞、陶道穴，纱布、胶布固定，每次敷药1小时，早晚各敷1次，5天为1个疗程，疗程之间间隔2天，连续治疗4个疗程。

主治：小儿哮喘。

附记：引自2005年《四川中医》（4）。

2．麝香定喘膏

穴位：肺俞（双）、心俞（双）、膈俞（双）、定喘（双）、天突、膻中

药物组成：麝香0.5克、白芥子6克、延胡索10克。

制用方法：诸药共研细末，过100目筛，配合等份的蜂蜜调和做成膏药，分别贴敷于肺俞、心俞、膈俞、定喘、天突、膻中等穴，根据病情辨证加减穴位。每5～10天贴敷1次，每次贴6～24小时，连续贴3～4次为1个疗程，间隔3～6个月可进行第2疗程。

主治：儿童哮喘。

注意事项：高热患儿忌用。

附记：引自《实用外治临床大全》。

3．陈小粉膏

穴位：天突、膻中、定喘（双）、肺俞（双）

药物组成：陈小麦（新的亦可），醋适量。

制用方法：取陈小麦，加水，以淹没为度。浸泡，夏季3～4天，冬季6～7天。浸泡标准，以拇指和食指轻轻一按，粉与皮分离，即可捣烂，过滤，去渣，静置沉淀后，去上清液，将沉淀物晒干（即成小粉浆），放锅内小火炒。炒时会翻泡，要不断地搅动，待至焦黄色成块状时，取出隔纸放地上，冷却研成细末，过筛，装瓶备用。取粉加醋，调成软膏（每500克约需米醋240毫升）。用普通纸将软膏涂上呈一圆形，膏的厚度约0.1厘米，随用随调。一般成人3～6次，儿童及少年2～5次，24小时换贴1次。未治愈者，可继续贴敷，治愈后复发者仍可以继续使用。

主治：支气管哮喘。

注意事项：①一般贴敷 6 次无任何变化者为无效，应改为其他方法治疗。治疗期间勿用他药，但应首先控制感染后，再用此药，以免延误治疗时机。②贴敷此膏后，注意观察皮肤变化，防止破溃。因药物刺激而引起局部皮肤发红、发痒，停药后症状自行消失。治疗期间或治疗后，均应预防感冒。

附记：引自《实用外治临床大全》。

4．止咳平喘膏

穴位：涌泉、肺俞（双）、膻中、神阙

药物组成：吴茱萸、丁香、老陈醋适量。

制用方法：以吴茱萸为主药，研细末，用山西老陈醋调糊状，外敷涌泉穴，男左女右，每贴 3 克，6 贴为一疗程；肺俞、膻中、神阙穴需先放药引（丁香研细末）少许，再外敷本膏，纱布覆盖，胶布固定。日 1 贴，12 小时取下。

主治：支气管哮喘、支气管肺炎。

附记：引自《实用外治临床大全》。

5．子午效灵膏

穴位：身柱、心俞（双）、天突、膻中穴；灵台、大杼（双）、中脘、气海；膈俞（双）、中府（双）、丰隆（双）。

药物组成：山栀子、白芥子各 20 克，皂角、芦荟、白芷、川乌、草乌、甘遂、红花、杏仁、草决明、使君子、桃仁各 10 克，白胡椒、细辛各 5 克，冰片 2 克，生姜适量。

制用方法：上药前 16 味共研细末，在密封干燥处保存。用时取鲜姜汁调成膏状，摊于 3 厘米×3 厘米方型硬纸上，每块约 3～5 克，每次取 5～6 块，贴于穴位，胶布固定，每次贴 48～72 小时。第一次贴身柱、心俞、天突、膻中穴；第二次贴灵台、大杼、中脘、气海；第三次贴膈俞、中府、丰隆。贴 3 次为 1 个疗程，绝大部分即可治愈，如未愈者休息 3 天，再继续贴，方法同前。

主治：小儿支气管哮喘、小儿难治性咳嗽、小儿肺炎、小儿厌食等。

注意事项：贴药后局部热、痛、痒，起小水疱或出脓点，皮肤呈紫红色为正常现象，均为有效征象，一般不需处理。如水疱较大可用无菌针头刺破，让渗液流出即可，结痂愈合后再继续贴治。

附记：引自《实用外治临床大全》。

6．吴萸外敷方

穴位：涌泉（双）

药物组成：吴茱萸 10 克，醋适量。

制用方法：上药研成细末，用醋调和成稠糊状。上药分 2 份，贴于双足涌泉穴（可摊至整个足心），外用纱布包好，胶布固定。48 小时除去。

主治：婴儿喉喘鸣。

附记：引自 1980 年《新中医》（5）。

7．防喘膏

穴位：百劳（双）、肺俞（双）、膏肓（双）

药物组成：白芥子 10 克，延胡索 10 克，甘遂 5 克，细辛 5 克，丁桂散 0.1 克，生姜适量。

制用方法：以上前 4 味药共研细末，用姜汁调和成药饼 6 个，于药饼中心点上丁桂散，贴敷于百劳、肺俞、膏肓穴，每次贴 2 小时。本法在夏季伏天使用，初、中、末伏各贴 1 次，为加强疗效，药饼上可加用直流电疗仪增加温经通络化痰之功。

主治：预防哮喘发作。

附记：引自《中国民间外治独特疗法》。

【医生建议】

贴敷治疗小儿咳喘，临床中取得良好的疗效。咳喘早在古书中记载"按经辨证"，可以分为肺咳、脾咳、肾咳等，故治疗咳喘应分经论治，标本并重治疗，重在辨清寒热虚实。咳喘与气机失调不无关系，故从调理气机着手，且肺主气，治疗效果可嘉。

第六节、小儿肺炎

【病证概述】

肺炎是儿科最常见的呼吸道疾病，常因为小儿感冒、气管炎等疾病向肺部迁延而成，以细菌和病毒引起的最为多见。小儿肺炎的主要表现为发热、咳嗽、喘急，有时有鼻翼扇动，严重者可出现口唇青紫、呼吸衰竭等现象。体弱的新生儿反应能力差，患肺炎时症状不典型，无发热或咳嗽，但可见口吐白色泡沫、不吃奶、皮肤及面色灰白、四肢发凉等症状，家长如发现以上症状应特别警惕，及时就医。

【辩证分析】

风寒闭肺：发热恶寒，鼻塞流涕，咳嗽气喘，痰白清稀，无汗，口不渴。舌苔薄白，脉浮紧而数，指纹色青。

风热犯肺：发热汗出，咳嗽气喘，鼻翼扇动，烦渴胸痛，痰黄稠。舌质红，苔黄少津，脉数，指纹色紫红。

痰热扰肺：高热喘急，咳嗽痰多，喉中痰声重浊，鼻翼扇动，面色青灰，烦躁不安，甚者神昏谵语。大便干结，小便黄赤。舌质红，舌苔厚浊黄腻，脉滑数，指纹色青紫在气关以上。

肺阴不足：低热汗出，干咳少痰，咽干喉痛，口唇色红。舌质红，苔薄白少津，脉细数，指纹色红。

脾肺气虚：低热汗出，咳声无力，神疲倦怠，四肢不温，食少便溏。舌质淡，舌苔薄白，脉细弱，指纹色淡白。

【治疗方法】

1. 三黄膏

穴位：剑突

药物组成：黄等、黄连、黄柏各 10 克，热酒适量。

制用方法：上药前 3 味共研细末，用热酒调成糊状，涂敷在剑突部，约 2 小时去药。

主治：小儿肺炎喘嗽。

附记：引自《中国民间外治独特疗法》。

2. 咳喘康贴

穴位：肺俞（双）

药物组成：麻黄、花椒、百部、薏苡仁、蝉蜕各等份。

制用方法：将蝉蜕单独研粉后过 120 目筛备用。先将前 4 味药加麻油浸泡 24 小时，再加热煎熬至药物焦黄后弃渣，然后加红丹熬炼成药膏母液，其中药、油、丹比例为 1∶3∶1。使用前取适量药膏母液，加热至药膏呈流动状态，再加入蝉蜕细粉搅拌均匀，然后将药膏分摊于 3 厘米 ×5 厘米大小的牛皮纸中心，将牛皮纸对折（膏药撕开后药膏直径约 1.5 厘米，厚度约 0.2 ~ 0.3 厘米）。使用时轻轻撕开（气温低时需用文火烊化撕开），双侧肺俞穴各贴 1 张，24 小时换药 1 次。3 日为 1 个疗程。

主治：小儿肺炎喘嗽。

注意事项：此方药贴敷，每次时间不可太长，时间太长会使皮肤起泡，造成溃烂。

附记：引自《中国民间外治独特疗法》。

3．肺炎贴

穴位：神阙

药物组成：麻黄3克，川贝母10克。

制用方法：将上药共研细末，装瓶备用。用时取药末适量，以少许清水调成糊状，外敷于神阙穴上，上盖纱布，胶布固定。每日换药1次，连用3～5天。

主治：小儿肺炎咳喘。

附记：引自《外治心悟》。

4．消炎膏

穴位：膻中、肺俞（双）

药物组成：栀子、蒲公英、鱼腥草各50克，薄荷80克，泽兰、大黄各30克，醋适量。

制用方法：将上药共研细末，以醋调成膏状，用时取此膏适量平摊于纱布上，敷于膻中、肺俞穴上，并经常滴醋，保持一定湿度。每日换药1次。

主治：小儿肺炎高热。

附记：引自《穴位贴敷治百病》。

5．肺炎贴敷方

穴位：肺俞（双）、背部听诊哕音最明显处（由医师定位）

药物组成：大黄、芒硝各等分，蒜适量。

制用方法：将上药前2味等比例研末，蒜泥调和备用。先用温水清洁患儿背部皮肤，将药涂于大小约5厘米×5厘米的绵纸上，贴敷于患儿两侧肺俞和背部听诊哕音最明显处，用纸胶固定，时间为每次20分钟左右，每日2次，1天为1个疗程。

主治：小儿肺炎。

附记：引自2007年《上海护理》（5）。

6．红白消哕散

穴位：肺俞（双）

药物组成：白芥子9克，红花末3克，细辛末2克，面粉15克，醋适量。

制用方法：将上药加醋调成糊状，用纱布包后，贴敷背部双侧肺俞穴。每日1次，每次10-15分钟，以皮肤发红为度，3天为1个疗程，可连用2个疗程。

主治：小儿肺炎。

附记：引自2009年《山东中医药大学学报》（2）。

7. 肺炎膏

穴位：胸部（上自胸骨上窝，下至剑突，左右以锁骨中线为界）

药物组成：天花粉、黄柏、乳香、没药、樟脑、大黄、生天南星、白芷各等份，食醋适量。

制用方法：将上药研成细末，用温食醋调成膏状，取此膏适量平摊于纱布上，贴于患儿胸部，胶布固定。1～2日更换一次。

主治：小儿支气管肺炎。

附记：引自2008年《中国临床医学》（1）。

8. 保肺贴

穴位：肺俞（双）

药物组成：白芥子25克，面粉10克。

制用方法：将上药研成细末和面粉合在一起，用温开水调成泥状，敷于患儿背部左、右肺俞穴部，然后用白布贴在药泥表面包扎，等到皮肤显著发红为度，每日1次，每次1-2小时，时间不宜过长。

主治：小儿支气管肺炎后期咳嗽。

附记：引自《实用外治临床大全》。

【医生建议】

1. 小儿肺炎起病急、进展快、变化多、病情可危及生命，其初起症状与感冒相似，家长应掌握这两种儿科常见病的辨别知识。一般说来肺炎发热多在38.0℃以上，易持续不退；小儿呼吸急促，胸腔能听到细小水泡音，多有咳喘并常引起呼吸困难；精神状态差且饮食量明显下降；常烦躁、哭闹不安，伴随有睡眠异常。

2. 对患儿的护理应注意保持室内空气新鲜，饮食上适当补充水分，给予富于营养且易吸收的食物。若患儿出现高热不退、神昏嗜睡、面色青灰等异常现象应及时就医，以免贻误病情，危及生命。

第七节、小儿厌食

【病证概述】

厌食是指小儿较长时期食欲不振，无主动进食的愿望，或厌恶进食，甚至拒食的一种病症，多见于学龄前小儿。厌食可以是一独立病症，如神经性厌食，但多为喂养不当或急慢性疾病出现的食欲不振症状。中医学的不思食、不嗜食、不饥不纳、纳呆、纳差等的临床表现与本病相似。

【辩证分析】

脾运失健：胃纳不馨，或食而无味，面黄少华，院腹胀满，大便不化，舌苔薄白或薄白腻，脉象有力。

脾胃气虚：不思进食，或有拒食，面黄神疲，进食稍多，大便即稀，舌质淡，舌苔薄白，脉细软医学教育网`搜集整理。

胃阴不足：不喜进食，口干多饮，大便干结，形体偏瘦，皮肤干燥，舌红少津，脉细。

【治疗方法】

1. 健脾方

穴位：神阙

药物组成：炒神曲、炒麦芽、焦山楂各 10 克，炒莱菔子 6 克，炒鸡内金 5 克。

制用方法：将上述药物共研细末，加淀粉 1～3 克，用开水调成糊状。晚上睡前敷于患儿脐上，外用绷带固定，次晨取下。每日 1 次，5 次为 1 个疗程。如不愈，间隔 1 周，再进行第 2 个疗程。若兼有乳食停滞者，加陈皮 6 克，酒大黄 5 克；脾湿困中者，加白扁豆 10 克，薏苡仁 10 克；先天不足者，加人参 3 克（或党参 6 克），干姜 5 克，炙甘草 6 克；脾胃虚弱者，加党参 10 克，山药 10 克，白术 6 克；恶心呕吐者，加半夏、藿香、枳壳各 6 克；大便稀溏者，加苍术 10 克，诃子 6 克。

主治：小儿厌食。

附记：笔者引自民间验方，屡用有效。

2. 槟姜散

穴位：神阙

药物组成：槟榔 2 份，高良姜 1 份。

制用方法：将以上药物共研细末，装瓶备用。将药末填充脐中，以纱布（盖住肚脐为度）覆盖，用胶布固定。2日后换药，5次为1个疗程。

主治：小儿厌食。

附记：笔者引自民间验方，屡用有效。

3. 厌食膏

穴位：中脘、神阙

药物组成：阿魏10克，樟脑30克，益智仁60克，丁香15克，儿茶40克，火硝50克，陈醋1000毫升，红糖400克，阿胶300克。

制用方法：上药共为细末，用凡士林调成泥膏状，每张膏药面积约3厘米×3厘米，外敷穴位，胶布固定。每穴1张，3日一换，5～10次为1个疗程。

主治：小儿厌食。

附记：引自1995年《山西中医函授》（5）。

4. 敷脐膏

穴位：神阙

药物组成：大黄、白蔻、焦三仙、良姜、陈皮各等分。

制用方法：上药各等分，粉碎过筛（120目），凡士林调成膏状外敷。每天1次，每次8～12小时，10天为1个疗程。

主治：小儿厌食。

附记：引自1995年《山西中医函授》（5）。

5. 健胃膏

穴位：中脘、气海

药物组成：牙皂30克，砂仁、云苓、焦三仙、肉蔻各12克，人参、白术各10克，厚朴9克，木香6克，冰片2克，麝香0.4克。

制用方法：上药共为细末，用凡士林调成泥膏状，外敷穴位，3天更换1次，3次为1个疗程。

主治：小儿厌食。

附记：引自1995年《山西中医函授》（5）。

6. 健胃止汗散

穴位：神阙

药物组成：丁香、吴茱萸各30克，肉桂、细辛、木香各10克，白术、五倍子、朱砂各20克，酒或生姜适量。

制用方法：上药共研细粉，用时取药末5～10克，用酒或生姜汁调成稠糊状，敷脐，1天换药1次，7～10天为1个疗程。

主治：小儿厌食。

附记：引自1995年《山西中医函授》（5）。

7．铁苋外敷方

穴位：涌泉（双）

药物组成：铁苋菜、生姜、葱各15克，鸭蛋清适量。

制用方法：上药共捣成泥状，加入鸭蛋清拌匀，晚上外敷于双侧足底涌泉穴，隔3日敷1次，连敷6次。

主治：小儿厌食、疳积。

附记：引自《中国民间外治独特疗法》。

8．开胃增食贴

穴位：神阙、中院、脾俞（双）、胃俞（双）

药物组成：党参、白术、茯苓、吴茱萸、炒麦芽、神曲、苍术各10克，丁香、肉桂各8克，砂仁、炒莱菔子各15克。

制用方法：将上述药物混合研磨成粉，每次取15～20克，用米醋和少许凡士林调成药泥,贴敷上述穴位。并用医用胶贴固定,4～6小时后取下。每天换药1次，10天为1个疗程。

主治：小儿厌食症。

附记：引自2009年《湖南中医杂志》（3）。

【医生建议】

1．小儿厌食症的治疗，关键在于分清虚实。如为食积或气滞等引起气机不顺，导致肠胃运动不利而致的厌食，应以健脾消食、调畅气机为主；如为脾胃虚弱，无力运化而致的厌食，则应以补益脾胃为重。

2．一般来讲，小儿没有器质性疾病的话，如果及时改变不良的生活习惯，如控制零食的摄入，饮食有节制，不偏食，不挑食，合理搭配摄入的食物等，厌食逐渐会好转。另外，小儿食欲与神经精神状态密切相关，小儿在进餐时不应责骂或训斥，进餐应在轻松愉快中进行。

第八节、小儿腹泻

【病证概述】

小儿脾胃娇嫩，无论感寒伤暑还是饮食不当都可导致泄泻，表现为大便次数增多，粪质稀薄如水，或夹有不消化乳食，或夹有黏液。轻者精神和饮食尚好，重者可见低热、腹胀、尿少，精神萎靡或烦躁不安等症状。本病夏秋季节高发，以婴幼儿多见，年龄愈小，发病率愈高。

【辩证分析】

风寒泄泻：大便清稀，夹有泡沫，小便不利，可伴有鼻塞流涕，肠鸣腹痛。舌质淡红，苔薄白，脉浮紧，指纹淡红或色青。

湿热泄泻：大便如蛋花样或如水柱，粪色深黄而臭，或见少量黏液，小便短少，可伴有低热烦躁，食欲不振，疲倦乏力。舌质红，舌苔黄腻，脉滑数，指纹色紫。

伤食泄泻：大便稀溏，夹带未消化食物残渣，气味酸臭，便前腹痛，泻后痛减，腹胀不思饮食，或有呕吐。舌苔厚腻，脉滑实，指纹多滞。

脾虚泄泻：大便稀溏，时轻时重，好发于进食后，面色萎黄，形体消瘦，昏睡露睛，或见口角流涎。舌质淡，苔薄白，脉弱，指纹色淡。

阳虚泄泻：大便清稀，久泻不止，病程反复，精神萎靡，四肢不温，昏睡露睛。舌质淡，苔薄白，脉弱，指纹色淡。

【治疗方法】

1. 寒湿泄泻方

穴位：神阙、天枢（双）、中极、足三里（双）、气海、腋窝（双）

药物组成：藿香、苏叶、白芷、桔梗、升麻、柴胡各50克，姜半夏、厚朴、苍术、生山楂、莱菔子、山药、大腹皮子各60克，猪苓、泽泻、陈皮、枳实、茯苓各40克，桂枝、砂仁、人参、干姜各30克。

制用方法：上药碾为粗末，投入75%酒精中（酒精与药末之比为1：1.5），浸泡1周，去渣取汁，并用蒸馏法提取精制药液，装瓶备用。治疗时，用胶布条将1粒赤豆大之棉球固定于穴位，用滴管滴药使棉球饱含药液。每次取3～4穴，贴敷20分钟，每日3～6次。

主治：小儿泄泻（寒湿型）。

附记：笔者引自民间验方，屡用有效。

2. 复方丁桂液

穴位：神阙、天枢（双）、气海、足三里（双）

药物组成：丁香、肉桂、川朴、葛根、焦山楂各等份。

制用方法：上药共研成粗末，用50%乙醇浸泡药末24小时。治疗时以棉球蘸药液，湿敷神阙、天枢、气海、足三里等穴，以胶布固定，每日换药1次。

主治：泄泻（寒湿型）。

附记：引自《中国民间外治独特疗法》。

3. 止泻散

穴位：神阙

药物组成：公丁香、肉桂各20克，白胡椒30克，冰片5克。

制用方法：先将前3味药研细末，再入冰片研匀，贮瓶密封备用。使用时洗净脐部，酒精常规消毒，取止泻散填满肚脐，胶布固定。每日换药1次，5次为1个疗程。同时按摩双侧公孙穴。

主治：泄泻（寒湿型、阳虚型）。

注意事项：湿热内蕴者忌用。

附记：引自1994年《安徽中医学院学报》（4）。

4. 湿热泄泻方

穴位：神阙、天枢（双）、中极、足三里（双）、脾俞（双）、胃俞（双）

药物组成：葛根、柴胡、连翘各50克，黄芩、黄柏、生石膏、滑石、煨肉蔻各80克，川楝子、制半夏、淡吴茱萸、莱菔子、生山楂、炒麦芽、车前子、泽泻各40克。

制用方法：上药碾为粗末，投入75%酒精中（酒精与药末之比为1：1.5），浸泡1周，去渣取汁，并用蒸馏法提取精制药液，装瓶备用。治疗时，用胶布条将1粒赤豆大之棉球固定于穴位，用滴管滴药使棉球饱含药掖。每次取3～4穴，贴敷20分钟，每日3～6次。

主治：小儿泄泻（湿热型）。

附记：笔者引自民间验方，屡用有效。

5. 苦参苍术膏

穴位：涌泉（双）

药物组成：苦参、苍术适量，醋适量。

制用方法：上药分别研成细末，瓶贮备用。如泄泻热重者取苦参9克，苍术3克（3：1）；湿重者苦参3克，苍术9克（1：3），和匀后用醋调成糊状。涂敷两足心，外用纱布包扎，4～12小时换药1次。

主治：泄泻（湿热型）。

附记：引自《中国民间外治独特疗法》。

6．敷脐法

穴位：神阙

药物组成：黄芩30克，黄连30克，黄柏30克，苍术30克，砂仁10克，芒硝10克，醋适量。

制用方法：上药共研末，每次取3克，加陈醋调成糊状，敷于脐部，外用伤湿止痛膏固定，每日换药1次。配合推拿手法效果更佳。

主治：小儿泄泻（湿热型）。

附记：引自1996年《中医外治杂志》（6）。

7．复方五倍膏

穴位：足三里（双）、天枢（双）、关元、中脘

药物组成：五倍子、吴茱萸、公丁香、磁石、白芥子各等份，冰片、麝香少量。

制用方法：上药共研细末，加入少量冰片、麝香研匀，用麻油调成稠糊状，制为黄豆大小丸剂备用。选足三里、天枢、关元、中脘，置1/4伤湿止痛膏中央，贴于穴位上，每日换1次，5日为1个疗程。

主治：泄泻（脾虚型）。

附记：引自《中国民间外治独特疗法》。

8．敷脐法

穴位：神阙

药物组成：吴茱萸30克，丁香2克，胡椒30粒，木香10克，砂仁15克，芒硝3克，陈醋适量。

制用方法：上药共研末，每次取3克，加陈醋调成糊状，敷于脐部，外用伤湿止痛膏固定，每日换药1次。配合推拿手法。

主治：小儿泄泻（脾虚型）。

附记：引自1996年《中医外治杂志》（6）。

9．温阳止泻方

穴位：神阙

药物组成：车前子、丁香各1克，肉桂2克。

制用方法：上药共研细末，和匀备用。用时取2克置于脐中，上盖纱

布，胶布固定，并以热水袋置于其上加温30分钟。每隔2天换药1次。

主治：小儿腹泻（脾阳虚型）。

附记：引自《中药贴敷疗法》。

10．丁萸散

穴位：神阙

药物组成：丁香、吴茱萸等量，醋适量。

制用方法：上药共研细末醋调，制成直径 2 ～ 3 厘米，厚 0.5 ～ 0.8 厘米的圆饼，分摊于布块上敷于神阙穴，外以绷带固定。贴敷前，先用温水洗净皮肤，局部轻轻按摩，使毛细血管扩张以利于药物吸收。1-2 日换药 1 次，连用 3 ～ 5 次。

主治：小儿泄泻（脾肾阳虚型）。

注意事项：局部有感染或瘢痕者禁用，非里寒证者禁用。

附记：引自《实用外治临床大全》。

11．苍术藁敷穴方

穴位：神阙

药物组成：苍术 2 份，藁本 1 份。

制用方法：将上 2 味研末以 2：1 配合，用适量唾液调和纳患儿脐中令满，以胶布敷盖，24 小时换药 1 次，3 天为 1 个疗程。有脱水者嘱家长取米 30 ～ 50 克，食盐 3 克，加水 1000 毫升，煮成稀粥米汤，少量多次频服。

主治：婴幼儿秋冬季腹泻（风寒型）。

注意事项：有呕吐、腹泻次数多或腹胀者，宜暂停服补液或停止喂乳数小时。

附记：引自《实用外治临床大全》。

12．加味参香饼

穴位：神阙

药物组成：苦参 6 份，木香 1 份。

制用方法：上药以 6：1 的比例共研细末，混匀贮瓶中备用，根据患儿大便常规检查结果分别取以下不同药物煎汁，去滓，以药汁和药末成饼状，如铜钱大小，用伤湿止痛膏把药物固定于脐部，24 小时更换 1 次，一般换药 1 ～ 5 次。若大便常规检查仅见脂肪滴、不消化食物和少量白细胞者，取罂粟壳 20 克，浓煎取汁和药；若大便常规见大量白细胞、脓细胞及少量红细胞者，提示并发大肠杆菌感染，此时，切勿再用罂粟壳，应以马齿苋 30 克，肉桂 10 克浓煎取汁和药；若大便常规检查见有较多红细胞者，以茜草 15 克，地榆 10 克煎汁和药。

主治：小儿秋季腹泻。

附记：引自 1997 年《中医外治杂志》（3）。

【医生建议】

1. 新生儿提倡母乳喂养，逐步添加辅食，不要进食难以消化的食物。应教给幼儿良好的卫生习惯，饭前便后要洗手。

2. 发生腹泻后要少量多次的饮水，以补充失去的体液。给予富于营养易吸收的食物，减少乳食，避免因脂肪不吸收而反增病情。

3. 排便次数增多对臀部皮肤刺激性加大，因此小儿每次便后都要用清水冲洗臀部及会阴，勤换尿布。

4. 当出现不能正常饮食，频繁呕吐、泄泻，便中带血或高热寒战，神志异常时应及时就医。

第九节、小儿夜啼

【病证概述】

夜啼是指婴幼儿入夜啼哭不安，时哭时止，或每夜定时啼哭，甚则通宵达旦，但白天能安静入睡的一种病证。古代儿科医籍中又称为儿啼、躯啼等。多见于新生儿及 6 个月内的小婴儿。

【辩证分析】

脾寒气滞：啼哭时哭声低弱，时哭时止，睡喜蜷曲，腹喜摩按。四肢欠温，吮乳无力，胃纳欠佳，大便溏薄，小便较清，面色青白，唇色淡红，舌苔薄白，指纹多淡红。

心经积热：啼哭时哭声较响，见灯尤甚，哭时面赤唇红，烦躁不宁，身腹俱暖，大便秘结，小便短赤，舌尖红，苔薄黄，指纹多紫。

惊恐伤神：夜间突然啼哭，似见异物状，神情不安，时作惊惕，紧偎母怀，面色乍青乍白，哭声时高时低，时急时缓，舌苔正常，指纹色紫，脉数。

【治疗方法】

1. 泻心导赤饼

穴位：劳宫（双）

药物组成：木通2.5克，生地黄4.5克，黄连、甘草、灯心草各1.5克。

制用方法：将上药共研细末，加入白蜜、滚水调和成饼，贴敷于两手劳宫穴上。

主治：小儿夜啼（实热型）。

附记：引自2009年《上海中医药杂志》（2）。

2．吴茱萸宁心膏

穴位：涌泉（双）

药物组成：吴茱萸15克。

制用方法：将药物共研为末调醋敷两足心涌泉穴，外用纱布固定。

主治：小儿夜啼（脏热心烦型）。

附记：引自《中草药外治疗法》。

3．安神消食方

穴位：神阙

药物组成：焦山楂、鸡内金各5克，食醋少许。

制用方法：上药研为细末，加食醋少许调匀，捏成小饼状。贴敷脐中，外盖纱布，胶布固定，或用伤湿止痛膏固定。每日换药1次。连用3-5天。

主治：小儿夜啼（兼有食积型）。

附记：引自《外治心悟》。

4．五砂散

穴位：神阙

药物组成：五倍子1.5克，朱砂0.5克，陈细茶适量。

制用方法：将前2味药研为细末，陈细茶嚼烂，混合后加水少许捏成小饼状。贴敷脐中，外盖纱布，胶布固定。每晚换药1次。

主治：小儿夜啼。

附记：引自1984年《四川中医》（6）。

5．枣李安神方

穴位：神阙

药物组成：酸枣仁、郁李仁各5克，食醋少许。

制用方法：上药研为细末，加食醋少许调匀，捏成小饼状。贴敷脐中，外盖纱布，胶布固定，或用伤湿止痛膏固定。每日换药1次，连用3-5天。

主治：小儿夜啼。

附记：引自《外治心悟》。

6．安神方

穴位：神阙

药物组成：远志、合欢皮各 5 克，食醋少许。

制用方法：上药研为细末，加食醋少许调匀，捏成小饼状。贴敷脐中，外盖纱布，胶布固定，或用伤湿止痛膏固定。每日换药 1 次，连用 3-5 天。

主治：小儿夜啼。

附记：引自《外治心悟》

7．解热安神膏

穴位：胸口、神阙

药物组成：羌活、防风、天麻、薄荷、黄连、甘草、全蝎、僵蚕、胆南星各 10 克，水牛角片 15 克。

制用方法：将上药麻油熬，黄丹收膏，摊于药膏上，贴敷于胸口和神阙穴上。

主治：小儿热、惊、躁、啼等证。

附记：引自《理瀹骈文》。

【医生建议】

小儿夜啼的治疗，应用中药和穴位的安神镇静功效共同发挥作用，临床疗效颇佳。脾寒而夜啼的孩子，应该吃些清淡少油、温暖脾胃的食物，如稀粥、烂面、蛋羹等。心热而夜啼的孩子，可以喝一些果汁，吃一些清凉的食物，如赤小豆、竹叶等。

第十节、小儿流涎

【病证概述】

小儿流涎也就是流口水，是指口中唾液不自觉从口内流溢出的一种病症。一般来讲，1 岁以内的婴幼儿因口腔容积小，唾液分泌量大，加之出牙对牙龈的刺激，大多都会流口水。随着生长发育，大约在 1 岁左右流口水的现象就会逐渐消失。如果到了 2 岁以后宝贝还在流口水，就可能是异常现象，如脑瘫、先天性痴呆等。另外，宝贝患口腔溃疡或脾胃虚弱，也会流涎不止。

【辩证分析】

脾气虚寒：口水清澈，色白不稠，大便不实，小便清长，舌质胖嫩，舌苔薄白。

脾经蕴热：口水较稠，浸湿胸前，进食时更多，伴有面色潮红，大便偏干，小便短少，舌红，苔薄黄。

【治疗方法】

1. 摄涎膏

穴位：涌泉（双）

药物组成：吴茱萸、胆星等份，老陈醋适量。

制用方法：吴茱萸、胆星等份研细末，用老陈醋调成糊状，外敷涌泉穴，每贴3克，日1贴，12小时取下，6贴为1个疗程。

主治：小儿流涎、口疮。

附记：引自《实用外治临床大全》。

2. 抽薪散

穴位：涌泉

药物组成：吴茱萸3份，天南星1份，陈醋适量。

制用方法：上药研末，装瓶备用。用时取药末15克，用陈米醋调成黏厚的糊状饼，贴敷于涌泉穴（男左女右），外用纱布包扎，每次敷12小时，3-4次即可。

主治：小儿流涎。

附记：引自1988年《医学文选》（2）。

3. 南星控涎膏

穴位：涌泉（双）

药物组成：胆南星30克，醋适量。

制用方法：上药为末醋调，于晚间敷两足心涌泉穴，外用纱布包扎，每次敷12小时。

主治：小儿流涎。

附记：引自《阎效忠集效方》。

4. 滞颐方

穴位：涌泉（双）

药物组成：吴茱萸、盐附片各5克，面粉10克，醋适量。

制用方法：前2味药研为末，入面粉拌匀，用半水半醋调成干糊状，于晚间取适量贴敷于两足心涌泉穴，外用纱布包扎，每次敷 12 小时，次日早晨除之。

主治：小儿流涎。

附记：引自《绵阳地区老中医经验选编》（2）。

5. 敷脐控涎散

穴位：神阙

药物组成：益智仁、滑石各 10 克，甘草 3 克，车前子、冰片各 6 克。

制用方法：上药研末，装瓶备用。用时取适量药末，敷填脐部，外用麝香壮骨膏固定，每日换药 1 次。

主治：小儿流涎。

附记：引自 1990 年《陕西中医》（4）。

6. 肉桂散

穴位：涌泉（双）

药物组成：肉桂 10 克，醋适量。

制用方法：上药研末，装瓶备用。用时取适量药末，用陈米醋调成糊状饼，于小儿每晚临睡前，贴敷于双侧涌泉穴，外用纱布包扎，每次敷 12 小时，3-5 次即可。

主治：小儿流涎。

附记：引自 1983 年《中医杂志》（5）。

【医生建议】

注意观察宝宝的表现，找出流涎原因，特别是宝宝发烧、拒绝进食时，要进行口腔检查，观察有无溃疡。如果是脾胃虚弱引起，平时不要给宝宝穿着过多或过厚，饮食上注意节制，以防体内存食生火加重流涎现象，引起呼吸道感染。

第十一节、小儿惊风

【病证概述】

惊风又称"惊厥"，是小儿常见的一种危急重症，临床以抽搐、昏迷为主要表现，好发于 1～5 岁小儿，年龄越小，发病率越高。惊风发病有急有缓、表现不一，一般分为急惊风和慢惊风两种，搐、搦、颤、掣、反、引、窜、视可概括惊风的主要临床表现。西医学中颅内感染性疾病、电解质紊乱、癫痫、高热、缺钙等引起的抽搐均属于本病范畴。

【辩证分析】

急惊风：①气营两燔：骤然起病，高热烦躁，神昏惊厥，四肢拘急，双睛斜视，颈项强直。舌质红绛，舌苔黄糙，脉数有力。②痰热生风：起病突然，呼吸急促，牙关紧闭，喉中痰鸣有声，壮热神昏，四肢抽搐。舌质红，舌苔黄腻，脉浮数或弦滑。③肝风内动：起病迅速，高热烦躁，继而神昏抽搐，项背痉挛，角弓反张，四肢多动。舌质红，舌苔微黄，脉弦滑。④湿热疫毒：起病急骤，壮热神昏，双目直视，肢体拘挛，大便腥臭或夹脓血。舌质红，苔黄厚，脉滑数。

慢惊风：①肝木克脾土：抽搐阵发，手足震颤，昏睡露睛，形神疲惫，面色萎黄，不思饮食，大便稀薄。舌质淡，舌苔薄白，脉细弱。②脾肾阳虚：肢体震颤，手足不温，精神萎靡，喜卧嗜睡，面色苍白，冷汗频出，大便稀溏，小便清冷。舌质淡，舌苔薄白，脉沉细无力。③阴虚风动：肢体拘挛，手足蠕动，精神疲惫，手足心热，面色潮红。舌质红绛，少苔少津，脉细数。

【治疗方法】

1. 附子吴茱萸惊风贴

穴位：涌泉

药物组成：生附子5克，吴茱萸10克，面粉30克，醋适量。

制用方法：先用双手擦患儿脚心，以发热为度，然后将上药共研末调饼蒸热，贴敷涌泉穴，男左女右，用布包好。

主治：各种急慢惊风。

附记：引自《方药集》。

2. 桃皮泥

穴位：涌泉（双）、劳宫（双）

药物组成：桃树（两层皮）120克，葱白20个，灯芯6只。

制用方法：上药共捣烂如泥，外敷于患儿的两手心劳宫、足心涌泉穴处，每日换药1次，3-5日为1个疗程。

主治：各种急慢惊风。

附记：引自《常见病民间传统外治法》。

3. 三仁膏

穴位：劳宫（双）、涌泉（双）

药物组成：杏仁、桃仁各 7 粒，栀子仁 7 个，面粉 15 克，烧酒适量。

制用方法：上药共捣烂，用烧酒调匀如膏状备用。用时取上药膏敷于两侧手心劳宫穴、足心涌泉穴，用布包扎。每日换药 1 次。

主治：惊风。

附记：引自《中国民间外治独特疗法》。

4．椒栀葱石膏

穴位：膻中

药物组成：胡椒、栀子、葱白各 7 个，水飞石灰粉 1 克。

制用方法：将上药捣烂，用鸡蛋清和匀摊于布上，贴膻中穴，24 小时后取下。

主治：惊风。

附记：引自《中国民间外治独特疗法》。

5．止痉外敷方

穴位：囟门

药物组成：全蝎 3 只，生姜 15 克，面粉 15 克。

制用方法：先把全蝎、生姜一起捣烂，再将面粉倒入拌匀，做成药饼，贴于囟门上。

主治：惊风。

附记：引自《中国民间外治独特疗法》。

【医生建议】

1．引起小儿惊风的原因很多，有发热者多为感染性疾病所致，如脑膜炎、菌痢、病毒性肺炎等；不伴有发热者可见于癫痫、缺钙、电解质紊乱、食物中毒等。无论什么原因引起，发作时都应让患儿在平地侧卧，这样有利于分泌物排出而避免气管堵塞，同时松开小儿衣带，使其保持血液循环和呼吸的畅通。可将毛巾或手绢折叠数层垫于小儿上下牙之间，防止小儿咬伤舌头。

2．抽搐发作时一不可强行按压或拉扯小儿肢体，以免扭伤筋骨；二不可喂食喂水，以免进入呼吸道。平时应积极治疗原发疾病，加强体育锻炼，保障饮食营养，提高小儿的抗病能力。

第十二节、小儿疳积

【病证概述】

疳积多见于 1～5 岁儿童，是疳症与积滞的合称。疳症是指多种原因导致的小儿脾胃受损、气液耗伤，表现为肚腹胀大、青筋外露、面黄发枯、羸瘦萎靡；积滞是指因内伤饮食、气滞不行所形成的乳食内积、脾胃受损，表现为纳呆腹胀、大便不调、呕吐腹泻。值得注意的是随着生活水平的不断提高，小儿疳积的产生原因已由过去的营养不良逐渐变成了营养失衡。

【辩证分析】

乳食积滞：面黄少华，毛发枯槁，腹部胀满，烦躁多啼，夜寐不安。伤乳者吃奶减少，呕吐乳块，口中有乳酸臭味；伤食者不思饮食，恶心呕吐，口中酸臭。大便秽浊，小便黄浊或如米泔。可伴有低热。舌质红，苔厚腻，脉滑数，指纹色紫红。

脾虚食滞：面色萎黄，形体消瘦，腹部暴青，毛发枯槁，厌食腹胀，夜寐不安，困倦喜卧。大便完谷不化，小便黄浊或如米泔。舌淡红，苔白腻，脉细而滑，指纹淡滞。

气血两亏：面色萎黄或苍白，形体消瘦，皮肤干枯有皱纹，毛发枯黄稀疏，精神萎靡，睡时露睛，大便完谷不化。舌淡红苔薄，脉沉细，指纹色淡。

【治疗方法】

1. 白矾醋糊

穴位：涌泉（双）

药物组成：白矾、陈醋各适量。

制用方法：将上药调成糊状，敷于涌泉穴固定，每日换药 1 次。

主治：疳积（虚寒型）。

附记：引自《中草药外治疗法》。

2. 艾椒膏

穴位：神阙

药物组成：艾叶、酒、胡椒末各适量。

制用方法：将艾叶捣烂，加酒、胡椒末调成糊状，敷于脐部。

主治：疳积（虚寒型）。

附记：引自《中草药外治疗法》。

3. 肥儿膏

穴位：神阙

药物组成：黄芪、茯苓、白术、炙甘草、制厚朴、槟榔、山楂、麦芽、神曲、陈皮、益智仁、木香、砂仁、山药、莪术、使君子、川楝肉、胡黄连、芜荑各15克。

制用方法：上药研细末，用麻油熬，黄丹收膏，加入朱砂3克搅拌匀，贴肚脐上。

主治：疳病虚中有积、肿胀泄泻。

附记：引自《中医外治法类编》。

4．疳积散

穴位：内关（双）

药物组成：桃仁、杏仁、生山栀各等份，冰片、樟脑少许。

制用方法：上述药晒干研末，加冰片、樟脑少许贮藏备用。取药末15～20克用鸡蛋清调拌成糊状，干湿适宜，敷于双侧内关穴，然后用纱布包扎，不宜太紧，24小时后去之。疳证初、中期，一般贴敷1～2次，最多不超过3次，每次间隔2～3天。

主治：疳积。

附记：引自《中药贴敷疗法》。

5．消疳散

穴位：涌泉（双）

药物组成：生栀仁30粒，杏仁9克，白胡椒6克，葱头7个，丁香30粒，面粉1匙。

制用方法：将上述药物研为细末，用鸡蛋清调匀，荷叶为托，贴敷两足心，小儿较大者，酌增剂量。

主治：疳积。

注意事项：忌生冷、油腻、鱼腥。

附记：引自《中药贴敷疗法》。

6．疳积膏

穴位：神阙

药物组成：栀子、芒硝各9克，杏仁6克，葱白7寸（1寸1节），陈醋适量。

制用方法：将上述三味研末，用葱白捣烂如泥状，再搅白面、陈醋调和成膏，贴神阙穴纱布覆盖，胶布固定。

主治：疳积。

附记：引自《穴敷疗法聚方镜》。

7. 消积化痞膏

穴位：腰眼

药物组成：桃仁 7 个，杏仁 7 个，小枣 7 个，生栀子 7 枚。

制用方法：将桃仁、杏仁、栀子研碎，小枣去核煮烂，鸡蛋一个去黄用鸡蛋清混合调匀，并加入小麦面，捣成软膏。将膏摊于白平布上，贴腰眼上（男左女右），用绷带固定，24 小时后揭去。

主治：消化不良、小儿痞积、腹中积块等。

附记：引自《实用外治临床大全》。

8. 温肠散

穴位：止泻穴（双）

药物组成：公丁香 1 克，肉豆蔻 2 克，肉桂 2.5 克，白术 2.5 克，诃子 2.5 克，黄酒少许。

制用方法：上药前 5 味共研细末，用黄酒少许调成糊状，敷于止泻穴，再用纱布块敷盖，胶布固定。每日换药 1 次，轻者 1～2 次，重者可用到 3～5 次。

主治：小儿消化不良、慢性腹泻。

注意事项：若属实热证者不宜使用本方；细菌感染者宜加适量抗生素治疗；药物过敏者慎用。

附记：引自《实用外治临床大全》。

9. 灵宝化积膏

穴位：中脘

药物组成：巴豆仁、蓖麻仁各 100 粒，五灵脂 200 克，阿魏（醋煮化）、当归各 50 克，两头尖、穿山甲、乳香、没药各 25 克，麝香 3 克，松香 750 克，麻油 250 毫升。

制用方法：上药除乳香、没药、麝香、松香、阿魏外，均切片浸油内3 天，用砂锅煎药至焦黑色，过滤去渣，入松香，煎 30 分钟，再入乳香、没药、麝香、阿魏，然后取出，入水中抽洗，以金黄色为度。煎时注意搅拌，勿令焦。用狗皮膏摊贴于中脘穴及周围。每日热熨。

主治：小儿积滞。

附记：引自《串雅内编》。

10．玄胡粉

穴位：神阙

药物组成：延胡索粉 3 克，胡椒粉 0.5 克。

制用方法：上药混匀备用。取药放入脐中，外用纱布盖上，胶布固定。每日换药 1 次，连用 3-5 天。

主治：小儿积滞。

附记：引自 2009 年《湖北中医杂志》（1）。

11．化积膏

穴位：神阙

药物组成：白术 25 克，枳实 15 克，大黄 10 克，白醋适量。

制用方法：上药研细末，用白醋调成糊，外敷脐中及周围，外用纱布盖上，胶布固定。每日换药 1 次，连用 3 ～ 4 次。

主治：小儿积滞。

附记：引自《外治汇要》。

12．二仁膏

穴位：涌泉（双）

药物组成：生栀子仁 30 粒，杏仁 9 克，白胡椒 6 克，丁香 30 粒，葱头 7 个，面粉 1 匙，高粱酒适量，荷叶适量。

制用方法：上方前 6 味混合研细末，用高粱酒、鸡蛋清调成糊，用荷叶包裹好备用。用时取适量药糊，外敷两足底涌泉穴，外用纱布盖上，胶布固定。每日换药 1 次，病愈为止。

主治：小儿食积。

附记：引自《外治汇要》。

13．栀蛋膏

穴位：神阙、涌泉（双）

药物组成：生栀子 10 克，面粉、鸡蛋各适量。

制用方法：将栀子研细末，加入面粉拌匀，加鸡蛋清适量调成糊，做成 3 个药饼，分别外敷脐部及足底，外用纱布盖上，胶布固定。每日换药 1 次，3 ～ 5 次为 1 个疗程。

主治：小儿积滞。

附记：笔者引自民间验方，屡用有效。

14．消胀膏

穴位：神阙

药物组成：甜酒曲1个，芒硝、栀子仁各6克，杏仁10克，使君子仁7粒。

制用方法：上药研末备用。用时取药粉适量，晚上用浓茶水调匀，外敷神阙穴，外用纱布盖上，胶布固定。次日清晨去除，连敷3晚。

主治：腹胀食不消。

附记：引自《外治汇要》。

15．荞术散

穴位：神阙

药物组成：荞麦粉60克，苍术25克，醋适量。

制用方法：将上药研细末，加入米醋炒热备用。每日取适量外敷脐中，外用纱布盖上，胶布固定。2～3日换药一次。

主治：小儿食积，消化不良。

附记：笔者引自民间验方，屡用有效。

16．消食止痛贴

穴位：神阙及脐周

药物组成：炒莱菔子10克，炒神曲10克，炒麦芽10克，炒鸡内金10克，生大黄6克，鸡蛋清、白酒、生姜适量。

制用方法：将上药捣碎，研末，加蛋清、白酒、姜汁等调成糊状，贴敷于神阙穴及其周围，用纱布及塑料膜覆盖，胶布固定。每日1次，保留8-12小时，次日更换，3天为一个疗程。休息3天后进行第2个疗程治疗，共观察2个疗程。配合腹部按摩中脘、天枢穴。偏热者加生栀子6克，偏寒者加高良姜6克。

主治：小儿食积腹痛。

附记：引自2007年《中医儿科杂志》（4）。

【医生建议】

1．新生儿提倡母乳喂养，小儿的喂养应遵循先稀后干、先素后荤、先少后多、先软后硬、定时定量的原则，注意营养搭配。疳积患儿须忌零食，如豆制品、糕饼、果仁以及巧克力、奶糖等，以免胀气。

2．挑疳积、捏积、按摩都是有益于恢复的辅助疗法，家长可适当选择运用。鼓励患儿经常户外活动，多晒太阳以增强体质，忌滥服各种补品、补药。

第十三节、小儿汗证

【病证概述】

汗证是指不正常出汗的一种病证，即在安静状态下，或无故而全身或局部出汗过多，甚则大汗淋漓。在日常生活中，若因天气炎热，或衣着过厚，或喂奶过急，或活动剧烈都可引起汗出，如无其他疾苦，这些都是常态。

小儿汗证一般有自汗、盗汗之分，睡时汗出，醒时汗止者称"盗汗"；不分寤寐，无故汗出者称"自汗"。因温热病引起的汗出不在此例。

【辩证分析】

表虚不固：全身自汗或盗汗，以头部、肩背部明显，动则尤甚，面色少华，肢端欠温，容易感冒，舌质淡，苔薄白，脉细弱。

营卫不和：自汗为主，遍体汗出，微寒怕风，时有低热，精神疲倦，纳呆食少，舌质淡红，苔薄白，脉缓。

气阴两虚：盗汗为主，也可盗汗、自汗并见，体弱神萎，心烦少寐，手足心热，口干低热，舌质淡少苔，或见花剥苔（地图舌），脉细软。

脾胃积热：自汗盗汗，面黄形瘦，纳呆口臭，腹胀腹痛，大便秘结，或大便臭秽，小便色黄或如米泔，时有低热，睡眠不宁，舌苔黄腻，脉滑稍数。

【治疗方法】

1. 健脾固表方

穴位：内关（双）

药物组成：郁李仁适量，梨适量。

制用方法：郁李仁研末贮瓶备用，用时取适量药末用生梨汁调为糊状，将药糊敷于双侧内关穴，纱布覆盖，胶布固定。每次敷 6～12 小时，7 次为 1 个疗程。

主治：自汗。

附记：引自《中国民间外治独特疗法》。

2. 黄柏膏

穴位：乳中（双）

药物组成：黄柏 3 克。

制用方法：上药研末，水调涂双乳头，每日 1 次。

主治：盗汗。

附记：引自《中国民间外治独特疗法》。

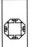

3. 郁金五倍饼

穴位：乳中（双）

药物组成：干郁金 30 克，五倍子 9 克。

制用方法：上药共研细末备用。用时取10～15克，用蜂蜜调成药饼2块，贴两乳头，外盖纱布，胶布固定。每日1次。

主治：汗证。

附记：引自《中国民间外治独特疗法》。

4. 止汗散

穴位：乳中（双）

药物组成：郁金粉 12 克，牡蛎 4 克。

制用方法：上药研细末，和匀，以米汤适量调和，敷双侧乳中穴上，卧时施之。用胶布或清凉膏贴好，防止药粉脱落，24 小时更换 1 次，连续外敷 4 次为 1 个疗程。如皮肤接触胶布处出现红痒或起泡，可隔日使用。

主治：汗证。

附记：引自《中国民间外治独特疗法》。

【医生建议】

小儿汗证的治疗亦分有虚实，虚证采用收敛止汗的药物贴敷于相应的部位，实证可以泻其邪气，邪气出则汗自止。在治疗的同时，亦需配合饮食及相应的护理手段，才能达到最佳的疗效。

第十四节、小儿水肿

【病证概述】

小儿水肿是小儿急性肾炎、肾病综合征中最常见的症状，主要表现为全身浮肿、少尿、血尿和蛋白尿。其发病的根本是禀赋不足，脾肾素虚，致风邪、水湿、疮毒入侵，造成肺、脾、肾功能失常，三焦壅塞，水道不通，水邪泛滥而成水肿。

【辩证分析】

水肿兼有风寒、风热表证，表现为浮肿肢重，头痛发热，脉浮者，治宜宣肺利水消肿；水肿表现为尿短赤，发热神烦，皮肤疮毒，苔黄腻者，治宜清热解毒，利湿消肿；水肿表现为倦怠身重，纳呆口淡，舌苔白腻者，治宜渗湿利水消肿；水肿表现为面色萎黄，疲乏无力，脘闷腹胀，纳少便溏，神倦肢冷者，治宜益气健脾，化湿利水；水肿，甚至胸水、腹水，表现为恶心呕吐，尿少，面色㿠白，四肢不温，神疲畏寒，舌淡白，脉沉细无力者，治宜温阳利水消肿；水肿表现为面色潮红，手足心热，烦躁不安，眩晕头痛，舌红少苔，脉弦细数者，治宜养阴滋肾，平肝潜阳。

【治疗方法】

1. 蓖麻石蒜膏

穴位：涌泉（双）

药物组成：蓖麻仁 30 克，石蒜 1 个。

制用方法：上药共捣烂，贴两足心涌泉穴，包扎固定。每日 1 次，每次贴敷 8 小时，7 次为 1 个疗程。

主治：小儿水肿（阳水）。

附记：引自《中国民间外治独特疗法》。

2. 复方二丑膏

穴位：气海

药物组成：黑丑、白丑（煅）、牙皂（煅）各 8 个，木香、沉香、没药各 10 克，琥珀 3 克，水飞石灰粉少许，酒适量。

制用方法：上药共研细末，加砂糖、水飞石灰粉少许，用酒调成膏状，用时贴气海穴，每日换药 1 次。

主治：小儿水肿。

附记：引自《中国民间外治独特疗法》。

3. 地龙膏

主治：小儿水肿。

处方：地龙、猪苓、针砂各 30 克。

用法：上药共研末，捣葱汁和药为膏，敷脐，外用纱布包扎。每日换药 1 次。

附记：引自《严氏济生方》。

4. 麻术螺车饼

主治：小儿水肿。

处方：麻黄、白术、双花各 10 克，大田螺 1 个，大蒜瓣 5 枚，车前子 10 克。

用法：先将麻黄、白术、双花、车前子共研为细末，然后与大蒜、田

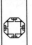

螺加适量温开水共捣如泥，软硬适度，捏成小药饼，贴于脐上，外盖纱布，胶布固定。每日换药 1 次，如患儿感觉脐部皮肤有不适感，即取下药饼，次日再贴敷。

附记：引自《敷脐妙法治百病》。

5. 消肿散

主治：小儿水肿。

处方：金樱子根 30 克。

用法：把金樱子捣烂，加入适量香油调和成糊，敷于患儿脐部，外用纱布覆盖，胶布固定，每日换药 1 次，连用 3 ～ 5 天。

附记：引自《民间单方》。

【医生建议】

小儿水肿为水液代谢失调，可从肺、脾、肾三脏论治，配合中药的药性及功效可达到对症治疗水肿的目的，临床疗效颇佳。

第十五节、小儿疝气

【病证概述】

小儿疝气又称"小肠气""脱肠"，是儿科泌尿手术中常见的疾病，以男童多见，表现为阴囊坠胀、肿大，按之柔软有弹性，小儿哭闹、运动及努力解便后肿物增大，平卧休息后肿物即逐渐缩小至完全消失。小儿疝气还可影响消化系统，因而患儿会出现腹胀、腹痛、便秘、厌食等症状。

【辩证分析】

寒疝：阴囊冷痛，睾丸坚硬拘急控引少腹，形寒肢冷，面色苍白，苔薄白，脉沉细。

湿热疝：阴囊红肿灼痛，睾丸肿痛，或伴有恶寒发热，小便短赤，便秘，苔黄腻，脉濡数。

狐疝：少腹部与阴囊部牵连坠胀疼痛，甚则控引睾丸，立则下坠，阴囊胀大，卧则入腹，阴囊肿胀自消，重则以手推托方能复原回腹；有时疝块增大，不能回纳，并有阵发性腹痛、恶心、呕吐等，是为"肠嵌顿"，须急转外科处理。

【治疗方法】

1．茴香散

穴位：神阙

药物组成：小茴香、川楝子、橘核、荔枝核、延胡索、吴茱萸各等份，米醋、面粉适量。

制用方法：将前6味药研末，装瓶备用。用时取药末适量，加入面粉少许，以米醋调匀如膏状，贴敷神阙穴，外盖纱布，胶布固定。每日换药1次。

主治：小儿疝气。

附记：引自《外治汇要》。

2．三辣膏

穴位：气海

药物组成：生姜、葱白、大蒜各等份。

制用方法：将上药捣烂如泥，贴敷气海穴，外盖纱布，胶布固定，并用热水袋隔药熨之。

主治：小儿疝气。

附记：笔者引自民间验方，屡用有效。

3．填脐丁香散

穴位：神阙

药物组成：母丁香适量。

制用方法：将上药研细末，过100目筛，装瓶备用。取药粉填入脐中（令满），外盖纱布，胶布固定。2天换药1次。

主治：小儿疝气。

附记：引自1996年《陕西中医》（9）。

4．愈疝膏

穴位：肾俞（双）

药物组成：仙茅、巴戟天、葫芦巴、党参、黄芪、升麻、川楝子、元胡、乌药、熟地、鹿角霜、丹皮、泽泻、川牛膝、云苓各50克，荔枝核、橘核、山药、山萸肉、车前子各100克。

制用方法：用麻油1500克与诸药纳入锅内文火炸枯，去渣滤净，加黄丹（烘透）600克，熬至滴水成珠不粘指为度，撤下锅来，搅和冷却后每5克置于直径约5厘米的圆形牛皮纸内，裹好备用。用时加热贴于两侧肾俞穴，1周更换1次。

主治：小儿水疝（小儿原发性鞘膜积液）。

附记：引自1998年《中医外治杂志》（4）。

5．香附蜀椒散

穴位：命门、天枢（双）、关元、气海、腹股沟（双）、阿是穴

药物组成：香附、蜀椒各等份，新麸皮500克，大青盐粒3粒（约5～6克）、陈醋适量。

制用方法：将上药拌湿炒黄，用消毒纱布将上药包裹，将患儿扶抱或平卧，根据病情轻重辨证施治选用穴位，温热外敷。每天早晨5点钟、中午12点钟、下午5点钟，每日3次，1周为1个疗程，一般需2～4个疗程。

加减：如盘肠气痛甚加大茴香、肉桂；气疝少腹疼痛加剧加橘核、延胡索；狐疝脐突膨胀痛加升麻、荔枝核。

主治：小儿疝气。

附记：引自1997年《中医外治杂志》（2）。

【医生建议】

1．发现小儿出现疝气后应让患儿多休息，尽量避免运动过量或站立过久。日常注意保暖，避风寒，减少感冒咳嗽的几率。生活中还应多吃些富含营养、具有补气润肠作用的食物，避免便秘加重疝气的症状。

2．虽然小儿疝气具有可复性，但也有发生嵌顿的情况，疝气嵌顿可引起腹部剧痛以及肠梗阻、肠坏死等并发症，严重者危及生命。若发现小儿哭闹不安，肿块无法纳回应及时就医，及早进行彻底治疗。

第十六节、小儿遗尿

【病证概述】

小儿遗尿俗称尿床，表现为小儿在睡梦中不自觉的排尿，醒后方知。3岁以下的小儿发育尚未健全，排尿的正常习惯也未养成，受到精神刺激或游戏过度可发生遗尿，这并不属病态。若超过3岁特别是5岁以后，每周都出现熟睡中遗尿，则视为遗尿症。

【辩证分析】

肾阳不足：睡中尿出，醒后方知，神疲乏力，精神倦怠，喜温喜卧，四肢不温。大便多稀溏，小便清长。舌质淡，苔薄白，脉沉弱。

脾肺气虚：睡中尿出，醒后方知，食欲不振，少气懒言，面色苍白，动则出汗。舌质淡，苔薄白，脉细弱。

【治疗方法】

1. 温肾敛尿方

穴位：中极、关元、肾俞（双）

药物组成：附子、五味子10克，肉桂6克，米醋适量。

制用方法：上药共研细末，加适量米醋捏成2厘米×2厘米大小药饼，贴敷中极、关元及两侧肾俞穴上，上用塑料薄膜覆盖，胶布固定。每日换药1次，15日为1个疗程。

主治：遗尿。

附记：引自《中国民间外治独特疗法》。

2. 遗尿外敷膏

穴位：内关（双）、气海、中极、三阴交（双）；配穴取肾俞（双）、膀胱俞（双）、复溜（双）。

药物组成：麝香0.3克，蟾酥、桂枝、麻黄、雄黄、乳香、没药、皂角刺各0.5克。

制用方法：上药共研细末，备用。用时取药粉适量，以乙醇调成膏状，再取药膏少许置于2厘米×2厘米大小的胶布上，贴于所选的穴位上。3～4天换药1次，3次为1个疗程。

主治：遗尿。

附记：引自《中国民间外治独特疗法》。

3. 补肾缩泉膏

穴位：关元

药物组成：麝香1份，芡实、白果、菖蒲、远志、乌药、益智仁各2份，白酒适量。

制用方法：上药共研细末和匀，用白酒调和，敷于小腹关元穴，用纱布覆盖，胶布固定。每日换药1次，7日为1个疗程。

主治：遗尿。

附记：引自《中国民间外治独特疗法》。

4. 温肾止遗糊

穴位：气海、足三里（双）、命门、肾俞（双）、三阴交（双）、关元

药物组成：吴茱萸、肉桂各等份。

制用方法：上药共研细末，备用。用时取药粉适量，以乙醇调成糊状，每取花生大药丸 1 粒，分别贴敷穴位上，第一次贴气海、足三里、命门；第二次贴肾俞、三阴交、关元。每日 1 次，交替使用。5 日为 1 个疗程，休息 2 日后再贴，一般 3 个疗程即可。

主治：遗尿。

附记：引自《中国民间外治独特疗法》。

5. 穴位贴敷方

穴位：神阙

药物组成：补骨脂 10 克，附子 10 克，生姜 30 克。

制用方法：将补骨脂、附子共研细末备用，用时取适量药末与生姜共捣烂，制成药饼置于患儿脐上，盖以塑料膜，上置以纱布、胶布固定。每 3 日换药 1 次。

主治：小儿遗尿。

附记：引自 2009 年《中国中医药科技》（1）。

6. 缩泉膏

穴位：内关（双）、气海、中极、三阴交（双）；配穴取肾俞（双）、膀胱俞（双）、复溜（双）。

药物组成：麝香、蟾酥、雄黄、麻黄、桂枝、乳香、没药各 0.5 克。

制用方法：麝香、蟾酥、雄黄另研细，其余四药，烘干，为细末，过筛，再把二者混合，调均匀，再研一遍，用酒精调成膏。病情轻只敷主穴，病情重者加配穴，每 3～4 天换药 1 次，连续 3 次为 1 个疗程。若治疗 1 个疗程后，病未愈者，再间隔 3 日，进行第 2 个疗程。

主治：小儿遗尿。

附记：引自《中医外治法集要》。

【医生建议】

家长应让有遗尿症状的小儿养成良好的作息和卫生习惯，白天避免过度兴奋或剧烈运动以免入睡过深不易醒。晚餐不宜过咸，餐后避免喝水，睡前应小便排空膀胱。小儿遗尿后家长切不可斥责，应消除患儿的精神负担，鼓励其配合治疗。

第十七节、鹅口疮

【病证概述】

鹅口疮又称雪口病，在新生儿及婴幼儿中发病率较高，多见于早产儿、营养不良、体质衰弱、慢性腹泻和长期使用广谱抗生素或肾上腺皮质激素的小儿。本病为白色念珠菌感染所致，主要表现为口腔黏膜上出现白色乳凝块样物，逐渐融合成片，面积大小不一，不易擦除，剥落后迅速再生。若治疗不及时可蔓延累及咽部、食道、气管，影响呼吸和饮食，更甚至可能继发其他细菌感染，造成败血症。

【辩证分析】

心脾郁热：口腔内白屑满布，不易擦除，周围黏膜色红。小儿面赤唇红，口臭涎多，口干喜饮。舌质红，苔薄白或薄黄，脉滑数，指纹色紫。

虚火上炎：口腔内白屑稀疏散布，不易擦除，反复发作或迁延难愈。小儿面白颧红，可有低热，口干不渴。舌嫩红少苔，脉细数，指纹色青红。

【治疗方法】

1. 附子茱萸膏

穴位：涌泉（双）

药物组成：附子、吴茱萸各 10 克，米醋适量。

制用方法：上药共研细末，用米醋调成糊，做成饼状，敷于两足心涌泉穴，每日换药 1 次，连用 2 ～ 3 日。

主治：鹅口疮（虚症）。

附记：引自《中国民间外治独特疗法》。

2. 醋调茱萸末

穴位：涌泉（双）

药物组成：吴茱萸 1.6 ～ 4.7 克，米醋适量。

制用方法：用吴茱萸研末，取米醋（加温）适量调匀，每天晚上布包敷患儿足底涌泉穴 1 次，次日清晨除去。

主治：鹅口疮。

注意事项：适用于全身发热不明显者，局部皮肤如有起疱者停用。

附记：笔者引自民间验方，屡用有效。

3. 三子膏

穴位：涌泉（双）

药物组成：莱菔子、白芥子、地肤子各 10 克，米醋适量。

制用方法：上药用砂锅文火炒至微黄，共研为细末，加米醋适量调成膏状。把药膏分涂于 2 厘米 ×2 厘米的纱布或白布上，膏厚 2 毫米，大小约 1 厘米见方。贴于患儿两侧涌泉穴，胶布固定，每日 1 次，可连用 3 ～ 5 次。

主治：鹅口疮。

附记：笔者引自民间验方，屡用有效。

4. 复方蓖麻散

穴位：涌泉（双）

药物组成：蓖麻子、吴茱萸各 30 克，大黄、制南星各 60 克。

制用方法：上药共研细末备用。用时取本散35克，以鸡蛋清调成糊状，于每晚临睡前贴于两足涌泉穴上，用纱布固定，次日早上去掉，5次为1个疗程。

主治：鹅口疮。

附记：引自《中国民间外治独特疗法》。

5. 夏连栀膏

穴位：涌泉（双）

药物组成：生半夏 6 克，黄连、栀子各 3 克，陈醋适量。

制用方法：上药共研为末，加食醋少许调匀，制成膏状。于临睡前取上药适量贴敷双足涌泉穴上，外盖纱布，胶布固定。重者可连敷 2 ～ 4 次。

主治：鹅口疮。

附记：引自《外治汇要》。

【医生建议】

1. 鹅口疮是可以预防的，首先对早产儿及体弱的小儿要经常查看口腔有无白屑，注重小儿口腔卫生。每次喂乳前后均应洗手并清洁乳头，对于奶嘴、奶瓶等食具应定期消毒。

2. 婴儿喂奶后可再喂一些温开水，以利于口腔清洁。幼儿饮食应注意多补充富含维生素B、维生素C的食物，少吃过烫、过咸、过硬的食物，以免损伤口腔黏膜。

3. 患处用药时手上力度要轻柔，用量宜少，次数宜勤，用药后最好禁饮禁食 15 ～ 20 分钟，以利于药物吸收。注意密切观察病情变化，若发现白屑有向喉咽部发展的趋势，应及时就诊，以免发生呼吸困难等并发症。

第十八节、小儿脐部疾病

【病证概述】

脐部疾病的发生，多因护理不当所致，如脐部为水湿所错，脐中湿润不干，或微见红肿者，为脐湿；脐部为邪毒感染，红肿热痛，甚则糜烂，脓水溢出者，为脐疮（包括脐炎、脐痈）；断脐结扎不善，或胎毒内盛，血从脐中溢出者，为脐血。脐突也叫脐疝，由于小儿先天发育缺陷，脐孔闭合不全，留有脐环，啼哭过多，用力屏气等使小肠脂膜突入脐中而致。症见脐部膨出，呈半球状，大如胡桃，按压时膨出物可纳回腹中，啼哭时肿物增大变硬，睡觉时变小变软或完全回纳，局部皮肤正常。

【治疗方法】

1．金黄膏

穴位：患处

药物组成：大黄、黄柏、姜黄、白芷各10克，南星、陈皮、苍术、厚朴、甘草各5克，天花粉20克。

制用方法：上药共研细末，搅拌和匀，即为金黄散剂，然后以凡士林8份、金黄散2份的比例混合，调匀成金黄膏备用。用药前先以75%的酒精擦拭疮周皮肤，然后用生理盐水棉球将渗液揩拭干净，将金黄膏贴敷在患处，1日换药1次，5次为1个疗程。

主治：脐疮。

附记：引自《医宗金鉴》。

2．渗脐散

穴位：神阙

药物组成：枯矾、煅龙骨各6克，麝香少许。

制用方法：上药共研细末，装瓶备用。用时取药末0.5克撒于脐中，用纱布包扎固定。每日2～3次。

主治：脐疮、脐湿。

附记：引自《外治汇要》。

3．脐湿散

穴位：神阙

药物组成：车前草适量。

制用方法：上药炒焦研细末，装瓶备用。用时取药末0.5克撒于脐中，

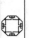

用纱布包扎固定。每日 2～3 次。

主治：脐疮、脐湿。

附记：引自《外治汇要》。

4. 南瓜蒂散

穴位：神阙

药物组成：南瓜蒂数个。

制用方法：上药焙干研细末，装瓶备用。先用生理盐水将脐部洗净擦干，用时取药粉敷脐，以填满为度，覆盖纱布，胶布固定。每日换药 1 次，直至痊愈为止。

主治：脐疮、脐湿。

附记：引自 2001 年《新中医》（4）。

5. 黄金膏

穴位：神阙

药物组成：川黄连 1.5 克，胡椒粉、煅龙骨各 3 克。防风、银花各适量。

制用方法：上药共为细末，装瓶备用。先用防风、银花煎药液洗患处，擦干再撒本药粉于脐中，以填满为度，覆盖纱布，胶布固定。每日换药 1 次，直至痊愈为止。

主治：脐疮、脐湿。

附记：引自《外治汇要》。

6. 头发枯矾膏

穴位：神阙

药物组成：人头发 1 团（烧炭存性），枯矾、蜂蜜适量。

制用方法：先将前二味药混合研为细末，过筛后，以蜂蜜调和如膏备用。临用时取药膏适量，摊于一块纱布棉垫上，以膏贴于患者脐突部位上，以硬板轻轻下压脐，然后用纱布束紧固定，一般 3～4 天会自行消散。

主治：脐疝。

附记：引自《中医药物贴脐疗法》。

7. 艾绒填脐方

穴位：神阙

药物组成：艾绒、米醋适量。

制用方法：用米醋浸泡艾绒。令患儿平卧，将浸好的艾绒填满脐孔，上压盖硬纸垫，胶布固定 20 天。

主治：脐疝。

注意事项：硬纸垫应事先消毒，外包艾绒以新产为宜。为保护脐部皮肤，可先用安息香酊涂抹皮肤。治疗过程中应尽量避免婴儿剧烈哭闹，并调理大便使之正常。凡用手法还纳疝内容物不能成功，或有呕吐，或无大便，考虑有肠梗阻可能患者，不宜使用本法。

附记：笔者引自民间验方，屡用有效。

8．脐疝散

穴位：神阙

药物组成：吴茱萸、苍术各 12 克，丁香 3 克，白胡椒 12 粒。

制用方法：上药用文火焙干，研细末，装瓶备用。用时取 3～4 克药粉，以麻油调糊，敷于脐上，覆盖纱布，胶布固定。1～2 天换药 1 次，直至痊愈为止。

主治：脐疝。

注意事项：局部药物过敏者停用。

附记：引自 1989 年《四川中医》（7）。

【医生建议】

小儿脐病生于体外，应用贴敷疗法疗效显著。因其病症多样，故须因病治宜。脐湿，以清热燥湿、收湿敛疮为主；对于脐痈，急性脐病者应以排脓为主，邪气出则正气可复；对于久病的脐痈，还须兼顾补益脾肾，助正气的恢复；脐疮、脐肿、脐疝根据相应体征，辨证治疗，虚则补之，实则泻之；脐血的治疗，可以从肝、脾、肾综合论治，因肝藏血、脾统血、脐为先天摄取肾精的通道，辨证治疗均可取得良好的疗效。

第八章、泌尿生殖系统病症

第一节、淋证

【病证概述】

淋证是指以小便频数量少，排出不畅，尿道灼热疼痛，小腹拘急，痛引腰腹为主要表现的病症。根据病因和症状特点不同，可分为热淋、血淋、石淋、气淋、膏淋，劳淋六证。基本病机为湿热蕴结下焦，肾与膀胱气化不利。病理因素为湿热。病位在肾与膀胱。

【辩证分析】

石淋：小便艰涩，尿中时夹砂石，或排尿时突然中断，尿道窘迫疼痛，少腹拘急，往往突发一侧腰腹绞痛，甚则牵及外阴，可见尿中带血。舌质红，苔薄黄，脉弦或数。若病久砂石不去，可伴见面色少华，精神委顿，少气乏力，舌淡边有齿印，脉细而弱；或腰腹隐痛，手足心热，舌红少苔，脉细数。

膏淋：小便浑浊如米泔水，或滑腻如膏脂，上有浮油如脂，置之沉淀如絮状，或混有血液、血块，实证伴见尿道热涩疼痛，口干，舌质红，苔黄腻，脉濡数。虚证表现为久病不已，反复发作，淋出如脂，小便涩痛反见减轻，但形体日渐消瘦，头昏无力，腰酸膝软，舌质淡，苔腻，脉细弱无力。

气淋：郁怒之后小便涩滞，便后余沥不尽，少腹胀满疼痛，苔薄白，脉沉弦。虚证表现为尿时涩滞，小腹坠胀，尿有余沥，面白不华，舌质淡，脉虚细无力。

血淋：实证表现为小便热涩刺痛，尿色深红，或夹有血块，小腹疼痛急剧，舌苔黄，脉滑数。虚证表现为尿色淡红，尿痛不明显，见腰酸膝软，神疲乏力，舌淡红，脉细数。

劳淋：小便淋沥不已，时作时止，遇劳即发，痛不甚，可见腰酸膝软，神疲乏力,舌质淡,脉细弱。中气下陷者可见少腹坠胀,尿频涩滞,余沥难尽,不耐劳累,少气懒言;肾阴虚者可见舌红苔少;阴虚大旺者则颧红低热,小便黄赤伴有灼热不适感。

热淋:小便频急短涩,尿道灼热刺痛,尿色黄赤,少腹拘急胀痛,或有寒热,口苦,呕恶,或腰痛拒按,或有大便秘结。苔黄腻,脉滑数。

【治疗方法】

1. 葱盐膏

穴位:神阙、小肠俞(双)、膀胱俞(双)

药物组成:生葱白3～5茎、生白盐少许。

制用方法:葱白与盐共捣融如膏。取药膏如枣大小一块,放胶布中间,贴敷神阙、小肠俞、膀胱俞穴,每穴1张,1日换药1次。

主治:泌尿系结石。

附记:引自《穴敷疗法聚方镜》。

2. 莴苣黄柏膏

穴位:神阙、小肠俞(双)、膀胱俞(双)

药物组成:莴苣菜1握、黄柏100克。

制用方法:将莴苣菜拭去泥土,不用水洗,和黄柏混合,捣融如膏。用时取药膏如枣大1块,放于6～8厘米2胶布中间,贴于穴位上,每穴贴1张,1日换药1次,10次为1个疗程。

主治:尿血(热迫膀胱型)。

附记:引自《穴位贴药疗法》。

3. 缩泉膏

穴位:神阙

药物组成:丁香、肉桂各等分,黄酒适量。

制用方法:焙干上药,共研细末,过筛;黄酒调成膏,敷神阙穴,纱布包裹,外用胶布固定。每日1次,5日为1个疗程。

主治:尿频。

注意事项:若寒甚,丁香、肉桂比例改为1:3。

附记:引自《中医外治法集要》。

4. 葱螺方

穴位:神阙

药物组成:麝香0.15克,葱白、田螺适量。

制用方法：以麝香填患者脐中，用葱白、田螺各捣烂成饼，封于脐上，用纱布敷住，胶布固定。每日1次，使患者小便通利为止。

主治：小便不通。

附记：引自《当代中药外治临床大全》。

【医生建议】

淋证患者应多锻炼以增强体质，积极调畅情志，消除各种外邪入侵和湿热内生的有关因素，同时要养成良好的饮食起居习惯，如清淡饮食，忌肥腻辛辣之品，忌烟酒刺激；多饮水，不憋尿；避免纵欲过劳，房事后即行排尿；妇女在月经期、妊娠期、产后更应注意外阴卫生，以免虚体受邪；尽量避免使用尿路器械，如导尿、膀胱镜、膀胱逆行造影，以防外邪入膀胱；积极治疗消渴、肺痨等肾虚疾患等。

第二节、阳痿

【病证概述】

阳痿又称"阳事不举"，是指在有性欲要求时，阴茎不能勃起或勃起不坚，或者虽然有勃起且有一定程度的硬度，但不能保持性交的足够时间，因而妨碍性交或不能完成性交，是最常见的男子性功能障碍性疾病。偶尔1～2次性交失败，不能认为就是患了阳痿，只有在性交失败率超过25%时才能诊断为阳痿。引起阳痿的原因很多，一是精神方面的因素，如夫妻间感情冷漠或因某些原因产生紧张心情，可导致阳痿。如果性交次数过多，使勃起中枢经常处于紧张状态，久而久之，也可出现阳痿。二是生理方面的原因，如阴茎勃起中枢发生异常。一些重要器官如肝、肾、心、肺患严重疾病时，尤其是长期患病，也可能会影响到性生理的精神控制。患脑垂体疾病，睾丸因损伤或疾病被切除以后，肾上腺功能不全或糖尿病的患者，都会发生阳痿。还有人因酗酒，长期过量接受放射线，过多地应用安眠药和抗肿瘤药物或麻醉药品，也会导致阳痿。

【辩证分析】

肾阳不足：症见阴茎痿软不举，时有冷感，或平素畏寒肢冷，小便清长，夜尿频多，大便溏薄，面色光白，精神萎靡，形寒肢冷，腰膝疲软无力，腰背畏寒，多伴有滑精，精液清冷，小便频数，头昏耳鸣，舌淡胖而嫩，有齿痕，脉沉细迟弱。

肾阴虚损：多因性交过度，导致精液或阴血过度耗伤，不能润养阴茎而引起，症见阴茎痿软或举而不坚，神疲乏力，头晕目眩，五心烦热，尿黄便干，舌红少苔，脉细数无力。

心脾两型：多因思虑忧郁，饮食不节，损伤心脾，生化无源，气血不足，而引起阳事不举，症见心悸健忘，失眠多梦，形体消瘦，食欲不振，疲乏无力，腹胀便溏，面色萎黄或苍白，舌淡白，脉细弱无力，舌淡苔少，脉象虚弱。

肝气郁结：多由情志不舒，肝失疏泄，以致阳痿不举，症见性情急躁，心烦易怒，睡眠多梦，食欲不振，心情郁闷，胁肋胀痛不适，喜叹气，便溏不爽，苔白脉弦。

肝经湿热：多因过食辛辣油腻及烟酒之物，以致湿热内生，使筋脉弛纵，阳事不举，症见阴囊潮湿或痒痛，小便黄赤，口苦耳鸣，小腹及阴茎根部胀痛，小便赤热灼痛，腰膝酸痛，口干苦，苔黄而腻，脉弦滑或濡数。

【治疗方法】

1. 茴姜膏

穴位：神阙

药物组成：小茴香、炮姜各 5 克。

制用方法：上药共研细末，加食盐少许，用蜂蜜调成稠糊状备用。取上膏贴敷脐中，外加胶布固定，7 天换药 1 次。

主治：阳痿。

附记：引自 1988 年《医学文选》（1）。

2. 椒蒜饼

穴位：神阙

药物组成：白胡椒 3 克（研末），大蒜 1 个，食盐 1 撮，冷饭 1 团。

制用方法：上药共捣烂为饼备用。取药饼敷于脐孔上，敷 1 小时为度。每日 1 次。

主治：阳痿。

附记：笔者引自民间验方，屡用有效。

3. 二子散

穴位：曲骨

药物组成：蛇床子末、菟丝子末各 15 克。

制用方法：上药混匀，以米酒调成糊状备用。取上药膏敷于曲骨穴上，外以纱布盖上，胶布固定。每日敷 2 次。

主治：阳痿。

附记：笔者引自民间验方，屡用有效。

4. 温肾通窍膏

穴位：神阙、中极、肾俞（双）

药物组成：石菖蒲、川芎、肉桂、巴戟天各40克，麻黄、白芷各30克，冰片25克（另研后入）。

制用方法：上药共研细末，装瓶密封备用。取药末适量（每次取5克），用凡士林调为糊状，分别贴敷于神阙、中极、肾俞（双）穴上，上盖纱布，胶布固定。每日早、晚各换药1次。

主治：阳痿。

附记：引自《外治心悟》。

5. 药袋贴敷方

穴位：气海、关元或肾俞（双）

药物组成：当归、生马钱子、党参、桂枝、小茴香、片姜黄、麻黄、紫丹参各等份。

制用方法：上药共研细末，每个纱布药袋装入药末 500 克备用。取药袋敷于气海、关元或肾俞（双）穴上，用松紧带固定。每 48 小时更换 1 次。

主治：阳痿（虚证）。

注意事项：本方只能袋敷穴上，不能湿敷。

附记：引自《外治心悟》。

6. 椒附雄黄饼

穴位：气海、关元

药物组成：白胡椒 3 克，附片、雄黄各 6 克。

制用方法：共研为细末，再与面粉 15 克和匀，用大曲酒适量调为糊状，做成药饼 2 个，分别贴敷于气海、关元穴上，按紧，上盖纱布，胶布固定。每日 1 换。

主治：阳痿。

附记：引自《外治心悟》。

【医生建议】

1. 消除心理因素。要对性知识有充分的了解，充分认识精神因素对性功能的影响。要正确对待"性欲",不能看做是见不得人的事而厌恶和恐惧;不能因为一两次性交失败而沮丧担忧,缺乏信心;夫妻双方要增加感情交流,消除不和谐因素,默契配合,女方应关怀、爱抚、鼓励丈夫,尽量避免不满情绪流露,避免给丈夫造成精神压力;性交时思想要集中,特别是在达到性快感高峰,即将射精时,更要思想集中。

2. 节房事。长期房事过度,沉浸于色情,是导致阳痿的原因之一。实践证明,夫妻分床,停止性生活一段时间,避免各种类型的性刺激,让中枢神经和性器官得到充分休息,是防治阳痿的有效措施。

3. 饮食调养。多吃壮阳食物,壮阳食物主要有狗肉、羊肉、麻雀、核桃、牛鞭、羊肾等;动物内脏因为含有大量的性激素和肾上腺皮质激素,能增强精子活力,提高性欲,也属壮阳之品;此外含锌食物如牡蛎、牛肉、鸡肝、蛋、花生米、猪肉、鸡肉等,含精氨酸食物如山药、银杏、冻豆腐、鳝鱼、海参、墨鱼、章鱼等,都有助于提高性功能。

4. 提高身体素质。身体虚弱、过度疲劳、睡眠不足、紧张持久的脑力劳动,都是发病因素,应当积极从事体育锻炼,增强体质,并且注意休息,防止过劳,调整中枢神经系统的功能失衡。

第三节、遗精

【病证概述】

遗精是指在非性交的情况下精液自行泄出的现象,有生理性与病理性之分,这种现象并无规律可言。在梦境中遗精者为"梦遗";无梦而遗,甚至清醒时精液自行滑出者为"滑精"。有梦而遗往往是清醒时滑精的初起阶段,梦遗、滑精是遗精轻重不同的两种证候。中医认为遗精多由肾虚精关不固,或心肾不交,或湿热下注所致。西医可见于包茎、包皮过长、尿道炎、性神经衰弱、慢性前列腺炎、慢性消耗性疾病等。

【辩证分析】

湿热下注:遗精频繁,或尿后有白色液体外流,小便黄赤,热涩不爽,可伴有小腹及阴部胀痛,口苦口渴,心烦眠差。舌红,苔黄腻,脉濡数。

肝火亢盛:多为梦遗,阳器易举,伴有烦躁易怒,胸闷不舒,面红目赤,口苦咽干,小便短赤。舌红苔黄,脉弦数。

脾肾阳虚：初期常见梦遗，还渐转为滑精频作，同时头昏目眩，腰膝酸软，梦多眠差，夜尿频多，或见阳痿早泄，畏寒肢冷，神倦无力。舌淡苔白，脉沉细或细弱。

阴虚火旺：频发遗精，多梦或无梦，性欲亢进，或伴有血精，或见早泄，头晕耳鸣，心悸，神疲乏力，腰酸膝软，五心烦热，或伴有盗汗。舌质红，舌苔少，脉细数或弦。

心肾不交：多为梦遗，且失眠健忘，心悸心烦，精神不振，头晕耳鸣，小便黄少，微有灼热感。舌质红，脉细数。

【治疗方法】

1. 知柏四物膏

穴位：肾俞

药物组成：生地黄、白芍、川芎、当归、黄柏（酒炒）、知母（蜜炒）、黄连（姜汁炒）、栀子、炮姜、山茱萸肉、煅牡蛎各等份。

制用方法：麻油熬，黄丹收膏，贴肾俞穴。

主治：梦遗（阴虚火动型）。

附记：引自《理瀹骈文》。

2. 贴脐方

穴位：神阙

药物组成：甘遂、甘草各3克。

制用方法：上药研细末备用。于每晚临睡前用1克纳入脐孔上，外用药膏盖之，晨起去药，连敷5次。

主治：梦遗（相火妄动型）。

附记：引自《民间简易疗法穴位贴敷》。

3. 五倍子膏

穴位：神阙

药物组成：五倍子、煅龙骨、煅文蛤各20克。

制用方法：研为细末，装瓶备用。临睡前取适量药末用唾液调为药糊贴敷于脐孔上，外以纱布盖上，胶布固定。每晚临睡前换药1次，10次为1个疗程。

主治：梦遗或滑精。

附记：引自《外治汇要》。

4. 温肾固精膏

穴位：神阙

药物组成：胡椒、硫磺、母丁香各18克，麝香0.5克，蒜头、杏仁各适量，朱砂少许。

制用方法：先将前3味研为细末，加入麝香拌匀，再加入蒜头、杏仁共捣烂为丸，药丸如蚕豆大，朱砂为衣装瓶备用。每晚临睡前用1丸纳入脐孔上，外以胶布固定。每日换药1次。

主治：肾气虚寒、无梦滑精者。

附记：引自《外治汇要》。

5．固精散

穴位：涌泉

药物组成：龙骨、牡蛎、芡实、沙苑子各30克，补骨脂、五味子、龟甲各20克，菟丝子15克。

制用方法：上药共研细末，装瓶备用。用时取药末适量，用米醋调为稀糊状，外敷双足心涌泉穴，纱布覆盖，胶布固定。每日换药1次，7天为1个疗程。

主治：遗精、早泄、腰酸耳鸣、倦怠乏力等。

附记：引自《外治心悟》。

6．桑螵蛸散

穴位：涌泉

药物组成：桑螵蛸、远志、龙骨、当归、茯苓、党参各30克，龟甲20克。

制用方法：上药共研细末，装瓶备用。用时取药末适量，用米醋调为稀糊状，外敷于涌泉穴，上盖纱布，胶布固定。每日换药1次，7天为1个疗程。

主治：遗精、滑精、遗尿、尿频、心神恍惚、健忘等。

附记：引自《外治心悟》。

7．五君散

穴位：神阙

药物组成：黄柏、知母、茯苓、枣仁各20克，五倍子30克。

制用方法：上药共研细末，装瓶备用。同时取药末10克，用蜂蜜调成糊状，捏成圆形药饼，贴于脐窝，上覆清洁塑料薄膜1块，外盖纱布，胶布固定。每日换药1次，10天为1个疗程。

主治：遗精。

附记：引自《外治心悟》。

8．遗精贴膏

穴位：神阙

药物组成：当归、白芍、川芎、生地、麦冬、知母、黄柏、黄连、栀子、炮姜、山茱萸、煅牡蛎各等份。

制用方法：上药烘干，共研细末，过筛，装瓶贮备。用时取药粉适量，开水调成膏，纱布包裹，敷神阙穴（脐中），外用胶布固定。每日1次，5～10次为1个疗程。

主治：遗精（阴虚火旺型）。

附记：引自《理瀹骈文》。

9．四子膏

穴位：神阙

药物组成：葱子、韭菜子、肉桂、附子、丝瓜子各10克，龙骨4克，麝香0.3克。

制用方法：上药烘干，共研细末，过筛，装瓶贮备。用时取药粉适量，开水调成膏，纱布包裹，敷神阙穴（脐中），外用胶布固定，每日1次，5～10次为1个疗程。

主治：遗精（肾气不固型）。

附记：引自《中医外治法集要》。

10．补阳涩精方

穴位：肾俞

药物组成：菟丝子、白茯苓、韭菜子、龙骨各等份。

制用方法：上药与麻油一起熬，黄丹收膏，将药膏贴肾俞穴处。

主治：遗精（肾气虚弱型）。

附记：引自《中医外治疗法集萃》。

11．引归散

穴位：膻中

药物组成：黄连、肉桂各等份，养心安神膏适量。

制用方法：将前二味研细末，掺入养心安神膏中，贴敷膻中穴。每日贴1次，10次为1个疗程。

主治：遗精（心肾不交型）。

附记：引自《常见病家庭疗法》。

12. 葱须散

穴位：神阙

药物组成：大葱白带须3～5根（也可加入肉桂末5克）。

制用方法：洗净后捣烂炒熟，用薄白棉布包好，热敷于脐部，注意不要过烫。

主治：遗精。

附记：引自《小毛小病不求医》。

【医生建议】

1. 勿把生理现象视为疾病，增加精神负担。成人未婚或婚后久别1～2周出现1次遗精，遗精后并无不适，这是生理现象。千万不要为此忧心忡忡，背上思想包袱，自寻烦恼。

2. 建立好的生活习惯，持续适当的体育锻炼，加强饮食营养，劳逸适度，戒除手淫及烟酒等不良习惯。

3. 下面有一首《补肾歌》在此分享给大家。

补肾歌

人体瑰宝属肾经，后天赔补胜遗赠；

太溪复溜涌泉穴，各怀绝技显奇能。

头晕耳鸣腰酸疼，性欲减退牙松动；

只需按摩太溪穴，诸多症状一扫清。

膀胱阴道前列腺，流产后遗诸病变；

都是肾虚惹的祸，按莫复溜奇效现。

脚底奇穴属涌泉，可止鼻血降血压；

头目胀疼也可疗，茱萸贴敷平哮喘。

第四节、早泄

【病证概述】

早泄是男子性功能障碍中仅次于阳痿的最常见的症状，大多数专家学者认为，持续地或经常地在自我意愿之前发生射精和在最小的性刺激下于插入前、插入时或刚刚插入后便射精的病症称为早泄。新婚早泄，或婚前首尝"禁果"失败者，其性生活射精过早不算什么病。早泄大多由于精神心理紧张或阴茎包皮系带过短、包皮过长、精囊炎、精阜炎、前列腺炎或增生等器质性原因所致。

【辩证分析】

肝经湿热：性欲亢进，交则即泄，头晕目眩、口苦咽干，小便黄赤，心烦易怒，阴部湿痒。舌质红，舌苔黄腻，脉弦数或滑数。

阴虚阳亢：虚烦不寐，阳事易举，早泄滑遗，腰膝酸软，潮热盗汗。舌质红，舌苔少，脉细数。

肾气不固：性欲减退，早泄遗精，腰膝酸软，气短乏力，夜尿多，或者尿失禁。舌质淡红，舌苔薄白，脉沉弱。

心脾虚损：早泄，肢体倦怠，心悸气短，面色无华，形体消瘦，健忘多梦，纳呆便溏。舌质淡红，舌苔薄白，脉细。

【治疗方法】

1. 药袋敷方

穴位：腰眼、小腹或丹田穴

药物组成：芡实 20 克，生牡蛎、白蒺藜各 15 克，金樱子、莲子、益智仁各 10 克。

制用方法：上药共研细末，装于布袋中，缝合固定备用。取药袋系于腰眼、小腹或丹田穴。2 周为 1 个疗程，连续 2～3 个疗程。

主治：早泄。

附记：引自《外治心悟》。

2. 蜂房白芷敷脐方

穴位：神阙

药物组成：露蜂房、杭白芷各 10 克。

制用方法：上药共研细末，装瓶备用。用时取药末适量，用米醋少许调为稀糊状，敷于肚脐处，上盖纱布，胶布固定。隔日 1 换，7 次为 1 个疗程。

主治：早泄。

附记：引自《外治汇要》。

3. 吴萸五倍敷脐方

穴位：神阙

药物组成：吴茱萸、五倍子各等份。

制用方法：上药共研细末，装瓶备用。用时取药末适量，用米醋少许调为稀糊状，敷于肚脐处，上盖纱布，胶布固定。每日换药 1 次，7 次为

1 个疗程。

主治：早泄。

附记：引自《外治汇要》。

4．二仙壮阳散

穴位：神阙

药物组成：蛇床子、仙灵脾、仙茅、丁桂散、阳起石等量。

制用方法：上药研末，用温开水调敷脐孔，2日换1次，10次为1个疗程。

主治：早泄。

附记：引自《简明中医临床诊治手册》。

【医生建议】

1．早泄的外治中药要遵循辨证的原则，然而，固敛收涩之剂是方中必不可少之品，如五倍子、金樱子、芡实、龙骨、牡蛎等。

2．根据早泄的原因不同，相关的其他疗法也是非常必要的，如与包皮过长有关的早泄可以配合包皮过长手术，与精囊炎、精阜炎、前列腺炎有关的早泄要针对以上炎症进行治疗等。

3．下面有一首《性福歌》，在此分享给大家。

性福歌

人体自有威而刚，性福何须求药方；

肾俞关元阴陵泉，坚持按摩就壮阳。

阳萎早泄羞难言，气血不足是关键；

关元气海足三里，按摩令尔挺而坚。

第五节、男子不育症

【病证概述】

男子不育是指女方健康，婚后同居 3 年以上，未用避孕措施而不育者，多由于精液异常或性功能障碍所致。如脾肾阳虚，不能温煦，则精液清稀冰冷，或凝敛不散，活力下降，表现为精液异常；如肾气衰惫，则精关不固，遗精早泄，或有欲无力，痿软不用；相火独炽，精液暗耗或气郁湿滞，精络受阻，则射精不能，表现为性功能障碍，患者常兼见腰膝酸软、头晕耳鸣、神疲乏力、心烦少寐、面色㿠白、多汗、舌淡苔薄、脉细弱。

精子缺乏症，系指精液内精子缺乏、稀少或精子畸形，多由不同原因引起睾丸组成萎缩，生精细胞退行性病变的结果，是造成男性不育的常见原因。属中医学"不育"的范畴。诊断则根据化验精液中精子数目以及观察其形态而定。

正常精液在射出后 30 分钟内液化，变成稀薄的液体，以利于精子在精液内的活动。如射出后 60 分钟内精液仍不液化，或液化不全，称为精液不液化症，或精液液化不良。

【治疗方法】

1. 五倍子贴

穴位：四满

药物组成：五倍子适量。

制用方法：上药研成细末，用生理盐水少许调成稀糊状备用。取药糊适量，涂敷在 3～4 厘米见方的胶布上，贴在四满穴上。3 天换药 1 次，10 次为 1 个疗程。

主治：男子不育。

附记：笔者引自民间验方，屡用有效。

2. 麻黄散

穴位：神阙

药物组成：麻黄适量。

制用方法：上药研细末，装瓶备用。取本散适量，用米醋调为稀糊状，敷于肚脐处，外用麝香止痛膏固定。每日换药 1 次，连用 7～10 天。

主治：不射精症。

附记：引用《外治心悟》。

3. 行冰散

穴位：神阙

药物组成：冰片 1 克，王不留行子 7 粒。

制用方法：上药共研细末，装瓶备用。用时取药末 1～2 克，填入肚脐中，外用麝香止痛膏固定。3 天换药 1 次，连续 7～10 次。

主治：不射精症。

附记：引用《外治心悟》。

4. 王不留行糊

穴位：神阙

药物组成：王不留行子9克。

制用方法：研末后加黄酒调湿敷神阙穴，外用纱布和胶布盖贴，每天换药1次，20天为1个疗程，一般约5～7个疗程。

主治：精子缺乏症。

附记：笔者引自民间验方，屡用有效。

5. 加味六味散

穴位：丹田

药物组成：熟地15克，枸杞子15克，山药15克，楮实子15克，菟丝子15克，淫羊藿12克，泽泻10克，山茱萸10克，丹皮10克，茯苓10克，丁香9克，透骨草10克。

制用方法：上药加水2000ml煎煮，煎到约1000ml，用毛巾蘸以上煎出的药液（以毛巾不自然滴水为度），将其敷于脐下丹田穴，毛巾凉后再浸泡再敷，共3次。然后以同样方法热敷命门、肾俞，共3次，1日1剂。

主治：阴阳两虚之精子缺乏症。

附记：笔者引自民间验方，屡用有效。

6. 三脑受子方

穴位：神阙

药物组成：樟脑、龙脑、薄荷脑各等份。

制用方法：将上3味药捣碎混匀密封。用时取0.6～1克药末填入脐中，再滴1～2滴白酒，外用胶布固定。每于傍晚上药，性交后去除，7次为1个疗程。

主治：不射精症。

附记：引用《男性病外治法800种》。

【医生建议】

1. 男子不育主要由精液异常或性功能障碍两方面原因所致。从外治选药看，滋阴潜阳、温肾壮阳为大法，同时适量配伍牛膝、地龙、丹皮等活血药物，精液不液化属湿热型，酌加清热利湿药物。从外治作用的部位看，除了以腧穴为主外（如神阙、命门、肾俞、关元等），外阴也是非常重要的部位，外阴熏洗法可以通过局部渗透作用直接发挥药效，也是非常有效的外治疗法。

2. 男性不育患者要注意适度性生活，每次射精的精子数量较少，也是导致不育的原因。另外，性欲过盛、性交中断、手淫或性生活不规则等，可导致慢性前列腺充血，发生无菌性前列腺炎，诱发不育，平时应当予以重视。

第六节、缩阳症

【病证概述】

缩阳又称阳缩，是以阴茎、睾丸、阴囊内缩，伴有少腹拘急或剧烈疼痛为特征的一种病症。古人又称"阴缩"、"外肾缩入"、"阴中拘挛"，多发于青壮年，由于病情危重，必须及时进行治疗。缩阳多因寒凝肝脉，或热郁厥阴，或肾阳不足，导致宗筋失养而发病。治法当分别用温暖肝肾、温补肾阳和清热利湿之法。

【辩证分析】

肾阳虚衰：外生殖器拘急挛缩、睾丸及阴囊上提而掣痛，常伴有四肢厥冷、心慌气短、声低息微、腹痛下坠、干呕、欲吐不吐、欲泻不泻、头汗如珠、面青唇紫、脉微欲绝。

寒滞肝脉：阴茎内缩掣痛，睾丸上窜，阴囊及少腹挛急，甚或见全身战栗、蜷缩、口鼻冷气、呕吐清水、舌淡、苔薄白、脉沉弦或弦紧。

湿热郁于厥阴：伴心烦易怒、怒则痛剧、溲赤便坚、胸闷口苦、舌红苔黄、脉弦滑数。

【治疗方法】

1. 四味热熨方

穴位：涌泉（双）、脐下、肾区（双）、会阴部等处

药物组成：吴茱萸、生姜、葱白、麸皮各等份。

制用方法：将上药放入锅中，加白酒适量炒热，布包备用。取药包，趁热温熨双足心、脐下、双肾区、会阴部等处，冷则更换，至阳回为止。

主治：缩阳症。

附记：引用《外治心悟》。

2. 吴白热熨方

穴位：脐下、双肾区、会阴部等

药物组成：吴茱萸 30 克，葱白 150 克。

制用方法：共捣烂放入锅中，加黄酒适量，炒热，布包，趁热温熨脐

下、双肾区、会阴部等，冷则更换，至阳回为止。

主治：缩阳症。

附记：引用《外治心悟》。

3. 加味食盐方

穴位：小腹及会阴部

药物组成：食盐 100 克，公丁香 30 克，艾叶 50 克。

制用方法：将上药放入锅中炒热，布包备用。取药包趁热温熨小腹及会阴部，冷则更换，至阳回为止。

主治：缩阳症。

附记：引用《外治汇要》。

4. 五味温敷方

穴位：涌泉、小腹部及会阴部

药物组成：吴茱萸、川椒、附片、细辛、肉桂各等份。

制用方法：上药共研细末，放锅中炒热，分成3份备用。用时取2份热敷双足心涌泉穴，1份温熨小腹部及会阴部，冷则更换。一般热熨30～50分钟即可。

主治：缩阳症。

附记：引用《集验百病良方》。

5. 生姜大葱方

穴位：脐下一寸3分

药物组成：生姜 120 克，大葱 240 克，胡椒 15 克，硫磺 30 克。

制用方法：将 3 味药捣烂炒热，同硫磺共装入袋内，热熨脐下一寸3分处，脐中用热水袋或内装热水的茶缸热熨，每日 1 次。

主治：缩阳症。

附记：引用《中医外治方药手册》。

6. 五味起阳方

穴位：关元

药物组成：川楝子 20 克，透骨草 15 克，丹皮 12 克，赤芍 12 克，冰片 3 克。

制用方法：将上述药物研成细末，童便适量调和成膏，贴敷于关元穴处，盖以纱布，胶布固定。每日1次。

主治：缩阳症。

附记：笔者引自民间验方，屡用有效。

7. 鲜葱方

穴位：神阙、少腹部

药物组成：鲜葱适量。

制用方法：将葱捣烂用酒炒热，敷于神阙与少腹，复以热水袋熨之。

主治：缩阳症（元气欲脱之阴缩）。

附记：笔者引自民间验方，屡用有效。

【医生建议】

1. 《素问·至真要大论》言："诸寒收引，皆属于肾。"《灵枢·经筋》言："足厥阴之筋……上循阴股，结于阴器，伤于寒则阴缩入。"因此，中医认为，寒凝肝脉和肾阳不足是引发缩阳症的主要病机。中医外治疗法以温阳补肾、暖肝散寒为主要治疗原则。鲜葱辛温，散寒通阳，通利二便，可治房事后恣食生冷所致的阴囊紧缩，小便抽痛。

2. 现代医学认为，缩阳症属于一种性色彩非常浓厚的癔病，因此，在施用外治疗法的同时，还要配合心理疏导，对预防本病的复发有重要的作用。

第七节、阴茎异常勃起

【病证概述】

阴茎异常勃起中医称"阳强""强中"，是指无性要求的、阴茎痛性的、持续长时间的勃起。性功能正常的健康男性，在有性刺激或性欲要求时，阴茎勃起可达数分钟至 1 小时以上，一般不会有不适的感觉。但若在无性欲和性刺激情况下，阴茎持续勃起数小时以上，并伴有阴茎疼痛，则为阴茎异常勃起。

【辩证分析】

肝经火盛：阴茎持续勃起疼痛，纵挺不收，伴烦躁易怒，面红目赤，口苦咽干，目眩耳鸣，舌质红绛，舌苔干黄，脉弦而有力。

肝经湿热：阴茎长硬不衰，颜色晦暗，肿胀疼痛，伴阴囊湿热，口干不欲饮，肢体困倦，汗出粘腻，排尿困难，小便黄赤。舌红绛，舌体胖大，边有齿痕，舌苔黄腻，脉滑数或弦数。

阴虚阳亢：阴茎坚挺不倒，硬胀疼痛，或交接后仍坚挺不收，可伴见流精不止，睾丸发胀疼痛，潮热盗汗，心烦少寐，腰膝酸软，颧红口干，小便困难短少。舌红苔少，脉细数。

茎络瘀阻：阳物强硬，久而不倒，茎肿而皮色紫暗，刺痛难耐，可兼见少腹拘急，尿涩而痛，烦躁不安。舌质紫暗或有瘀斑瘀点，脉沉涩。

【治疗方法】

1. 水蛭二香膏

穴位：涌泉

药物组成：水蛭9条，麝香0.3克，苏合香1克。

制用方法：先将水蛭烘干，研为细末，再加入后2味同研，和匀，加入蜂蜜适量调为稀糊状备用。当阴茎勃起时，取药糊适量，贴敷于双足心涌泉穴，外加包扎固定，阴茎随之萎软。

主治：强中（阳强）。

附记：引用《外治汇要》。

2. 桂艾贴敷方

穴位：涌泉

药物组成：肉桂、艾叶各20克。

制用方法：共研细末，用井水调为糊状备用。用时取药糊外敷于双足心涌泉穴，上盖纱布，胶布固定。每日换药1次。

主治：强中（虚火妄动型）。

附记：笔者引自民间验方，屡用有效。

3. 四味白芷煎

穴位：涌泉、丹田

药物组成：补骨脂、韭菜子各20克，白芷10克，大豆皮40克。

制用方法：上药煎水取汁备用。用洁净纱布蘸药水（汁）擦洗双足心涌泉穴和丹田穴，反复擦洗，每次10～15分钟，每日1次。

主治：阳强（虚火妄动型）。

附记：引用《外治心悟》。

4. 芒硝方

穴位：关元、中极

药物组成：芒硝50～100克。

制用方法：把芒硝炒热，用白棉布包好，趁热敷于关元、中极穴，每次 30 分钟，每天 1～2 次。

主治：阳强（阴虚火旺型）。

附记：引用《男性病外治法 800 种》。

5．阳顺散

穴位：神阙

药物组成：黄连10克，知母10克，栀子10克，青皮10克，川楝子20克，白芷10克，丁香6克。

制用方法：共研成细末，用水调和成糊状。用时取适量填入脐中，盖以纱布，胶布固定。每日 1 次。

主治：阳强。

附记：引用《常见病家庭疗法》。

【医生建议】

1．应尽量转移注意力，使全身处于放松状态。

2．青壮年人勿随意服用温补肾精的中药，如人参、鹿茸、鹿鞭等。

3．少食动火助欲的食品，如酒、辣、羊鞭、海狗肾、狗肉、羊肉等。

4．少食荤腥，多吃蔬菜。一些性凉退火的食品可以适量多吃，如苦瓜、黄瓜、冬瓜、蕨菜、黑木耳等。

第八节、急性睾丸炎

【病证概述】

睾丸炎通常由细菌和病毒引起。睾丸本身很少发生细菌性感染，由于睾丸有丰富的血液和淋巴液供应，对细菌感染的抵抗力较强。细菌性睾丸炎大多数是由于邻近的附睾发炎引起，所以又称为附睾—睾丸炎。中医学认为睾丸炎的发生多因起居不慎，感受寒湿，郁而化热，壅而作痛；或嗜食肥甘，湿热下注，结于肾子；或房事不节，忍精不泄，瘀精浊血与湿热交作，结而成痛；或房事不洁，或应用不洁尿道器械，为毒邪污染，发为痈肿而成本病。急性发作，睾丸肿大疼痛，阴囊红肿，无尿路症状，体温可高达40℃。

【辩证分析】

湿热蕴结：单侧或双侧睾丸红肿、疼痛，并向腹股沟区放射，局部皮肤灼热，睾丸质地肿硬、拒按，恶寒发热，小便短赤，舌质红，苔薄黄或黄腻，脉滑数。

火毒壅盛：睾丸红肿，坚硬剧痛或有跳痛，向会阴部放射，阴囊皮肤发红灼热。脓肿形成时，按之坚硬中心部软，有波动博。壮热不退，憎寒或不寒。舌质红。苔黄腻，脉洪数。

脓出毒泄：脓成穿溃外溢，其色黄稠．睾丸肿痛大减，继之分泌黄色脂水，仅有微热，或脓出清稀。身困乏力，创口不愈，舌质淡红、苔薄白、脉沉。

淤滞结节：睾丸或附睾头、尾部结块，按之较硬，疼痛或坠胀，舌淡苔薄，或见淤点，脉沉涩。

【治疗方法】

1. 大青黄硝膏

穴位：患侧阴囊部

药物组成：大青叶、大黄、芒硝各 30 克，蜂蜜适量。

制用方法：上药（前 3 味）共研细末，以蜂蜜调成软膏状备用。用时取药膏适量敷于患处，纱布固定，每日换药 1 次，3 次为 1 个疗程。

主治：急性睾丸炎。

附记：引自 1984 年《四川中医》（1）。

2. 千里光叶液

穴位：患侧阴囊部

药物组成：千里光、桉叶各 150 克，松树叶 100 克。

制用方法：上药洗净后，放入砂罐内，加水 1000 毫升，煎 20 分钟，用消毒纱布过滤取药液，装瓶备用。用时取药液热敷患处，每次 20 ～ 30 分钟，每日早晚各敷 1 次。

主治：急性睾丸炎、附睾炎。

附记：引自 1985 年《中医杂志》（5）。

3. 鲜姜贴

穴位：患侧阴囊部

药物组成：老生姜 1 块。

制用方法：上药洗净，横切成约 0.2 厘米厚的均匀薄片备用。每次用 6 ～ 10 片外敷于患侧阴囊部，并覆盖纱布，兜起阴囊。每日或隔日换药 1 次，直至痊愈。

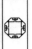

主治：急性睾丸炎。

注意事项：如阴囊局部有创口或因睾丸炎化脓穿孔者不能应用。敷后局部有灼热刺痛感，或发麻、发痒、皮肤发红等现象，不必顾虑，可继续敷药。

附记：笔者引自民间验方，屡用有效。

4. 栀石文蛤散

穴位：患侧阴囊部

药物组成：栀子15克，古石灰30克，文蛤5克。

制用方法：上药共研细末备用。取药粉适量，以醋调匀敷患处，外以纱布包扎固定。每日2次，至愈为止。

主治：睾丸炎。

附记：引自《绵阳地区老中医经验选编》（二）。

5. 仙苓敷方

穴位：阴囊肿胀处

药物组成：土茯苓20克，仙人掌10克。

制用方法：先将土茯苓研末，仙人掌（去皮刺）捣烂，再将二药共捣烂如泥糊状，加蛋清适量调匀备用。用时取药糊，贴敷于阴囊肿胀处，上盖纱布，胶布固定。每日换药1次，连用5～7天。

主治：急性睾丸炎。

附记：引自《外治心悟》。

6. 芒硝贴敷方

穴位：阴囊肿胀处

药物组成：芒硝150克。

制用方法：研细，加清水少许调为糊状备用。用时取药糊，贴敷于阴囊肿胀处。每日换药2～3次，连用3～5天。

主治：急性睾丸炎。

附记：引自《外治心悟》。

7. 消肿散结膏

穴位：神阙、涌泉、患侧阴囊部

药物组成：马鞭草、山楂、荔枝核、橘核、蒲公英、海藻各20克，泽漆、杜仲炭各15克，芒硝50克，桃仁、牛膝各10克，木香、延胡索各5克。

制用方法：上药共研细末，过筛，装瓶备用。用时取本散适量，用蜂蜜调为稀糊状，敷于肚脐、阴囊患处，必要时加敷双足心涌泉穴，上盖纱布，包扎固定。每日换药 1 次，5 次为 1 个疗程。

主治：急、慢性睾丸炎。

附记：笔者引自民间验方，屡用有效。

8．三黄乳没膏

穴位：患侧阴囊

药物组成：大黄、黄连、黄柏各 20 克，乳香、没药各 10 克。

制用方法：上药共研细末，加米醋调为稀糊状备用。取药糊适量，外敷于患侧阴囊，纱布覆盖，胶布固定。每日换药 2 次，连用 2 ～ 3 天。

主治：急性附睾炎。

附记：引自《外治心悟》。

9．三味消肿膏

穴位：患侧阴囊

药物组成：大黄、蒲黄、青黛各等份。

制用方法：上药共研细末，用米醋调为稀糊状备用。取药糊外敷于患侧阴囊，纱布覆盖，胶布固定。每日换药 2 次，连用 2 ～ 3 天。

主治：急性附睾炎。

附记：引自《外治汇要》。

10．马鞭草膏

穴位：患侧阴囊

药物组成：鲜马鞭草叶适量。

制用方法：用鲜马鞭草叶捣烂如泥状，外敷于患侧阴囊，纱布覆盖，胶布固定。每日换药 2 次，连用 2 ～ 3 天。

主治：急性附睾炎。

附记：引自《外治汇要》。

11．复方药膏

穴位：阴囊肿胀处

药物组成：紫金锭（成药）5 粒，六神丸（成药）5 粒，青黛 5 克，大黄 10 克。

制用方法：上药共研细末，用米醋调为稀糊状备用。取药糊适量，外敷于阴囊肿胀处，纱布覆盖，胶布固定。每日换药 1 次，5 次为 1 个疗程。

主治：急性睾丸炎、急性附睾炎。

附记：笔者引自民间验方，屡用有效。

12．吴茱萸膏

穴位：中极、涌泉

药物组成：吴茱萸适量。

制用方法：将上药放锅内文火炒拌，至药物呈灰白色或白色，冷后研末，装瓶备用。用时取 30 克，加黄酒、蜂蜜各半调为稀糊状，以手能拿起为度，将药膏分别贴敷于中极和双涌泉穴，厚约 5 毫米，外用软塑料膜覆盖，胶布固定，以保持湿润，增强药效。隔日换药 1 次，5 次为 1 个疗程。

主治：附睾肿大。

附记：引自《外治心悟》。

【医生建议】

1．避免盲目的用药，或者不正规的治疗。应该在发现疾病后，积极到正规医院进行科学的检查和专业性的治疗。

2．男性患有了睾丸炎，尤其急性睾丸炎后，往往会出现明显的发热、畏寒以及恶心、呕吐表现。患病期间，男性朋友要注意要避免过度的疲劳，最好是卧床休息。

3．男性睾丸炎容易造成肿胀疼痛，所以日常行走的时候，男性患者最好用布制托带托起阴囊，而且尽量的避免阴囊悬垂。

4．为了更好的维护自身健康，睾丸炎患者要注意多吃一些新鲜蔬菜和水果，从而增加抗病能力。

第九章、五官科病症

第一节、鼻出血

【病证概述】

鼻出血又称鼻衄，多因鼻腔干燥，毛细血管韧度不够，破裂所致。如不及时治疗，迁延发展，将会产生严重的后果，如鼻黏膜萎缩、贫血、记忆力减退、视力不佳、免疫力下降，甚至会引起缺血性休克，危及生命。

【辩证分析】

肺经热盛：鼻衄发作突然，鼻血点滴而出，色鲜红，量不多，鼻腔干感，可伴有咳嗽痰黄，口干身热。鼻肌膜色红或在易出血部位见有糜烂，舌质红，苔薄白而干，脉数。

胃热炽盛：鼻衄量多，血色深红，鼻肌膜色红干燥，可见出血点。伴见烦渴引饮，或齿龈肿胀，衄血，大便秘结，小便短赤，舌质红，苔黄，脉滑数。

肝火上逆：衄血较多，色深红，时作时止，来势骤急，伴有烦躁不安，头痛，眩晕，耳鸣，口苦咽干，胸胁胀满，面红目赤；舌质红，苔黄，脉弦数。

肝肾阴虚：鼻衄时作时止，血色淡红，量不多，渗血沥沥。兼证：口干津少，耳鸣，目眩，心悸失眠。舌红绛少苔，脉细数。

阴虚肺燥：涕中带血，量少，多于擤涕、揉鼻、喷嚏时诱发，鼻肌膜干燥或干萎，或有干痂附着，伴有口干、咽燥、咳嗽少痰。舌质红，苔薄，脉细数。

脾不统血：鼻衄渗渗而出，淋漓难止，血色淡红，鼻肌膜可见表浅溃疡，出血量可少可多，但其势较缓；兼见面色不华，神倦懒言，头昏眼花，食少便溏；舌淡，苔薄，脉缓弱。

【治疗方法】

1．鼻衄敷足方

穴位：涌泉

药物组成：大蒜 30 克。

制用方法：将大蒜捣烂成泥，敷双足涌泉穴，以布包扎。每次3～4小时，1日或隔日1次。一般敷1小时，衄血即止。

附记：引自《中医外治方药手册》。

2．白及膏

穴位：印堂穴

药物组成：黄芩 15 克，白及 10 克。

制用方法：白及研末，黄芩水煎汁，调白及为膏，纱布包裹敷印堂穴。

主治：鼻衄。

附记：引自《中医外治法集要》。

3．葱白方

穴位：涌泉

药物组成：葱白适量。

制用方法：捣烂如泥，捏成半粒黄豆大小，贴敷涌泉穴，一般贴3～5分钟，血止即除去敷药。

主治：鼻衄。

附记：引自《民间简易疗法穴位贴敷》。

4．决明子方

穴位：膻中

药物组成：决明子适量。

制用方法：决明子研成粉末，陈醋调成糊状，外敷膻中穴，范围 2 平方厘米，厚 0.2 厘米，外用塑料包固定。6 小时换 1 次，每日 2 次。

主治：鼻衄（肝火上逆型）。

附记：引自《民间简易疗法穴位贴敷》。

【医生建议】

1．小孩活泼好动，经常无意间会碰伤鼻子，导致流鼻血。此外，他们亦可能因好奇将异物塞进鼻孔，令鼻黏膜破损。上述情况随时都可能发生，所流出的血量很小，无须过分担忧。

2．更重要的是平日不要让他吃过量香口的食物，零食如巧克力、曲奇饼、薯条等，亦非常燥热，应尽量少吃。

3. 鼻衄患者应保持镇静，避免精神紧张而加重出血。

第二节、过敏性鼻炎

【病证概述】

过敏性鼻炎，又称变态反应性鼻炎，为机体对某些变应原（亦称过敏原）敏感性增高而呈现以鼻腔黏膜病变为主的Ⅰ型超敏反应，并常伴发过敏性鼻窦炎。有长年性发作和季节性发作两型。临床表现以突然和反复发作鼻内奇痒，连续喷嚏，多量水样鼻涕为特征。相当于中医学之"鼻鼽"。中医认为，本病的内因多为脏腑功能失调，以肺、脾、肾虚损为主。外因多为感受风寒，异气之邪侵袭鼻窍而致。

【辩证分析】

肾虚证：鼻流清涕，喷嚏频频，鼻痒不适，经常反复发作，早晚为甚；腰膝酸软，形寒肢冷，遗精早泄，夜尿多，舌质淡，苔白，脉濡弱。

风寒型：鼻塞、喷嚏、流清涕，咳嗽、咽痛、恶风寒、身痛，舌质淡红，苔薄白，脉浮紧。

【治疗方法】

1. 鼻炎外敷膏

穴位：肺俞、风门、大杼

药物组成：白芥子50克，细辛30克，甘遂20克。

制用方法：上药烘干，共研细末，过筛，用鲜生姜汁或蜜糖调成药膏，于夏季每个伏天的第1天贴敷。贴1～3小时，患者感觉灼热难受时，可提前将药物除去。如局部皮肤破损，可暂停贴药。

主治：过敏性鼻炎。

附记：引自《常见病家庭疗法》。

2. 鼻炎穴位贴

穴位：大椎、肺俞

药物组成：白芥子、元胡、细辛、甘遂各10克。

制用方法：共研细末，用姜汁调糊状，制成直径约1.5厘米的药饼，上放少许麝香或肉桂粉，贴敷穴位上，用纱布覆盖，胶布固定。贴药3～6

小时，取下药饼，隔 10 天再贴敷。

主治：过敏性鼻炎。

附记：笔者引自民间验方，屡用有效。

3．斑蝥散

穴位：印堂

药物组成：斑蝥适量生用。

制用方法：去足翅，研细末，瓶贮备用。用时取粉适量，以水、醋或蜂蜜调成糊状（不宜太稀，以免流溢）。患者仰坐或仰卧，用胶布一小块，中间剪一黄豆粒大小的孔，先贴于印堂穴，然后将药直接涂于小孔之内，外以胶布贴盖，24 小时后去掉。1 次不愈者，1 周后重复使用，3 次为 1 疗程。

主治：过敏性鼻炎。

附记：引自《常见病家庭疗法》。

4．白芥斑蝥散

穴位：内关或外关（双）

药物组成：斑蝥、白芥子各 20 克。

制用方法：上药研极细末，以 50% 二甲基亚砜调成软膏状。用时取麦粒大一团置于 4 平方厘米的胶布中心，贴于穴位上。交替贴敷，每周 1 次，4 次为 1 个疗程，必要时可连贴 2～3 个疗程。一般贴后 3 小时（儿童 2 小时）揭去即可。

主治：过敏性鼻炎。

附记：引自《常见病家庭疗法》。

5．过敏性鼻炎三伏贴膏

穴位：（1）百劳、肺俞、膏盲俞；（2）大椎、风门、脾俞；（3）大杼、肺俞、肾俞

药物组成：白芥子10克，延胡索10克，甘遂6克，蚂蟥5克，细辛3克，半夏10克，麝香0．2克。

制用方法：将上药研粉，加姜汁调制成膏药饼。在三伏天（夏至后的第3、4个庚日，立秋后的第1个庚日）贴药。每个庚日按上述顺序贴1组穴位，每次贴药保留4小时左右。

主治：过敏性鼻炎。

附记：笔者引自民间验方，屡用有效。

6．复方白芥三伏贴敷方

穴位：肺俞、大椎、曲池、合谷、足三里。

药物组成：白芥子 20 克，延胡索 20 克，甘遂 10 克，细辛 10 克，花椒 5 克，川乌 5 克。

制用方法：上药研细末和匀，在夏季头、中、末三伏分 3 次，加生姜汁调好后贴敷于肺俞、大椎、曲池、合谷、足三里，约 4 ～ 8 小时皮肤发红或发泡后去之。一个夏季为 1 个疗程。

主治：过敏性鼻炎。

附记：笔者引自民间验方，屡用有效。

【医生建议】

过敏性鼻炎患者应注意饮食起居，锻炼身体，增强体质，防止受凉。避免过食生冷、油腻、鱼虾等腥荤之物，避免或减少尘埃、花粉刺激，注意观察，寻找诱因，发现易发因素，应尽量去除或避免。

第三节、复发性口腔溃疡

【病证概述】

复发性口腔溃疡是口腔黏膜疾病中发病率最高的一种疾病，普通感冒、消化不良、精神紧张、郁闷不乐等情况均能偶然引起该病的发生，好发于唇、颊、舌缘等，在黏膜的任何部位均能出现，但在角化完全的附着龈和硬腭则少见。发病年龄一般在 10 ～ 30 岁之间，女性较多，一年四季均能发生。

【辩证分析】

脾胃积热：数目多而密集的浅溃疡，周边充血，中心区表面有淡黄色假膜，灼疼明显。面红热，口渴口臭，唇红干燥，尿黄便干，舌质红、舌苔黄或厚腻，脉数有力。

心火上炎：口舌生疮，溃疡面积小而数目多，多位天舌尖和舌前部或舌侧缘，溃疡周边充血明显，灼痛剧烈；口热口渴，急躁心烦，夜寐不安，小便短赤涩痛；舌尖红，舌苔薄黄脉数。

肝郁气滞：口舌生疮，多位天舌缘，溃疡数目少。复发与情绪及月经有关，经前复发，经后渐愈，月经失调，量过多或过少，经血有块，小腹胀疼。胸肋胀闷，心烦易怒，失眠多梦，经前乳房胀痛。舌尖红或有瘀斑，舌苔薄黄，脉弦数。

脾虚湿困：溃疡数目少，面积大而深，久治难愈合，口淡乏味，口粘不渴，头晕头重，胃脘满闷，食欲不振，便溏腹泻，体弱乏力，舌淡胖嫩有齿痕，苔白滑，脉弦数。

阴虚火旺：口舌生疮，好发于舌根、舌尖及舌下，溃疡数目少，周边微红，灼痛轻微，口燥舌干，面热唇红，头晕耳鸣，失眠多梦，心烦急躁，五心烦热，尿黄便干，舌苔薄黄，脉沉细数或弦细数。

脾肾阳虚：口舌生疮，溃疡少而分散，表面暗紫，四周苍白，轻微疼痛。面色㿠白，面浮肢肿，形寒肢冷，下利清谷，小腹冷痛，小便多，舌质淡，舌苔白，脉沉弱无力。

【治疗方法】

1．黄连细辛糊

穴位：神阙

药物组成：黄连、细辛各2克。

制用方法：上药共研细末，水调为糊，敷脐部，每日换药1次。

主治：口疮糜烂，疼痛。

附记：引自《脐疗偏方》。

2．黄连桂心散

穴位：神阙

药物组成：黄连、桂心等量。

制用方法：上药2味共研为散，掺膏上，贴脐部。

主治：口疮（心火上炎型）。

附记：引自《理瀹骈文》。

3．吴萸散

穴位：涌泉

药物组成：吴茱萸15～30克。

制用方法：研为细粉末，加入适量食醋调成糊状。将两脚洗净后拭干，再把药糊敷盖于涌泉穴，用纱布包扎（最好在纱布内衬一层油纸，以免吸收水分），24小时后取下即可。一般1次即愈，若不愈者按法敷2次。

主治：口疮。

附记：引自《民间简易疗法》。

4．口疮膏

穴位：神阙、涌泉

药物组成：大黄、硝石、白矾各等量，米醋、面粉少量。

制用方法：上药共研细末，加入米醋、面粉调和，制成膏备用。临用时取膏药 3 小团，分别敷于患者脐孔上和两足心，盖以纱布、扎牢，或胶布固定。每日 1 次，敷 3～4 次。

主治：口疮（脾胃积热型）。

附记：引自《民间验方》。

5．吴萸肉桂散

穴位：涌泉

药物组成：吴茱萸 18 克，肉桂 12 克。

制用方法：共研细末，醋调和，捏成小饼状，外敷双侧涌泉穴，每日 1 次。

主治：口疮。

附记：引自《民间简易疗法》。

6．黄连吴萸散

穴位：涌泉

药物组成：黄连 5 克，吴茱萸 3 克。

制用方法：将两药共捣细末，以米醋适量调成稠糊状，每日晚上敷双侧涌泉穴，白天取下，每剂药用 1 次。

主治：口疮。

附记：引自《民间简易疗法》。

7．细辛贴

穴位：神阙

药物组成：细辛适量。

制用方法：将细辛焙干研末，以甘油或陈醋调药末成膏状，纱布包裹，贴于脐上，外用胶布固定。

主治：口疮（脾胃积热）

附记：引自《常见病家庭疗法》。

8．口疮贴

穴位：涌泉、神阙

药物组成：吴茱萸 30 克，公丁香、肉桂各 15 克，冰片 3 克。

制用方法：上药为细末，以凡士林调制成软膏，使用时挑取黄豆大小抹于护创膏上，对准涌泉、脐中贴 24 小时，一般贴敷 2-3 次。

主治：口疮（阴虚火旺型）。

附记：引自《常见病家庭疗法》。

9. 附子贴

穴位：涌泉

药物组成：附子数粒。

制用方法：烘烙研末。取 1 粒附子量药末，醋和做饼，敷于患者一侧足心涌泉穴，包扎固定。次日如法，换敷另一侧足心。

主治：口疮（阴虚火旺型）

附记：引自《常见病家庭疗法》。

10. 吴萸地龙散

穴位：涌泉

药物组成：地龙干、吴茱萸等份。

制用方法：研末以醋调糊，涂敷足心涌泉穴处，24 小时后取下。

主治：口疮

附记：引自《常见病家庭疗法》。

11. 周氏经验方

穴位：涌泉

药物组成：大黄 40 克，吴茱萸 30 克，胡黄连、天南星各 20 克。

制用方法：共研细末，取药末 20 克，加醋调成稀糊状。每晚睡前敷双侧涌泉穴，外用敷料固定，次日晨起除去药物。5 次为 1 个疗程。用 1～2 个疗程。

主治：复发性口腔溃疡。

附记：笔者引自民间验方，屡用有效。

12. 五龙吴萸散

穴位：涌泉

药物组成：吴茱萸、干地龙、五倍子各等份。

制用方法：共研细末，用醋调和敷双侧涌泉穴。

主治：复发性口腔溃疡。

附记：引自《民间简易疗法》。

【医生建议】

1、注意饮食平衡，不偏食，不挑食，多食蔬菜水果、核桃、杏仁等富含维生素、微量元素的食物，少食坚硬、过烫食物。

2、生活要有规律，保证每天 7～8 小时睡眠，提高睡眠质量，不熬夜。

3、积极治疗牙体牙周疾病，保持口腔卫生。选择软毛牙刷及合适的、性质温和的牙膏，经常更换牙膏品牌。

4、复发性口腔溃疡不会发生癌变，如溃疡病变固定于一个部位，且经久不愈、质地变硬，应及时就诊。

第四节、扁桃体炎

【病证概述】

扁桃体炎，中医称为喉蛾，发于咽喉两旁，形如乳头、蚕蛾，故又称乳蛾。发于单侧为单蛾，发于双侧为双蛾，单轻、双重。此病有急、慢之分，慢性者，又称慢蛾、蛮蛾、万蛾。急性早期用抗生素有效，急性后期化脓或僵硬不散用抗生素无效。急性扁桃体炎多由外感风热邪毒引起，也有嗜食辛辣肥腻发物，以致肺胃火盛上炎于咽喉，发为咽痛、红肿，甚至化脓。轻者只肿不痛，往往病家不加注意，未加及时治疗，从而延误以致脓不得化而僵硬难消；或者体质虚弱正不胜邪，累发不已，转为慢性。

【辩证分析】

风热侵袭：病初起咽喉干燥灼热，疼痛逐渐加剧，吞咽时更重。全身见头痛，发热，微恶风，咳嗽，舌质红，苔薄黄，脉浮数等。

肺胃热盛：咽部疼痛剧烈，连及耳根，吞咽困难，痰涎较多。全身症见高热，口渴引饮，咳嗽痰黄稠，口臭，腹胀，便秘溲黄，舌质红，苔黄，脉洪大而数。

阴虚邪滞：咽部干掀，微痒微痛，哽哽不利，午后症状加重。全身可见午后颧红，手足心热，失眠多梦，或干咳痰少而黏，耳鸣眼花，腰膝酸软，大便干，舌质干红少苔，脉细数。

气虚邪滞：咽干痒不适，异物梗阻感，咳嗽痰白，胸脘痞闷，易恶心呕吐，口淡不渴，大便不实，舌质淡，苔白腻，脉缓弱。

痰瘀互结：咽干涩不利，或刺痛胀痛，痰粘难咯，迁延不愈。全身症状不明显。舌质暗有瘀点，苔白腻，脉细涩。

【治疗方法】

1. 引火归元散

穴位：涌泉

药物组成：生附子 20 克，食用醋适量。

制用方法：先将生附子烘干研成极细末，用醋调成糊状。取药膏适量敷于足心双侧涌泉穴处，外盖塑料薄膜，绷带包扎。

主治：扁桃体炎。

附记：引自《美容与五官病外治独特新疗法》。

2. 炎痛消散

穴位：列缺

药物组成：斑蝥12克，冰片、乳香、没药、全蝎、玄参、樟脑各1.8克。

制用方法：将上药共研极细末，装瓶密封备用。使用时取药粉少许，放置于小块伤湿止痛膏或小块医用胶布上。贴敷与桡骨颈突上方的列缺穴处，2～3 小时后揭下，贴敷 2 小时后疼痛明显减轻，2～3 次即可痊愈。

主治：急性扁桃体炎。

附记：引自《美容与五官病外治独特新疗法》。

3. 消炎止痛方

穴位：曲池、内关、足三里、太溪

药物组成：芦荟 10 克，皂角 10 克，桃仁 10 克，红花 10 克，杏仁 10 克，草决明 10 克，白胡椒 10 克，山栀 20 克，使君子 10 克，冰片 2 克。

制用方法：上药研末，装入袋中备用，用时将药物用鸡蛋清调成膏状，贴敷于穴位上，上盖硬纸，胶布密封固定。每次选 2～4 个穴位，每次贴 48～72 小时，可连续贴或换穴贴，贴 3 次为 1 个疗程，重者可贴 2～3 个疗程。

主治：急性扁桃体炎。

附记：引自《民间简易疗法》。

4. 威灵仙散

穴位：印堂

药物组成：威灵仙适量

制用方法：取鲜威灵仙一小扎（干品则用温水浸透），洗净、捣烂，加红糖半匙，继续捣烂如泥，做成蚕豆大的药饼，贴敷于两眉之间的印堂穴。

主治：急性扁桃体炎。

附记：引自《民间简易疗法》。

5. 生大黄散

穴位：涌泉

药物组成：生大黄 20 克。

制用方法：用炉火把泥瓦块烧热，将生大黄放瓦上焙干，研细末装瓶备用。每次取其三分之一或四分之一，用食醋或茶水调成糊状，摊于白布或绸带上，贴敷脚心涌泉穴，包扎 8 小时便可（男左女右）。每日 1 次，连续 3-4 次。

主治：急性扁桃体炎。

附记：引自《民间简易疗法》。

【医生建议】

1、预防扁桃体发炎应养成良好的生活习惯，如保证充足的睡眠时间，随天气变化及时增减衣服，去除室内潮湿的空气等。儿童，应养成不挑食、不过食的习惯。

2、预防扁桃体发炎应彻底治愈扁桃体急性炎症，以免留下后患。

3、扁桃体发炎应该忌吃干燥、辛辣、煎炸等刺激性食物。

第五节、近视

【病证概述】

近视是以视近清楚，视远模糊为主症的眼病，古代医籍又称"能近怯远症"。自隋唐以来，历代医家对本病多有论述，如《诸病源候论》称为"目不能远视"，是由"劳伤脏腑，肝气不足所致"。《审视瑶函》称为"能近怯远症"，其认识较全面，除认为是阳不足外，并可由"肝经不足肾经病"而致。《目经大成》称本病为"近视"，并指出"行坐无晶镜，白昼有如黄昏"，说明配镜对矫正近视的重要性。

本病多因先天禀赋不足、劳心伤神等，使心肝肾气血阴阳受损，睛珠形态异常；不良用眼习惯，如看书、写字目标太近，坐位姿势不正以及光线的强烈或不足等，使目络瘀阻，目失所养，导致本病的发生。

【辩证分析】

肝肾不足：视近物正常，视远物模糊不清，失眠健忘，腰酸，目干涩，舌红，脉细。

心脾两虚：视近物正常，视远物模糊不清，神疲乏力，纳呆便溏，头晕心悸，面色不华或白，舌淡，脉细。

【治疗方法】

1. 复方生姜膏

穴位：太阳穴

药物组成：鲜生姜（洗净去皮）0.6克，明矾面6克，黄连面、冰片各0.6克。

制用方法：上药共研成泥膏状，收贮备用。病人取仰卧位，用1寸长、半寸宽的2层纱布条将眼盖好，然后在眉上一横指往下，鼻上一横指往上，两边至太阳穴区域内将药膏敷上，眼区可稍厚一些。敷后静卧，待药膏自然干裂时为止。每日敷药1次。

主治：近视眼。

附记：引自1995年《辽宁医药》（1）。

2. 地冬膏

穴位：太阳穴

药物组成：生地120克，天冬、菊花各60克，枳壳90克。

制用方法：上药共研成细末，以白蜜调和成软膏状，备用。用时取药膏适量，贴敷双侧太阳穴上，并以纱布盖上，胶布固定。夜上贴敷，次早取下。每日1次。

主治：近视眼。

附记：引自《外治汇要》。

3. 穴贴宁

穴位：耳穴

药物组成：细辛、樟脑各1.5克，龙脑1克。

制用方法：上药共研细末，过140目筛，入冬绿油1克、辣椒浸膏0.5克、凡士林14.6克、羊毛脂8克，搅拌均匀，最后加入麝香0.3克，充分混合，用石蜡油适量调节稠度，密闭备用。用时每次取小米粒大小的药膏放入耳穴上，外用胶布固定，取主穴为：肝、肾、脾、眼；配穴为：交感、枕、近视3、近视4、新眼点、后眼。每次贴主穴加配穴1或2个，5天换贴1次，并检查视力，3次为1疗程。

主治：中小学生近视眼。

附记：引自1987年《山东中医杂志》（6）。

【医生建议】

本病所介绍的方法以穴位贴敷为主，有一定的效果，尤以假性近视为佳，如因先天异常所致则非贴敷适应证。西医学将近视分为低、中、高度，凡屈光度 -3.0D 以下者为低度近视；-6.0D 以下者为中度近视；-6.0D 以上者为高度近视。病理性近视（用镜片矫正视力很难近正常者）除高度近视外，伴有飞蚊症、夜盲、弓形盲点，若合并高度散光，出现双眼多视或单眼复视者，则贴敷作用较差。

第六节、结膜炎

【病证概述】

急慢性结膜炎主症为目赤肿痛，古代文献根据发病原因、症状急重和流行性，又称"风热眼"、"暴风客热"、"天行赤眼"等。多因外感风热时邪，侵袭目窍，郁而不宣；或因肝胆火盛，循经上扰，以致经脉闭阻，血壅气滞，骤然发生目赤肿痛。

【辩证分析】

肺阴不足：眼干涩不爽，瞬目频频，发痒，不耐久视，睑内红赤，白睛如常或稍有赤脉，黑睛可有细点星翳，反复难愈；伴干咳少痰，咽干便秘，舌红少津，脉细数。

邪热留恋：常见于暴风客热或天行赤眼治疗不彻底，微感眼干涩疼痛，发痒，畏光流泪，少许眼眵，白睛遗留少许赤丝细脉，迟迟不退，睑内轻度红赤；舌质红，苔薄黄，脉数。

脾胃湿热：胞睑重坠，眼内干涩隐痛，发痒，眦部常有白色泡沫样眼眵，睑内红赤间夹粟样小泡，白睛稍有赤脉，病情迁延，可伴口黏或口臭，大便不爽，溲赤而短，舌红，苔黄腻，脉濡数。

肝肾阴虚：眼内干涩不爽，双目频眨，羞明畏光，不耐久视，或有能近怯远、能远怯近、视物昏花等症，睑内红赤，白睛隐隐淡红，黑睛可有细点星翳；可伴腰膝酸软，头晕耳鸣，夜寐多梦，口干少津，舌红少苔，脉细数。

【治疗方法】

1. 黄连粉

穴位：涌泉

药物组成：黄连适量。

制用方法：研成细末，调水敷足心涌泉穴（双），每日换药 1 次，一般连用 3～5 天。

主治：结膜炎。

附记：引自《美容与五官病外治独特新疗法》。

2．大黄膏

穴位：阿是穴（患处）

药物组成：大黄末、解毒子、木香各等份。

制用方法：上药共研细末，水调为膏，备用。用时将膏涂在布上或纸上，贴眼睑上，频频换之。

主治：暴赤眼痛、脑热。

附记：引自《普济方》。

3．五黄丹

穴位：太阳穴、阿是穴（患处）

药物组成：黄连 15 克，黄芩 24 克，黄柏 30 克，大黄、黄丹各 60 克，薄荷 120 克。

制用方法：上药共研细末，用葱汁、浓茶水调成糊状，备用。用时敷两侧太阳穴及眼眶。如干，以茶水润之。

主治：暴发火眼，红肿热痛。

附记：引自《眼科集成》。

4．熟地片

穴位：阿是穴（患处）

药物组成：熟地 1 只。

制用方法：将熟地洗净切片，每片约 1～2 厘米厚，用 4 片即可。用时将熟地片贴在眼上，约 2 分钟 1 次，轮流重复使用。

主治：电光性眼炎。因电焊紫外线对眼结膜的直接损害，引起眼结膜充血、剧痛、怕光、流泪。

附记：引自 1999 年《新中医》（5）。

5．天行膏

穴位：阿是穴（患处）

药物组成：生地 15 克，红花 10 克，当归尾 6 克。

制用方法：将上药共捣烂如泥状，备用。每用适量贴敷患处。每天换药 1 次。

主治：天行赤眼（急性结膜炎）。

附记：引自1984年《四川中医》（1）。

6．威灵仙外敷方

穴位：内关

药物组成：威灵仙鲜叶适量。

制用方法：每取鲜叶250克捣烂如泥状，备用。用时取2.5厘米×2.5厘米胶布1块，在其中剪黄豆大的小孔，将其贴在患眼对侧的内关穴上，使胶布的小孔对准内关穴。然后取捣烂的泥膏约黄豆大小置于胶布的小孔内，第2块较大的胶布盖上将其固定，并在敷药的穴位上以拇指轻按半分钟，以加强药物对该穴的刺激作用。约40分钟将胶布和药去掉。

主治：麦粒肿、角膜溃疡，结膜炎等。

附记：引自2002年《新中医》（3）。

7．归地双黄膏

穴位：阿是穴（患处）

药物组成：黄连30克，黄柏、生地、当归尾各60克，紫草90克，麻油1000克，黄蜡180毫升。

制用方法：先将前5味药入麻油中浸泡4小时，然后将药和油倒入铜锅内用慢火煎沸至药枯为度，以纱布滤去药渣，把煎好的油倒入先放有黄蜡的净瓷缸里，候冷即成紫红色的软膏。收贮备用。用时直接取软膏外敷患处，每4小时换药1次。

主治：急、慢性结膜炎。

附记：引自《外治汇要》。

8．冰片明乳膏

穴位：阿是穴（患处）

药物组成：冰片1.5克，元明粉6克，鲜人乳50毫升。

制用方法：将上药混合均匀，备用。用纱布蘸药水敷于患处（眼），每天3～5次。

主治：急性结膜炎。

附记：笔者引自民间验方，屡用有效。

8．乳连外敷方

穴位：阿是穴（患处）

药物组成：尾连5克，人乳适量。

制用方法：将尾连研末，加人乳共入碗中，隔水蒸沸，备用。候冷点眼，或用纱布浸湿敷患眼上，日3次。

主治：急性结膜炎。

附记：笔者引自民间验方，屡用有效。

9. 贴敷方

穴位：太阳

药物组成：①玄明粉3克，鸡蛋1枚。②巴豆少许，雄黄1克。

制用方法：①用鸡蛋清调匀成膏。②研细置普通小膏药（或胶布）上如绿豆大1撮，备用。用时均贴于太阳穴上。方①1日2或3次，方②待起泡，挑破水泡即可。

主治：急性结膜炎。

附记：笔者引自民间验方，屡用有效。

10. 四味膏

穴位：阿是穴（患处）

药物组成：鲜嫩桑叶，薄荷（鲜），野菊花各等份，人乳适量。

制用方法：上药共捣烂如泥状，加人乳调和成软膏状，备用。用时取膏均匀涂于纱布上或直接取膏，贴敷患眼上，每日2～3次。

主治：红眼病（结膜炎）。

附记：笔者引自民间验方，屡用有效。上药任选1味捣烂，用人乳调敷，效果亦佳。

11. 附萸膏

穴位：涌泉

药物组成：吴茱萸3克，生附子4.5克。

制用方法：上药共研细末，用白酒调匀成软膏状，备用。用时取上膏分敷于双足心涌泉穴上，并包扎固定。

主治：急性结膜炎。

附记：引自《外治汇要》。

12. 二石散

穴位：太阳、内关、阿是穴

药物组成：代赭石2份，生石膏1份，麝香少许，蜂蜜适量。

制用方法：将前2味药共研细末，备用。用时每取10克以蜂蜜调匀成软膏，加麝香少许拌匀，贴敷于太阳、内关，背部阿是穴（阳性反应点）

上，并包扎固定，每日换药 2 次。

主治：急性结膜炎。

附记：引自《外治汇要》。

13．斑麝粉

穴位：内关、阿是穴

药物组成：斑蝥 10 克，麝香少许。

制用方法：上药共研细末，装瓶备用，或二药分装。使用时取斑蝥和用酒调制成黄豆粒大药饼，药面上加少许麝香，贴敷于内关、阿是穴（背部阳性反应点）上，于 1～2 小时除去。

主治：急性结膜炎。

附记：引自《治验秘录》。又用一见消（别称白雪花、白花丹）鲜叶捣烂，贴敷内关穴（双），一夜后除去，治疗红眼病及眼睛发炎引起云翳，3～7天即愈。

【医生建议】

1．贴敷治疗目赤肿痛效果较好，可明显缓解病情。

2．结膜炎要注意预防，少去风尘多的地方，注意环境卫生，个人物品尽量不与他人共用，比如毛巾、手帕、脸盆等等，勤洗手，告诫儿童不要随便揉眼睛。

第七节、麦粒肿

【病证概述】

麦粒肿是指胞睑生小疖肿，形似麦粒，易于溃脓的眼病，中医又称"针眼"、"眼丹"等。本病每因脾胃蕴热，或心火上炎，又复外感风热，积热与外风相搏，气血瘀阻，火热结聚，以致眼睑红肿，热腐化为脓液。西医学认为，本病是指眼皮脂腺受感染而引起的一种急性化脓性炎症，可分为内、外麦粒肿。凡睫毛所属皮脂腺的化脓性炎症为外麦粒肿，而睑板腺的化脓性炎症为内麦粒肿，是青少年的多发病。

【辩证分析】

风热外袭：针眼初起，痒痛微作，局部硬结微红肿，触痛明显，或伴有头痛发热、全身不适，苔薄黄，脉浮数。

热毒炽盛：胞睑红肿，硬结较大，灼热疼痛，有黄白色脓点，或见白睛壅肿、口渴喜饮、便秘溲赤，舌红，苔黄或腻，脉数。

脾虚湿热：睑腺炎反复发作，但症状不重，多见于儿童，面色少华，好偏食，腹胀便结，舌红，苔薄黄，脉细数。

【治疗方法】

1．食盐散

穴位：神阙

药物组成：食盐适量。

制用方法：上药研细末。患者仰卧，将盐放脐内，以填满并隆起为度，上盖一小纸片或小布片，再用橡皮膏固定。每日1换。

主治：麦粒肿。

附记：引自《特种疗法100种》。

2．双天膏

穴位：阿是穴（患处）

药物组成：天花粉、天南星、生地、蒲公英各等量。

制用方法：上药焙干研为细末，加食醋和液体石蜡油调成膏状，经高压消毒备用。贴敷时根据麦粒肿的大小，取适量药膏敷于病变局部，纱布或胶布固定即可。每日换敷1次。

主治：麦粒肿。

附记：引自《中国灸法集粹》。

3．生地黄膏

穴位：太阳（双）

药物组成：生地黄、生南星各等量。

制用方法：共研细末，贮瓶备用。贴敷时取上药适量，加入食醋或水调如膏状，敷于太阳穴处，胶布固定。亦可将药末撒于胶布中间贴敷穴位。

主治：麦粒肿。

附记：引自《中国灸法集粹》。

4．三生消肿散

穴位：太阳（双）

药物组成：生地黄30克，生南星30克。

制用方法：上药共研细末，用时取粉0.5克，撒在一般膏药或胶布上，贴于两鬓太阳穴处，每日换药1次，一般连用3～5天。

主治：麦粒肿。

附记：引自《美容与五官病外治独特新疗法》。

【医生建议】

本病取穴可取耳尖，应用生地黄膏穴位贴敷，或是刺络放血，疗效较好。食盐具有散结消肿、止痛消炎的作用，故可敷于脐外治麦粒肿。患处可涂双天膏，如病灶可见明显的白色脓点，可予点刺放血疗法。本病初起至化脓切忌挤压，以免细菌挤入血液，造成严重后果。上述方法适用于红肿硬结，可促其消退，如已成脓应由眼科处理。

第八节、耳鸣、耳聋

【病证概述】

耳鸣、耳聋是指听觉异常的两种症状。耳鸣是以自觉耳内鸣响为主症；耳聋是以听力减退或听力丧失为主症，耳聋往往由耳鸣发展而来。两者在病因病机及贴敷治疗方面大致相同，故合并叙述。

本症的发生，可分为内因、外因。内因多由恼怒、惊恐，肝胆风火上逆，以致少阳经气闭阻，或因肾虚气弱，肝肾亏虚，精气不能上濡于耳而成；外因多由风邪侵袭，壅遏清窍，亦有因突然暴响震伤耳窍而引起者。

【辩证分析】

实证：主症为暴病耳聋，或耳中觉胀，鸣声隆隆不断，按之不减。兼见头胀，面赤，咽干，烦躁善怒，脉弦，为肝胆火盛；畏寒，发热，脉浮，为外感风邪。

虚证：主症为久病耳聋，耳中如蝉鸣，时作时止，劳累则加剧，按之鸣声减弱。兼见头晕，腰膝酸软，乏力，遗精，带下，脉虚细者，为肾气亏虚；五心烦热，遗精盗汗，舌红少津，脉细数，为肝肾亏虚。

【治疗方法】

1. 耳鸣左磁散

穴位：涌泉（双）

药物组成：磁石30克，朱砂2～3克，吴茱萸15～20克，食用醋适量。

制用方法：将上3味药共研细末，用食醋调为膏状摊于两块干净的白布上备用。将双足用温水洗净拭干，用双手掌交叉搓摩两足心，约搓5～10

分钟，待两足心发热后迅速将备好的药敷于双足涌泉穴上，外用绷带或胶布固定。每晚治疗 1 次，每次敷药 6～8 小时，每 7 日为 1 个疗程。1 个疗程未愈者可继续治疗，如 2 个疗程无好转可改用它法治疗。

主治：耳鸣。

附记：引自《民间简易疗法穴位贴敷》。

2．麝香散

穴位：耳内

药物组成：麝香 1.5 克，全蝎 14 个，薄荷叶 14 张。

制用方法：将麝香研细，全蝎焙干研细，混合和匀，滴水捏作梃子，用薄荷叶包裹，分作 14 份，备用。用时塞入耳内。

主治：耳鸣（肝风型）。

附记：引自《证治准绳》。

3．二仁锭

穴位：耳内

药物组成：毛桃仁、巴豆仁各 2 粒，大生地 3 克，细辛 1 克。

制用方法：先将毛桃仁用开水浸泡，剥去壳衣后和巴豆同捣烂如泥，用草纸数层包裹，置微火上烘热数次将油吸去。再和生地、细辛同捣为泥，做成 2 个小锭，并以针将锭穿通备用。用时将药锭用脱脂棉花薄裹，塞在两耳孔内，每日换药 1 次，以耳不发鸣为止。

主治：耳鸣。

附记：引自《百病中医诸窍疗法》。

4．二甘丸

穴位：耳内

药物组成：甘遂根 1 块，生甘草 5 克。

制用方法：先将甘遂根削成圆锥形锭，锭后端比耳孔稍大一些，以温开水将锭调透，并用脱脂棉花裹好，同时将甘草用水适量蒸浓汁，待温备用。用时先将甘遂锭塞入患耳孔，待半小时后患者以甘草汁含口中，先叩齿数次，再将汁吐出，如此频频含吐，连续数次，耳可复聪。

主治：耳暴聋。

附记：引自《百病中医诸窍疗法》。如患者口含小铁片 1 块，患耳孔旁放灵磁石或磁铁 1 块，其耳复聪尤捷。

5．治聋散

穴位：耳内

药物组成：巴豆（去油）、菖蒲、苍耳子、远志各等份，麝香、冰片各少许。

制用方法：上药共研极细末，贮瓶备用，勿泄气。每用少许，葱裹为丸，棉裹包之，塞入耳中，至耳内觉响音即取出。

主治：耳聋。

附记：引自《陕西中医验方选编，外、五官、针灸科分册》。方名为编者拟加。

【医生建议】

耳鸣与耳聋的发生，其原因很多，贴敷对神经性耳鸣、耳聋效果好，特别是急性的疗效较明显，慢性、经年不愈者疗效较差。均可配合磁石膏贴敷于穴位上，不拘泥于书上介绍的穴位，可根据不同的证型辨证施治，效果更佳。下面有首《耳鸣歌》，在此分享给大家。

耳鸣歌

两耳嗡嗡听力降，肝火肾虚两堵墙；

太冲行间和听会，三穴联扑肝火旺。

若因肾虚耳鸣响，太溪耳门威力强；

坚持按揉六七天，肾气充盈消症状。

第九节、牙痛

【病证概述】

牙痛是指牙齿因各种原因引起的疼痛，为口腔疾患中常见的症状之一，可见于西医学的龋齿、牙髓炎、根尖周围炎和牙本质过敏等。手、足阳明经脉分别入下齿、上齿，大肠、胃腑积热，或风邪外袭经络，郁于阳明而化火，火邪循经上炎而发牙痛。肾主骨，齿为骨之余，肾阴不足，虚火上升亦可引起牙痛。亦有多食甘酸之物，口齿不洁，垢秽蚀齿而作痛者。因此，牙痛主要与手足阳明经和肾经有关。

【辩证分析】

胃火上炎：牙痛多以上牙为主，牵引头痛，面觉灼热，牙龈红肿，舌红苔黄，脉数。

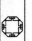

阴虚火旺：牙痛时做时止，牙龈色紫而肿，痛齿摇动，口燥咽干，头晕耳鸣，舌红苔薄黄，脉细数。

寒入少阴：牙痛，齿龈不红不肿，恶寒，四肢逆冷，舌淡苔白，脉沉迟。

【治疗方法】

1. 牙痛散

穴位：患者面颊

药物组成：仙人掌 30 克，冰片适量。

制用方法：将仙人掌捣烂，呈稀糊状，加冰片适量，均匀涂在纸张上，贴敷于肿痛部位，每日换药 1 次。

主治：牙髓炎、牙周炎之疼痛。

附记：引自《小毛小病不求医》。

2. 蜂房散

穴位：患处面颊

药物组成：白芷、川芎各 20 克，露蜂房 50 克。

制用方法：水煎取液，将纱布蘸药液冷敷于面颊处，也可配合用上述药液含漱，疗效更佳。

主治：牙痛。

附记：引自《小毛小病不求医》。

3. 蒜芯泥

穴位：养老

药物组成：大蒜之芯芽 7 枚。

制用方法：将 7 个大蒜瓣中间牙芯取出，捣烂如泥，用 75% 酒精棉球消毒患侧养老穴。干后，将蒜泥敷于穴位上，用敷料覆盖，胶布固定。10 小时去掉敷料，将穴位上的水泡刺破，放出液体，擦干，涂上紫药水，再包扎 3 天，局部皮肤即平复。

主治：牙痛。

附记：笔者采自民间方，屡用有效。

4. 毛茛散

穴位：经渠

药物组成：毛茛适量。

制用方法：捣烂敷经渠穴。右边牙痛敷左侧腧穴，左边牙痛敷右侧腧穴。

主治：牙痛。

附记：引自《美容与五官病外治独特新疗法》。

5. 牙痛小降丹

穴位：阿是穴（患处）

药物组成：防风、细辛、荜茇、荆芥、硫磺各 6 克，冰片 33 克。

制用方法：上药共研细末。取玻璃杯 1 只，砂纸 1 张，将砂纸包在杯口上，系牢。将药粉放在砂纸上，堆成圆柱形，然后在顶上点火，令药粉慢慢燃烧。待烧到药堆基底部（注意不要烧到砂纸）时，把药灰和砂纸除去，刮下玻璃杯内壁上的降丹，贮瓶备用。用时取降丹少许放在棉花中，再将药棉贴于牙痛处，咬紧即可。

主治：各种牙痛。

附记：引自《百病中医诸窍疗法》。临床应用多年，治疗各种牙痛均有较好的止痛效果。一般用药 1 次，8 分钟后即可止痛，效佳。

6. 麝脐散

穴位：阿是穴（患处）

药物组成：牛膝（去芦）500 毫升，木津 1280 毫升，黄茄（细切）20个，郁李仁 640 克，麝香空皮子细挫 100 个。

制用方法：以上 5 味捣碎入罐子内，上用瓦片盖口，留一小窍，用盐泥固济，烧令通赤，候令白色，即住火，以新土埋一伏时取出，后入，升麻、细辛（去苗），上药俱为细末混匀，贮瓶备用。用时以少许涂敷患处。

主治：牙痛动摇，风火疼痛。

附记：引自《和剂局方》。用此药须在很短时间内用温水漱口，临卧更贴少许，咽津亦无妨。屡用神妙。

7. 轻粉独蒜膏

穴位：虎口

药物组成：独蒜 1 粒（或去膜蒜瓣 5 克），轻粉少许。

制用方法：上 2 药同捣如膏备用。用时嘱病人左右两手虎口交叉，一手的拇指押在另一手的虎口两叉骨上。当拇指到达之处，敷上药膏（男左女右）用贝壳盖上，并用绷带固定。待敷药处略有烧灼感时，揭去贝壳与药膏，随即起一水泡（可用针刺破，不必敷药），牙痛可止。

主治：牙痛。

附记：引自 1996 年《福建中医药》（2）。

【医生建议】

1. 注意口腔卫生，养成"早晚刷牙，饭后漱口"的良好习惯。发现蛀牙，及时治疗。

2. 睡前不宜吃糖、饼干等淀粉之类的食物。宜多吃清胃火及清肝火的食物，如南瓜、西瓜、荸荠、芹菜、萝卜等，勿吃过硬食物，少吃过酸、过冷、过热食物。忌酒及热性动火食品。

第十章、外科病症

第一节、肠梗阻

【病证概述】

肠梗阻是肠道传导阻滞不通的一种外科常见急腹症，严重时常危及生命，主要症状是腹痛、腹胀、呕吐、不排便、不排气。中医认为肠梗阻属腑实证，由于寒热内结，或饮食所伤、七情劳累、跌仆闪挫、虫积湿滞等使腑气不运、地道不通、糟粕内停所致。

【治疗方法】

1．肠梗阻贴膏

穴位：神阙、阿是穴

药物组成：麝香 0.3 克，生姜、紫苏各 120 克，大葱 500 克，陈醋 250 毫升。

制用方法：麝香研细末，纳神阙穴，外盖普通膏药或胶布；再把生姜、紫苏研为细末,和大葱共捣一起,和陈醋炒热,敷神阙穴及阿是穴,每日 2～3 次，7 天为 1 个疗程。

主治：单纯性肠梗阻。

附记：引自《俞穴敷药疗法》。

2．麝香散

穴位：神阙

药物组成：麝香 0.15-0.25 克。

制用方法：上药研细末，备用。用时将上药末直接敷于神阙穴上，外贴胶布固定。然后点燃艾卷，隔布灸至肛门排出矢气为止。为提高疗效，可同时针刺内关（双），足三里（双），强刺激，留针 30 分钟。

主治：动力性肠梗阻。

附记：引自1984年《陕西中医》（5）。如用本法治疗12小时以上无效者，则改用其他治疗方法。凡脐部有湿疹、溃烂者忌用本法。

3．葱楝膏

穴位：脐部

药物组成：鲜苦楝树根皮150克，鲜葱白100克，醋、面粉各适量。

制用方法：先将前2味药捣烂如泥，加醋调匀，用面粉调制成团状药饼备用。用时外敷脐部，待干后再换药，直至腹痛缓解。肛门排气并排出蛔虫为止，一般不超过48小时。

主治：蛔虫性肠梗阻。

附记：引自1986年《湖南中医杂志》（2）。若伴脱水，酸中毒者，应同时予以补液。

4．鸡敷方

穴位：神阙

药物组成：雄鸡1只，生姜、油，葱头各适量。

制用方法：先将鸡宰杀，不要去毛，剖腹去内脏后，备用；再把姜、葱、油共捣烂如泥状，备用。用时先将药泥团敷于脐上，再将鸡腹罩于脐面上，用纱布包扎固定。

主治：肠梗阻。

附记：民间方。

5．盐醋热敷方

穴位：阿是穴

药物组成：食盐 500 克，食醋 50 ～ 100 毫升。

制用方法：将上药放入锅内搅拌，炒热后放入双层纱布（或一般棉布）包好，备用。用时将布包放置患儿梗阻处热敷。食盐温度降低后，可用上法再次加温，继续热敷。一般热敷 1 ～ 3 小时。

主治：小儿蛔虫性肠梗阻。

附记：引自 1974 年《赤脚医生杂志》（5）。

6．贴敷方

穴位：神阙

药物组成：①鲜橘叶100克，小茴香、麸皮各30克，食盐50克；②苍术、白芷、细辛、牙皂各50克，丁香、肉桂各10克。

制用方法：方①研末和匀，炒热后装入纱布袋内，备用；方②共研细末和匀，备用。用时方①趁热外敷脐部 3-4 小时即可。方②取葱白 1 撮切碎捣烂如泥，与上药 20 克拌匀，摊于白布上敷于脐上，用胶布固定，12 小时后取下。

主治：小儿中毒性肠麻痹。

附记：引自《外治汇要》。

7．六味热敷方

穴位：神阙

药物组成：莱菔子、枳实、广木香、白酒各 30 克，四季葱头 50 克，食盐 500 克。

制用方法：上药研末，放入锅内，加酒炒热，装入纱布袋内，备用。用时趁热药袋外敷脐部及其周围，药冷后将药加酒炒热再敷，每次敷 30 ～ 60 分钟。为了增加疗效，可在药上加一热水袋压住，以便提高药物的温度，使药力持久而效佳。

主治：麻痹性肠梗阻及粘连性肠梗阻。

附记：引自《外治汇要》。

【医生建议】

1．本病发生急剧，病程发展迅速，如治疗不及时死亡率高。

2．贴敷治疗辨证分为寒实、食积、虫积、热结腑实、气滞等证。临床选用温中、消积、杀虫、清热通腑、理气药物。贴敷部位为脐部或痛处，有增加肠蠕动的作用。贴敷治疗的同时应外科观察病情变化。

3．老年体弱者平素调养，应经常保持大便通畅。有腹部外伤及腹部手术史者，应注意腹部锻炼和及时治疗，以防肠黏连的发生。

第二节、胆囊炎、胆石症

【病证概述】

胆囊炎系指化学刺激（细菌感染、高度浓缩的胆汁或反流入胆囊的胰液）所致的急性炎症性疾病。主要表现为右上腹痛，呈持续性并阵发性加剧，疼痛常放射至右肩胛区，伴有恶心、呕吐，右上腹胆囊区有明显压痛和肌紧张。部分患者可出现黄疸和高热，或摸到肿大的胆囊。

胆石症是指胆道系统的任何部位发生结石的疾病，其临床表现决定于结石的部位、动态和并发症，主要为胆绞痛，其疼痛剧烈，恶心呕吐，并可有不同程度的黄疸和高热。胆绞痛发作一般时间短暂，也有延及数小时的。胆囊炎、结石症可同时存在，相互影响。

【辩证分析】

肝郁气滞症：右上腹绞痛阵作，疼痛向肩背放射，每因情志之变动加剧，饮食减少，或有口苦、嗳气、恶心、呕吐，可件轻度发热恶寒。舌稍红苔腻，脉弦紧。

湿热熏蒸症：持续性右上腹胀痛或绞痛，痛引肩背，发热畏寒发作，胸闷纳呆，泛恶呕逆，口苦咽干。舌苔黄腻，脉弦紧。

热结血瘀症：胁痛如刺，持续不解，入夜尤甚，痛引肩背，疼痛部位可触及积块，胸腹胀满，黄疸不退，寒热时发，便秘尿黄。舌质紫黯，唇舌有瘀斑，脉弦数。

脓毒壅滞症：脘腹、胁肋绞痛拒按，痛引肩背，持续不止，胸腹满闷，壮热寒战，汗出，黄疸，甚则谵语神昏，便秘溲黄。舌质红绛，苔黄糙，脉细数。

【治疗方法】

1. 栀黄散

穴位：胆囊区、阿是穴

药物组成：山栀10克，生大黄10克，芒硝10克，冰片1克，乳香3克。

制用方法：上药共为细末，为1次量。加蓖麻油30毫升、75%酒精10毫升、蜂蜜适量，调为糊状，敷于胆囊区。每天1次，每次可保持8～12小时。用至腹胁疼痛缓解而不拒按为止。

主治：胆囊炎。

注意事项：本散外敷后，如使用较久，少数病人局部皮肤可起红色皮疹作痒，停药即可逐渐消失，一般不必作特殊处理。

附记：笔者引自民间验方，屡用有效。

2. 解痉止痛膏

穴位：中脘

药物组成：白芷10克，花椒15克，苦楝子50克，葱白、韭菜兜各20个，白醋50毫升。

制用方法：先将白芷、花椒研成细末，再将韭菜兜、葱白、苦楝子捣烂如泥，后用白醋把上述药物和匀调成糊膏状，即成解痉止痛膏。用时贴敷于中脘穴周围处，外用透明薄膜覆盖，然后用胶布加固，再用腹带固定，24小时换贴1次，可连贴2～4次。

主治：胆囊炎、胆绞痛。

附记：笔者引自民间验方，屡用有效。

3．消肿止痛膏

穴位：胆囊区疼痛处

药物组成：大黄、蒲黄、大贝母各20克，吴茱萸10克，冰片5克。

制用方法：上药共研细末，装瓶备用。用时取药末适量，用清水调和成糊膏状，敷于胆囊区疼痛处，纱布覆盖，胶布固定。每日换药1次，连用3～5天。

主治：慢性胆囊炎疼痛不止，脘腹胀满。

附记：引自《外治汇要》。

4．黄柏桃胡膏

穴位：胆囊区

药物组成：黄柏20克，生桃仁、延胡索各15克，冰片6克。

制用方法：上药共研细末，用凡士林60克调为膏状。取药膏适量，外敷胆囊区（右上腹压痛点），直径3～5厘米，外用纱布覆盖，胶布固定。每24小时更换1次，7天为1个疗程。

主治：慢性胆囊炎急性发作，疼痛不止，局部肿胀。

附记：引自《外治心悟》。

5．消胆石膏

穴位：天宗、期门、日月、梁门、阳陵泉、外丘、光明、足三里、胆囊、肝俞、胆俞

药物组成：香附500克，五灵脂500克，鸡内金500克，柴胡260克，枳实260克，川朴260克，金钱草260克，木通260克，冰片3克。

制用方法：上药共研细末过筛，麻油熬膏备用。敷天宗、期门、日月、梁门、阳陵泉、外丘、光明、足三里、胆囊、肝俞、胆俞。每次选4～6穴，每日1次，连敷1～3个月。

主治：胆囊炎，胆石症。

附记：引自《经穴贴敷疗百病》。

6．利胆化石膏

穴位：胆区、胆俞、神阙、阿是穴

药物组成：金钱草380克，鹅不食草30克，鱼脑石20克，鸡内金45克，海金沙30克，珍珠母90克，石苇36克，虎杖50克，茵陈30克，元胡18克，白芥子6克，姜黄18克，郁金18克，赤芍30克，王不留行60克。

制用方法：上药用麻油熬，黄丹收膏，备用。临用时将膏药烤热后贴在胆区、胆俞、神阙、阿是穴，每2天更换1次，12次为1个疗程，中间可间歇6天。

主治：用于治疗直径在2厘米以下及泥沙样胆囊结石，肝内外胆管结石，肝内广泛性小结石，手术后胆道残余结石，复发性结石；胆囊炎、胆管炎所致的右胁胀痛、痛彻肩背等症。

附记：引自《肝胆病外治独特新疗法》。

【医生建议】

贴敷治疗有疏通气机、消除气滞、软坚散结、利湿退黄的作用，可促进胆汁分泌和使胆道口括约肌松弛，从而达到冲洗结石的作用。穴位贴敷治疗胆石症疗效满意，一般以直径在1厘米以内的肝胆管结石疗效较好。如果结石直径超过2～3厘米则应采取手术治疗，饮食应清淡，少进油腻食物。

第三节、乳腺增生

【病证概述】

乳腺增生既非炎症又非肿瘤，它是单纯性乳腺增生、乳腺腺病、乳腺囊性增生病的总称，属于腺组织的一种良性增生性疾病，主要表现为乳腺腺体数量的增多，临床可见乳房肿块、乳房疼痛伴随月经失调或情志改变，少数患者还可出现乳头自发性溢液。

【辩证分析】

肝郁气滞：乳房可扪及大小不等的结节肿块，伴有经前乳房胀痛，胸胁胀满，烦躁易怒，病情随情志变化而波动。舌质微红，舌苔薄白，脉弦数。

痰阻血瘀：乳房可扪及大小不等的结节肿块，疼痛轻微或无痛，胸腹满闷，呕恶不舒，食少纳呆，身形肥胖。舌苔厚腻，脉脉弦滑。

【治疗方法】

1．乳结散

穴位：乳房肿块部位

药物组成：乳香 15 克，皂角刺、山慈菇、生白芷各 10 克，鹿角霜 25 克，白芥子 20 克。

制用方法：将前五味药研成细末，贮瓶备用，白芥子研细末后单独装瓶备用。用时取黄酒调和五味混合粉成药糊，再放在纱布上，面积和肿块面积等大，厚约 0.4 厘米，直接贴在乳房肿块位置，用胶布固定。每 2 天换药 1 次，7 次为 1 个疗程。局部贴敷同时，用白芥子末敷患侧肩井穴，贴 4～6 小时，令其发泡，半月左右皮肤恢复正常，再重复 1 次，一般贴 3 次。

主治：乳腺增生。

附记：引自 1997 年《浙江中医杂志》（8）。

2．香附川芎散

穴位：神阙

药物组成：香附、川芎各 30 克，全瓜蒌、甲珠、天南星各 20 克，青皮、郁金、连翘各 15 克，麝香 0.5 克。

制用方法：将上药共研为细末，装瓶备用。用药前，先将脐部用 75% 酒精清洗干净待干后，将药末填满脐部，然后用干棉球轻压按摩片刻，即用胶布贴紧脐部密封。每 3 天换药 1 次，10 次为 1 个疗程，疗程间隔 3～5 天。

主治：乳腺增生。

附记：笔者引自民间验方，屡用有效。

3．青皮消癖膏

穴位：乳房肿块部位

药物组成：青皮 120 克，米醋 1000 克。

制用方法：将青皮浸入米醋中 1 昼夜，然后晾干，烘燥研末，用冷开水调成糊状敷患处，外盖纱布，胶布固定。

主治：乳癖。

附记：笔者引自民间验方，屡用有效。

4．乳腺增生方

穴位：乳房肿块部位

药物组成：山慈姑 15 克，白芷 9 克，鹿角 9 克，山甲 9 克，血竭 9 克，麝香 0.6 克。

制用方法：诸药共为细末，醋调成糊状，敷于患部，外盖纱布，胶布固定。

主治：乳腺增生。

附记：引自《哈荔田妇科医案医话选》。

5. 乳没二黄散

穴位：乳房肿块部位

药物组成：乳香、没药、黄柏、生大黄各等份，冰片少量。

制用方法：诸药共研细末，鸡蛋清调敷患处，外盖纱布，胶布固定。

主治：乳腺增生。

附记：笔者引自民间验方，屡用有效。

【医生建议】

1. 心情的好坏对内分泌的调节很重要，而内分泌是否正常又直接关系到乳腺增生的治疗。因此应尽量保持情绪稳定，远离紧张、焦虑、悲伤等负面情绪，保持开朗愉快的心情。下面有一首《舒肝排气歌》在此分享给大家。

舒肝排气歌

郁闷焦虑莫担心，太冲行间为功深。

每晚按摩五分钟，冲天怒气不伤身。

2. 饮食方面要多食用粗粮和果蔬，少进食油腻、辛辣之物。多做运动，特别是上肢扩展和胸部扩展，可促进乳房局部的淋巴和血液循环，利于肿块的消除。此外，日常生活中还应注意尽量少用避孕药及含雌激素的美容用品，做好计生工作，避免人流，并进行乳房的定期自我检查。

第四节、腮腺炎

【病证概述】

腮腺炎，中医病名痄腮，又称"大头瘟""蛤蟆瘟"，是以发热、耳下腮部肿胀疼痛为主要表现的传染性疾病。一般腮肿先见于一侧，继而见于另一侧，也有些患者是两侧同时肿大；肿大边缘不清，按之有弹性，伴随张口不利，咀嚼疼痛；严重者可伴随其他腺体和中枢神经系统受累。痄腮以冬春季节多见，好发于儿童。

【辩证分析】

风热上侵：耳下腮部酸胀疼痛，边缘不清，无热或微热，咽红。舌质红，苔薄白或薄黄，脉浮数。

热毒蕴结：耳下腮部疼痛拒按，漫肿无边，高热烦躁，咽肿口渴，咀嚼困难。舌红苔黄，脉滑数。

毒犯肝经：耳下腮部红肿发热，高热烦渴，嗜睡，可见神昏或惊厥，睾丸肿大。舌质红绛，舌苔黄燥，脉滑数或洪数。

【治疗方法】

1. 醋调散

穴位：阿是穴（患处）

药物组成：黄柏、生石膏各等份，米醋适量。

制用方法：黄柏、生石膏研成细末，用100目筛过筛，装广口瓶保存备用。用时取药粉20～30克用米醋调成糊状（加入少量面粉亦可），在肿大腮腺表面敷一薄层，用无菌纱布包扎，2天换药1次，敷药如干燥可以再向包扎纱布上洒少许清水湿润即可。

主治：流行性腮腺炎。

附记：引自《实用外治临床大全》。

2. 青黛膏

穴位：阿是穴（患处）

药物组成：青黛100克，白矾10克，蒲公英50克。

制用方法：将蒲公英、白矾共研细末，混入青黛，加入适量鸡蛋清和水调成膏状备用。用时将青黛膏均匀地摊于纱布上，敷于患处，胶布固定。每日换药3-5次。

主治：流行性腮腺炎。

附记：引自《实用外治临床大全》。

3. 流行性腮腺炎贴敷方

穴位：涌泉（双）、颊车

药物组成：吴茱萸22克，肉桂1克，天南星360克，醋适量。

制用方法：将吴茱萸与肉桂研碎混匀，用醋调和成糊状，将药物摊于纱布上，用75%酒精将双侧涌泉穴消毒，敷于涌泉穴，每日1次。天南星捣碎，用文火熬煮30分钟，取汁弃渣，连煮2次，将汁混合，待其冷却成膏状，敷于颊车穴，双侧发病取双侧，单侧发病取患侧颊车穴，药干即换。

主治：流行性腮腺炎。

附记：引自 2006 年《上海针灸杂志》（9）。

4．相思软膏

穴位：阿是穴（患处）

药物组成：相思子适量。

制用方法：将相思子微火炒成黄色，研为细末，用时将药粉加入适量鸡蛋清调成糊状软膏，涂于塑料布或油纸上面贴敷患处。膏药面积要大于病灶部位，每天换药 1 次，一般敷药 2 ～ 3 次可愈。

主治：急性腮腺炎。

附记：笔者引自民间验方，屡用有效。

5．腮腺炎软膏

穴位：阿是穴（患处）

药物组成：天花粉90克，姜黄30克，赤芍30克，白芷30克，独活20克，紫荆皮60克。

制用方法：上药研为细末，加凡士林搅拌均匀，配成软膏备用。用时局部常规消毒后，视腮腺患侧肿胀之大小，外敷适量软膏，以纱布覆盖，胶布固定。每日换药 1 次，直至痊愈。

主治：流行性腮腺炎。

附记：引自《实用外治临床大全》。

6．釜底抽薪散

穴位：阿是穴（患处）

药物组成：大黄 20 克，胆南星 15 克，生地 25 克，牡蛎 15 克，吴茱萸 10 克，胡黄连 10 克，米醋适量。

制用方法：先将吴茱萸、牡蛎、胡黄连反复研成细末，再将胆南星、大黄、生地共捣成糊状，然后将所有药物混在一起，加米醋适量调匀即可。视腮腺患侧肿胀之大小，外敷适量软膏，以纱布覆盖，胶布固定，每日换药1次。

主治：流行性腮腺炎。

注意事项：使用该方外敷 4 次后若效果不显，可采用其他治疗措施。若属瘰疬者不宜用本方。

附记：引自《实用外治临床大全》。

7．复方虎杖糊

穴位：涌泉（双）

药物组成：吴茱萸9克，虎杖3克，紫花地丁6克，胆南星3克，米醋适量。

制用方法：上药共研细末，备用。用时取药末6～12克，以米醋调成糊状，敷两足心涌泉穴，上盖塑料薄膜，再覆盖纱布，胶布固定。每日换药1次。

主治：流行性腮腺炎。

附记：引自《中国民间外治独特疗法》。

8．清热解毒膏

穴位：阿是穴（患处）

药物组成：大黄30克，黄连15克，黄柏15克，白芷3克，天花粉15克，蒲公英12克，连翘10克，大青叶9克，鱼腥草35克。

制用方法：将上药均研为细末过120目筛。将凡士林与制好的药末在容器内搅拌均匀，并储存备用。用时将药膏摊于白布或牛皮纸上，大小一般略大于肿块范围，药厚1.5～2厘米，然后敷于患处，用胶布固定，约48小时更换药膏。

主治：流行性腮腺炎。

附记：引自《中国民间外治独特疗法》。

【医生建议】

发现小儿痄腮后首先要进行隔离，避免传染给其他儿童。患儿需卧床休息，家长应保证居室空气流通。饮食上以易咀嚼和消化的流质、半流质为主，鼓励患儿多喝水、多漱口。注意不要吃刺激性的食物和酸性食物，尽量避免刺激腺体分泌导致疼痛加重。患儿的饮食用具、衣物被褥等要定期消毒。家长还应高度警惕本病的并发症如脑膜炎、睾丸炎和急性胰腺炎等。如果患儿出现高热神昏，头痛呕吐或睾丸肿胀等症状须及时就诊，以免延误病情。

第五节、前列腺炎

【病证概述】

前列腺炎是由多种复杂原因和诱因引起的与炎症、免疫和神经内分泌相关的病理变化。其临床表现多样，主要为尿道刺激症状和慢性盆腔疼痛，如排尿时有烧灼感、尿急、尿频、排尿疼痛，会阴、耻骨上区、腹股沟区、生殖器疼痛不适等。约 50% 的男性在一生中的某个时期会受到前列腺炎的影响，其中 50 岁以下的成年男性患病率较高。

【辩证分析】

湿热下注：小便淋涩赤痛，少腹拘急，会阴部胀痛，尿道口摘白浊，舌苔黄腻，脉滑数。

气滞血瘀：小便涩滞会阴及小腹下坠胀痛，前列腺肿大坚硬，舌紫暗，脉弦涩。

阴虚火旺：尿道口常有白浊、会阴坠胀，腰膝酸软，潮热盗汗，舌红少苔，脉细数。

肾阳衰疲：小便淋涩挟精，畏寒，腰膝酸冷，阳痿，早泄，舌质淡胖，脉沉弱。

脾虚湿盛：小便流浊，面色不华，肢体困倦，不思饮食，舌淡苔白，脉虚。

【治疗方法】

1. 麝香胡椒散

穴位：神阙

药物组成：麝香 0.15 克，白胡椒 7 粒。

制用方法：上药分别研细末备用。上为1次量。先将肚脐用温水洗净擦干，倒入麝香粉，再盖上胡椒粉，最后盖圆纸片，外用胶布固定，勿令药粉漏出。每7-10天换药1次，10次为1个疗程，疗程间休息5～7天。

主治：慢性前列腺炎。

附记：引自 1984 年《江西中医药》（2）。

2. 土茯苓膏

穴位：神阙

药物组成：土茯苓、龙胆草、马齿苋、桃仁、琥珀、炒谷芽、延胡索、枳壳各等份。

制用方法：上药共研细末，以醋调和成糊状备用。取上药膏适量，贴敷于肚脐上，外以纱布盖上，胶布固定。每日换药 1 次。

主治：前列腺炎。

注意事项：若配合药物内治和前列腺按摩，可提高疗效。

附记：引自《外治汇要》。

3．琥珀膏

穴位：神阙、阿是穴

药物组成：琥珀 20 克，大黄、半夏各 15 克，麝香 1.5 克（后入）。

制用方法：上药研为细末，以蜂蜜调成软膏状备用。用时取上膏适量，贴敷于神阙和阿是穴（压痛点），外以纱布盖上，胶布固定。每日换药 1 次。

主治：急、慢性前列腺炎。

附记：笔者引自民间验方，屡用有效。

4．麝香散

穴位：神阙

药物组成：麝香1克（后入），香附9克，乌药、延胡索、小茴香各6克。

制用方法：上药共研细末，装瓶备用，勿泄气。取药末适量，用清水调为糊状，外敷于肚脐处，纱布覆盖，胶布固定。隔日换药 1 次，4 次为 1 个疗程。

主治：慢性前列腺炎。

附记：引自《外治心悟》。

5．甘遂膏

穴位：中极

药物组成：甘遂末 9 克，面粉适量（约 1.5 克），麝香 0.3 克（或用冰片 2 克代）。

制用方法：将上药末混匀，用温水少许调成糊状，装瓶备用。取药膏 6 克，外敷于中极穴，纱布覆盖，胶布固定。每日换药 1 次，连用 5～7 天。

主治：慢性前列腺炎。

附记：笔者引自民间验方，屡用有效。

6．大黄生姜方

穴位：中极、会阴

药物组成：生姜汁、制大黄末各 20 克。

制用方法：上药调制成糊，备用。先行热水坐浴 20 分钟，然后药糊外敷于会阴部，并用胶布固定于中极、会阴两穴。

主治：慢性前列腺炎（寒凝血瘀型）。

附记：引自《中医外治疗法集萃》。

7．食盐白矾方

穴位：神阙

药物组成：活田螺 2 只，食盐 10 克，白矾 10 克。

制用方法：上药捣烂如泥，填敷脐中。

主治：慢性前列腺炎（湿热型）。

附记：引自《中医外治疗法集萃》。

8．葱白胡椒方

穴位：神阙

药物组成：蜣螂 2 只，葱白 2 寸，白胡椒 7 粒。

制用方法：上药捣烂为泥，填敷脐中。

主治：慢性前列腺炎（血瘀型）。

附记：引自《中医外治疗法集萃》。

9．大黄虎杖樟脑敷脐方

穴位：神阙

药物组成：虎杖、大黄、片姜黄各等份。

制用方法：取上药共为细末，加少许樟脑及食用醋调成糊状。用时取备用药糊，敷于脐孔内，外以纱布覆盖，胶布固定。每日换药 1 次，7 次为 1 个疗程。

主治：慢性前列腺炎（热毒型）。

附记：引自《民间简易疗法》。

【医生建议】

1．不要受凉：前列腺有丰富的肾上腺能受体，当它受凉时极易引起交感神经兴奋，导致腺体收缩，使尿道内压增加，影响排尿，而排尿困难，又会对前列腺产生不良的影响，恶性循环可使前列腺发生病变。

2．不要挤压：长时间的骑自行车会使得前列腺受到挤压，会使血液循环不畅。特别是在骑自行车时，车座与会阴产生摩擦，刺激尿道上段和前列腺等处，使阴部皮下组织慢性增生、发硬、肿大，甚至发炎，从而压迫尿道和前列腺，容易造成前列腺疾病和排尿困难。

3．不要嗜烟：烟草中含有的各种化合物多达 1200 余种，其中绝大多数对人体有害，吸烟越多前列腺受危害越大。

4．不要性事不当：短时间内持续多次性交者，发生急性前列腺炎的比率高达 89.7%。相反，性欲旺盛者因故无法正常排泄，致前列腺分泌大量"囤积"，时间长了导致前列腺过度扩张与充血，也可引发炎症。此外，体外排精、性交中断等，同样可使前列腺充血肿胀而引起炎症。

第六节、前列腺增生

【病证概述】

前列腺增生是老年男性常见的疾病，又称为良性前列腺增生、前列腺肥大，主要是由于前列腺的平滑肌组织、纤维组织和腺体组织细胞过度生长与增多，引起前列腺体积增大。临床表现为排尿异常，膀胱受压迫刺激，可产生尿频、尿急、夜尿增多等症状；尿路阻塞可产生排尿无力、尿线变细、排尿不尽等症状；梗阻严重时可因受凉、饮酒、憋尿时间过长或感染等原因导致尿液无法排出而发生急性尿潴留。

【辩证分析】

湿热下注：前列腺增大，小便点滴不通，或量极少而短赤灼热，涩痛不已，小腹胀满，口苦口粘，或口渴不欲饮，兼见大便秘结；舌质红，苔黄腻，脉数或滑数。

肺热壅盛：前列腺增大，小便不畅，或如细线或点滴不通，咽干喘咳，烦渴欲饮，呼吸急促，或有咳嗽；舌红，苔薄黄，脉数。

肝郁气滞：前列腺增大，小便不通或通而不畅，阴部隐痛不适，情志抑郁，口苦易怒，胁腹胀满；舌红，苔薄黄，脉弦。

下焦瘀阻：前列腺增大，小便点滴而下，或尿如细线，甚则阻塞不通，小腹胀满疼痛。舌质紫暗，或有瘀点，脉涩。

中气不足：前列腺增生，小腹坠胀，时欲小便而不得出，或量少不畅，兼见脱肛，小腹坠胀、神倦纳少，气短而语声低细。舌质淡苔薄白，脉细弱。

肾阳虚衰：前列腺增大，小便不通或自行流出而不能控制，夜尿多，面色发白，腰膝冷痛，阳痿或滑精。舌质淡，脉沉弱。

肾阴亏少：前列腺肥大，时欲小便而不得尿，尿道灼热，虚烦少寐，潮热盗汗，头晕耳鸣遇劳即发。舌质红，苔少，脉细数。

【治疗方法】

1. 仙麻糊

穴位：涌泉（双）

药物组成：水仙头1个，大麻子30粒。

制用方法：将大麻子去壳，与水仙头共捣烂如泥糊状备用。取上药糊，外敷于双足心涌泉穴，上盖纱布，胶布固定。每日换药1次，连用5～7天。

主治：前列腺增生。

附记：笔者引自民间验方，屡用有效。

2．栀蒜膏

穴位：神阙

药物组成：独头蒜1个，山栀子3个，食盐少许，冰片1克。

制用方法：上药共捣烂如泥糊状备用。取上药糊贴敷在肚脐处。每日换药1次，连用5-7次。

主治：前列腺增生（湿热下注型）。

附记：引自《常见病家庭疗法》。

3．食盐田螺方

穴位：神阙

药物组成：蓖麻子仁（去壳）10粒，田螺5个，食盐9克。

制用方法：上药研碎捣烂后敷于脐孔上，再用胶布固定，每天1次。

主治：前列腺增生。

附记：引自《常见病家庭疗法》。

4．麝香葱白方

穴位：神阙

药物组成：葱白500克，麝香少许。

制用方法：将葱白捣烂，加入麝香拌匀，分为2包，蒸热敷于脐上，热敷10分钟。2包药交替使用，敷至尿排出为止。

主治：前列腺增生（中气不足型）。

附记：引自《常见病家庭疗法》。

5．青蒿方

穴位：神阙

药物组成：鲜青蒿200～300克。

制用方法：捣烂，勿使汁水流走，然后敷于脐孔上，外盖棉垫包扎固定，每天换药1次。

主治：前列腺增生。

附记：笔者引自民间验方，屡用有效。

6．磁石商陆方

穴位：神阙、关元

药物组成：磁石、商陆各 5 克，麝香 0.1 克。

制用方法：前二味研成极细的粉末后加入麝香，调匀，再将药粉分为2 份，分别摊于脐孔及关元穴上，用纱布覆盖固定，敷数小时后可见效。

主治：前列腺增生（肾阳亏虚型）。

附记：笔者引自民间验方，屡用有效。

7. 益肾利尿方

穴位：神阙

药物组成：生地、熟地、山药、山萸肉、泽泻、丹皮、肉桂、制附子各 9 克。

制用方法：取上药共为细末，和蜜为丸，每丸9克。用时取上药1/2丸，制成铜钱大小之饼状，外敷神阙穴。上盖生姜1片，取黄豆大小之艾壮，在姜片上灸6炷。灸毕去姜片，纱布外包药饼，胶布固定，每晚临睡前用艾条灸药饼10～15分钟，每3天换药1次，6次为1个疗程。

主治：前列腺增生。

附记：引自《民间简易疗法》。

8. 艾叶菖蒲方

穴位：神阙

药物组成：艾叶 60 克，石菖蒲 60 克。

制用方法：上药共为细末。用时取上药末，以适量填脐中，纱布、胶布覆盖，固定，亦可加用热水袋外敷。

主治：前列腺增生。

附记：引自《民间简易疗法》。

9. 甘冰膏

穴位：中极

药物组成：生甘遂 9 克，冰片 6 克。

制用方法：上药共研细末，加适量面粉，开水调成糊状，外敷中极穴，直径约 4～5 厘米，并于其上加热敷，每天换药 1 次。

主治：前列腺增生。

附记：引自《中医外治疗法集萃》。

10. 香盐方

穴位：神阙

药物组成：炒盐（研）10 克，麝香 0.3 克。

制用方法：麝香填脐中，外盖青盐，艾火灸之，觉腹中有暖气则有效。

主治：前列腺增生。

附记：引自《中医外治疗法集萃》。

【医生建议】

中老年男性可从以下几方面改善前列腺增生的症状：适量饮水，不憋尿；适度参加体育锻炼，避免久坐，同时注意休息，避免过度劳累；清淡饮食，减少辛辣刺激，忌烟忌酒；及时治疗膀胱炎、尿路结石等对本病有影响的疾病。

第七节、急性阑尾炎

【病证概述】

急性阑尾炎是外科常见病，居各种急腹症的首位，中医称为"肠痈"。转移性右下腹痛及阑尾点压痛、反跳痛为其常见临床表现，但是急性阑尾炎的病情变化多端。其临床表现为持续伴阵发性加剧的右下腹痛、恶心、呕吐，多数病人白细胞和嗜中性粒细胞计数增高。右下腹阑尾区（麦氏点）压痛，则是该病重要体征。急性阑尾炎一般分四种类型：急性单纯性阑尾炎、急性化脓性阑尾炎、坏疽及穿孔性阑尾炎和阑尾周围脓肿。

【辩证分析】

瘀滞证：转移性右下腹痛，呈持续性、进行性加剧，右下腹局限性压痛或拒按；伴恶心纳差，可有轻度发热；苔白腻，脉弦滑或弦紧。

湿热证：腹痛加剧，右下腹或全腹压痛、反跳痛，腹皮挛急，右下腹可摸及包块；壮热，恶心纳差，便秘或腹泻；舌红苔黄腻，脉弦数或滑数。

热毒证：腹痛剧烈，全腹压痛、反跳痛，腹皮挛急；高热不退或恶寒发热，恶心纳差，便秘或腹泻；舌红绛，苔黄厚，脉洪数或细数。

【治疗方法】

1. 五神膏

穴位：神阙

药物组成：杏仁 30 克，玄参 15 克，蛇蜕、蜂房、乱发各 7.5 克，麻油 80ml，黄丹 20 克。

制用方法：上药熬成药膏备用。将药膏贴脐部，以泻为度。

主治：肠痈已成。

附记：引自《理瀹骈文》

2．六一散

穴位：神阙

药物组成：滑石粉 6 份，甘草粉 1 份。

制用方法：将上药混合拌匀填于脐中，外加五神膏覆盖，胶布固定。每日换药 1 次，7 日为 1 疗程。

主治：肠痈初起。

附记：引自《中华脐疗大全》

3．大黄鸡蛋糊

穴位：神阙

药物组成：生大黄 30 克，鸡蛋白 2 个。

制用方法：将生大黄研末，加鸡蛋白 2 个和匀涂于脐孔及脐周。每日涂 2 ～ 3 次。

主治：肠痈初起。

附记：引自《中华脐疗大全》

4．肠痈膏

穴位：神阙

药物组成：鲜雾水葛（吮脓头）30 克，生木芙蓉叶 30 克，绿豆粉 15 克，蜂蜜适量。

制用方法：诸药共捣烂，加蜂蜜调成膏敷在脐上，绷布或宽布带束紧。每日换药 2 ～ 3 次。

主治：肠痈，溃疡。

附记：引自《中华脐疗大全》

5．加味大黄膏

穴位：患处

药物组成：大黄、侧柏叶各 50 克，黄柏、泽兰、薄荷各 25 克，乳香、没药各 15 克。

制用方法：先将上药研为细末，用蜂蜜和水各半调拌成糊膏状，炒热备用。趁热外敷阑尾区，敷药后加热水袋置药上外敷，或冷后炒热再敷，1 剂可用 2 ～ 3 天。如为化脓性阑尾炎，上方加炮山甲 10 克，三棱、莪术各 15 克，用法同上。

主治：单纯性阑尾炎或化脓性阑尾炎。

附记：引自《外治汇要》

6．芒硝冰片散

穴位：阿是穴

药物组成：芒硝 10 克，冰片 1 克。

制用方法：上药混匀研为细末，密贮备用，贴敷时取上药粉适量敷局部压痛点（药粉厚约 0.2cm 左右，范围大小约 3cm×3cm），用胶布盖严，勿令泄气。每日贴敷 1 次，3 次为 1 疗程。

主治：肠痈。

附记：引自《中国灸法集粹》

7．复方大黄糊

穴位：患处

药物组成：大黄、芙蓉叶各300克，黄芩、黄连、黄柏、泽兰叶各240克，冰片9克。

制用方法：上药共研细末，密贮备用，贴敷时用黄酒适量调成麻酱稠度，摊于油纸（或塑料布）上，厚约 0.3～0.4cm，敷于病变局部，外以纱布覆盖，胶布固定即可。每日贴敷 1～3 次，3 次为 1 疗程。

主治：肠痈。

附记：引自《中国灸法集粹》

8．石膏桐油膏

穴位：患处

药物组成：生石膏、桐油各等份。

制用方法：先将生石膏研为细粉，再取桐油调成糊膏状，摊于病变局部压痛点最明显处，上盖油纸（或塑料布），胶布固定即可。每日敷灸 1 次，3 次为 1 疗程。

主治：阑尾炎。

附记：引自《中国灸法集粹》

9．金黄散外敷贴

穴位：患处

药物组成：天花粉 10 份，白芷、黄柏、姜黄、生大黄各 5 份，天南星、苍术、陈皮、甘草、厚朴各 1 份。

制用方法：上药按比例混合打细粉末，用时取金黄散适量，用浓茶调成糊状，均匀外敷于麦氏点周围（阑尾炎腹部投射敏感区域），纱布覆盖，每天敷药 1 次。

主治：适用于阑尾炎未溃者。

附记：引自《中医外治疗法集萃》

【医生建议】

急性阑尾炎因其发病急、转归快、发展迅速，故临床证型常多兼见，故应全面处理，其病位在大肠，病机不外气滞、血瘀、湿阻、肉腐，基本病机为肠腑气蕴，热盛肉腐。因此，针对上述病机，综合用药，以泻为主。

贴敷对单纯性阑尾炎未化脓者有较好的疗效，对已化脓有穿孔或坏死倾向者，宜及时转外科处理。慢性阑尾炎亦有较好的疗效，可每日或隔日贴敷 1 次，阿是穴可贴敷后用艾条灸或隔蒜、隔姜灸。治疗期间应以清淡流质饮食为主。在中药外敷时，最好配合内服药治疗，并密切观察病情变化，必要时手术治疗，以免延误病情。

第八节、肝脓疡

【病证概述】

肝脓疡初起表现为右胁胀痛，拒按，不能右侧睡卧，恶寒发热或持续高热不退。如脓肿破溃则可咳吐或下利脓血，脓呈咖啡色带臭秽，中医称为"肝痈"。多因肝郁化克火、气滞血瘀致聚而成痈。初起时治宜清肝泻火；成脓时佐以排脓；脓溃后治宜清泄克肝肠。化脓性胆囊炎及胆管炎等可参考本篇治疗。

【治疗方法】

1. 蜈蚣雄黄蛋糊

穴位：神阙、期门

药物组成：蜈蚣 2 条，雄黄 12 克，鸡蛋清适量。

制用方法：将蜈蚣、雄黄共研末，加鸡蛋清调成糊，取适量涂布于脐中、期门穴，纱布盖之，胶布固定。每日涂3～4次，5天为1疗程。

主治：肝痈下血。

附记：引自《中医验方》

2. 蛤蟆六一散

穴位：神阙、期门

药物组成：活蛤蟆2个，滑石末12克，甘草末2克。

制用方法：先杀死蛤蟆，去掉其内脏物，次将滑石末与甘草末混合拌匀，即成六一散，撒布于蛤蟆腹壁内，再把蛤蟆腹膜敷在脐中和期门穴上，纱布带束紧固定之。每日换药1次。

主治：肝痈化脓，溃疡。

附记：引自《中华脐疗大成》

3. 仙蚤膏

穴位：神阙、期门

药物组成：仙人掌60克（去刺），蚤休60克。

制用方法：先将蚤休研末，次把仙人掌捣烂如泥，两者混合拌成膏，分作2份，分别贴于脐孔和期门穴上，胶布固定。每日换药1～2次。

主治：肝痈初起。

附记：引自《中华脐疗大成》

4. 三黄绿豆散

穴位：患处

药物组成：大黄、黄柏、黄连、栀子、绿豆各等份。

制用方法：将上药研为细末，用蜂蜜、茶水各半调拌成糊膏状，均匀敷于患处，用纱布覆盖，外用胶布固定。每日换药1次。

主治：肝痈。

附记：引自《穴位贴敷治百病》

【医生建议】

肝痈多因肝郁化火、气滞血瘀致聚而成痈。初起时治宜清肝泻火；成脓时佐以排脓；脓溃后治宜清泄肝肠。方药释义：蜈蚣、雄黄解毒散结，开窍定惊；鸡蛋清清热消肿；仙人掌与蚤休，共奏清热泻火解毒、排脓消肿止痛之效；蛤蟆性寒有毒而攻于里毒，此乃中医"以毒攻毒"之义，合以清热利湿的六一散同用，可明显增强药效。治疗期间，禁食发物。

第九节、肠麻痹

【病证概述】

肠麻痹是因肠功能障碍，使肠管内容物瘀滞不通而产生腹胀膨隆，肠音消失，无矢气，无排便，恶心呕吐等症。治疗以通为主，若症见腹胀腹痛较甚，舌暗苔干者，治宜破气化瘀、攻下通便；症见腹胀呕恶，怯寒神疲者，治宜温阳降浊、宽肠除胀。若急腹症过程中出现肠麻痹，则宜手术处理，以免危及生命。

【治疗方法】

1. 茴萸姜香熨

穴位：神阙穴

药物组成：小茴香75克，吴茱萸、干姜、公丁香各50克，肉桂、硫黄各30克，荜茇25克，栀子10克。

制用方法：将上药共碾成细末，在锅内炒热，用布包裹，熨于脐上。每次约30～60分钟，每天2～3次。

主治：中毒性消化不良合并肠麻痹。

附记：引自《敷脐妙法治百病》

2. 橘叶茴麸熨

穴位：神阙穴

药物组成：鲜橘叶100克，小茴香、麸皮各30克，食盐50克。

制用方法：将前2味药捣粗末加入后2味药炒热，装入纱布口袋，外熨脐部3～4小时。

主治：小儿中毒性肠麻痹。

附记：引自《中华脐疗大成》

3. 桂香散

穴位：神阙穴

药物组成：肉桂、公丁香、广木香各1.5克，麝香0.9克。

制用方法：上药研末备用。取煮熟鸡蛋1枚，去壳，对剖去黄，纳药末于半个蛋白凹空中，覆敷脐上，外包纱布以固定之。若2小时后效果不显著，可再敷1次，即可见效。

主治：肠麻痹。

附记：引自《中国中医独特疗法大全》

4. 肠麻痹外敷法

穴位：神阙穴

药物组成：苍术50克，白芷50克，细辛50克，牙皂50克，丁香10克，肉桂10克，葱白适量。

制用方法：将前6味药共研细末，用葱白泥拌匀贴于神阙，胶布固定，12小时取下。

主治：小儿中毒性肠麻痹。

附记：引自《民间敷灸》

【医生建议】

肠麻痹治疗以通为主，治宜破气化瘀、攻下通便、温阳降浊、宽肠除胀。

小茴香、吴茱萸、干姜、荜茇、广木香温胃理气除胀；肉桂、公丁香、硫黄暖肾散寒止痛；栀子苦寒反作；麝香活血止痛；细辛、牙皂通窍止痛；葱白温通阳气，利气排便。综合具有良好的温脾肾、散寒凝、除气滞之功，故善治寒凝气结所致的腹胀、腹痛者。

第十节、淋巴结核

【病证概述】

淋巴结核，中医称之为瘰疬，是体现于肌表的毒块组织，是由肝肺两方面的痰毒热毒凝聚所成。西医则指，人体内有专事于清毒杀毒从而保护血管、组织的淋巴系统，遭遇来自体内外无法清除杀灭的毒菌，凝聚和集结于肌表组织形成的毒瘤。主要表现在颈部一侧或双侧出现一个或多个淋巴结肿大，不热不痛。病情进一步发展，淋巴结互相粘连成为淋巴结周围炎，则出现疼痛和压痛。晚期淋巴结成干酪样变，或成为结核性脓肿。破溃后成为溃疡或窦道，长期流脓，不易愈合。有的病人出现低烧、盗汗、食欲不振等。一般多见于青壮年及儿童。本病是一种常见的慢性病，单纯用抗痨药物或手术切除治疗，效果往往不满意，且容易复发。贴敷治疗本病有较好的效果，临床上以平肝解郁、化痰散结为主，多取病变局部阿是穴和少阳经、阳明经腧穴。

【治疗方法】

1. 贴敷方

穴位：阿是穴

药物组成：雄猪胆10个。

制用方法：熬煎，摊油纸上，剪作膏药状，贴在溃患之处。如有脓水，随贴随换，不久自然收功，奇验。

主治：痰核。

附记：引自《外科精义》

2．乌蛇皮敷灸

穴位：阿是穴

药物组成：乌蛇皮。

制用方法：取乌蛇皮放于第2次淘米水中浸泡软化，然后贴敷在肿核上，用胶布固定即可。待乌蛇皮干后，另换1块贴敷，连续7天为1疗程。本法适用于瘰疬未溃破者，已溃破者，不宜使用。

主治：瘰疬未溃破者。

附记：引自《中国灸法集粹》

3．蛇床膏（蛇床子膏）

穴位：阿是穴

药物组成：蛇床子90克，黄蜡60克，血余炭15克（细研），大麻油120克。

制用方法：微火养油120ml，先煎蛇床子十数沸，滤去渣，次下血余炭、黄蜡，熬成膏。旋取摊于帛上，贴患处。

主治：瘰疬（淋巴腺结核）。

附记：引自《中国膏药学》

4．玄参膏（蜂房膏）

穴位：阿是穴

药物组成：玄参15克，露蜂房30克，蛇蜕皮15克，黄芪0.9克，杏仁30克（汤浸去皮尖研），血余炭15克，黄丹150克。

制用方法：上药细切，用麻油500ml，先煎血余炭及杏仁，候血余炭消尽，即以绵滤其渣，都入锅中，将前药煎令焦黄，又滤其渣，下黄丹，以柳木棍不停地手搅，候煎成膏，即倾于瓷盒中盛，旋取涂帛上，贴患处。

主治：瘰疬（淋巴腺结核）。

附记：引自《中国膏药学》

5．桂心膏（琥珀膏）

穴位：阿是穴

药物组成：桂心15克，琥珀30克（细研），丁香0.9克，木香0.9克，朱砂15克，木鳖子15克（去壳），当归15克，白芷15克，防风15克（去芦头），木通15克，垂柳枝克0克，松脂60克，黄丹210克，麻油 560ml。

制用方法：先用琥珀、木香、丁香、桂心、朱砂五味捣箩细研为末，其木鳖子以下 6 味，并细切，以油浸一宿，于净锅内以慢火煎，候白芷焦黄色滤出，次下松脂令消，绵滤过澄油清，即安锅内慢火煎熬；下黄丹；以柳棍不停地手搅令黑色，试看硬软得当，入琥珀末等搅匀，倾于瓷盒中。每使用时看疮大小，纸上匀摊贴之，每日两度换之。

主治：瘰疬（淋巴腺结核）。

附记：引自《太平圣惠方》

6．芎芍膏

穴位：阿是穴

药物组成：川芎 15 克，芍药 15 克，细辛 15 克（去苗叶），牛脂 15 克，当归 30 克（切焙），黄蜡 30 克，黄连 30 克，黄芩 30 克，松脂 30 克。

制用方法：上 9 味除牛脂、蜡、松脂外，捣箩为末，先熬脂令沸，下蜡，松脂消融，即下诸药末，搅匀，以瓷盒盛，涂疮上，3 日 1 换。

主治：瘰疬（甲状腺结核）。

附记：引自《中国膏药学》

7．肉桂膏（回阳膏）

穴位：阿是穴

药物组成：肉桂 15 克（末后下），草乌 90 克（炒），干姜 90 克（煨），赤芍 30 克（炒），白芷 30 克，生南星 30 克，麻油 390ml。

制用方法：以上各药，用麻油熬枯过滤，加黄丹 150 克，或再加黄蜡 12 克成膏，或将各药共为细末，用凡士林调成膏，以纱布摊贴患处。

主治：瘰疬（淋巴腺结核）。

附记：引自《中国膏药学》

8．枯草膏

穴位：阿是穴

药物组成：夏枯草 500 克（鲜的须加倍），苦参 120 克（细切），浙贝 60 克（切片），白蔹 60 克（如未溃者加），白芷 60 克，牡蛎 60 克（煅研，如已溃者加），黄丹 60 克。

制用方法：先将夏枯草用冷开水浸一宿，次日用锅置火炉上，放开水 2000ml；先熬苦参 20 分钟，再下贝母，过 10 分钟，再将夏枯草、白蔹一起投入合熬，约再经一刻钟，便可熬好；过滤去渣，再上火慢慢浓缩，再下牡蛎、黄丹搅匀，瓷瓶或玻璃瓶收储。先用淡盐水洗净患处，以毛笔涂药膏，遍涂一层，并宜涂红肿范围一指宽之部位，每日换药2次。

主治：瘰疬（淋巴腺结核）。

附记：引自《中国膏药学》

9. 消瘰膏

穴位：阿是穴

药物组成：生半夏30克，皂角、生穿山甲各9克，生甘遂3克，生马钱子12克，血竭6克，黄丹适量，麝香少许，香油750ml。

制用方法：将前5味药用香油炸焦，去渣，文火熬炼，加黄丹收膏，火候到时，将血竭研细粉徐徐加入，熔化和匀收膏。取药膏适量，加麝香少许贴患处，每3～5天换药1次。

主治：瘰疬。

附记：引自《医学衷中参西录》

10. 化腐生肌散

穴位：阿是穴

药物组成：煅炉甘石18克，乳香、没药、硼砂各9克，明雄黄6克，囟砂0.6克，冰片0.9克。

制用方法：将上药研为细末，装瓶备用，勿泄气。取少量药末，撒布或涂敷患处，每日3～4次。疮口日久不敛者，可加珍珠粉0.3克，研细掺入和匀。

主治：瘰疬溃烂者。

附记：引自《医学衷中参西录》

11. 遂戟膏（消核膏）

穴位：阿是穴

药物组成：制甘遂120克，红牙大戟120克，白芥子60克，麻黄24克，生南星90克，姜半夏90克，僵蚕90克，藤黄90克，朴硝90克，香油1000ml。

制用方法：先入甘遂、南星、半夏熬枯，捞出；次下大戟、麻黄、僵蚕、芥子、藤黄，逐次熬枯捞出；再下朴硝，用绢将油沥净，再下锅熬滚，徐徐投入炒透漳丹，丹量以膏之老软酌用，搅匀，冷定成膏。洗净患处，量其大小而摊敷之。

主治：溃疡，项间结核串及胸部。

附记：引自《全国中药成药处方集》

12．慈菇膏（消岩膏）

穴位：阿是穴

药物组成：山慈菇 30 克，土贝母 30 克，五倍子 30 克（瓦上炙透），川独活 30 克，生香附 30 克．生南星 30 克，生半夏 15 克。

制用方法：上药共研细末，用醋调和如厚糊状，摊贴核块上。贴膏部位不可太少，当视肿块的状况，略为加宽，必须贴着四周，使稳固而不致移动脱落，每日 1 换，至全消为止（近时用法，将膏涂脱脂纱布上，橡皮硬膏贴上较好）。切忌时时揭开，时时更换。

主治：瘰疬、瘿瘤（淋巴腺结核、甲状腺瘤）。

附记：引自《中国膏药学》。

【医生建议】

瘰疬治疗以疏肝理气、健脾化痰、活血化瘀、软坚散结、滋阴潜阳、消肿止痛、解毒杀虫为主。大蒜外用可引起皮肤灼热起泡，不宜敷之过久，可消痰核肿瘤；乌梢蛇祛风通络止痉，可治麻风疥癣、瘰疬恶疮。平素注意摄取优质蛋白质和含钙丰富的食品。避免辛辣食品，禁烟戒酒。瘰疬是一种慢性消耗性疾病，治疗中应加强休息，合理给予营养，禁用海产品食物和刺激性食物。

第十一节、冻疮

【病证概述】

冻疮是冬天常见的一种皮肤病，好发于手指、手背、足趾、足跟、耳尖、面颊等末梢部位。主要临床表现为初起受冻皮肤苍白麻木，继而红肿充血形成紫红色硬结，伴疼痛瘙痒，遇热加重；严重者出现水疱，破溃后形成糜烂或溃疡，甚者皮肤及皮下组织坏死。本病病程较长，冬至而发，春暖而止，反复发作，不易根治。

Ⅰ度冻伤局部皮肤发凉，充血呈紫红色，遇暖则红肿并出现瘙痒和疼痛，关节活动时疼痛加重。冻伤位于表皮层，愈后不留瘢痕。

Ⅱ度冻伤局部皮肤紫暗肿胀，伴有水疱，疱内水血混杂，瘙痒疼痛，皮肤感觉迟钝，关节活动受限。冻伤深及真皮层，愈后可有色素沉着。

Ⅲ度冻伤局部皮肤呈黑褐色，伴有水疱，溃烂后形成溃疡，局部组织坏死，感觉丧失。冻伤深及皮下组织、肌肉及骨骼，愈后形成瘢痕。

【辩证分析】

寒凝血瘀证：局部麻木冷痛，肤色青紫或暗红，肿胀结块，或有水疱，发痒，手足清冷；舌淡苔白，脉沉或沉细。

寒盛阳衰证：时时寒战，四肢厥冷，感觉麻木，幻觉幻视，意识模糊，蜷卧嗜睡，呼吸微弱，甚则神志不清；舌淡紫苔白，脉微欲绝。

寒凝化热证：冻伤后局部坏死，疮面溃烂流脓，四周红肿色暗，疼痛加重；伴发热口干；舌红苔黄，脉数。

气血虚瘀证：神疲体倦，气短懒言，面色少华，疮面不敛，疮周暗红漫肿，麻木；舌淡，苔白，脉细弱或虚大无力。

【治疗方法】

1. 芒硝膏

穴位：患处

药物组成：芒硝、黄柏各适量。

制用方法：其比例为未溃破者，芒硝用量大于黄柏1倍；已溃破者，黄柏用量大于芒硝1倍。两药共研为极细末，以冰水或雪水调如糊膏状，敷患处。每日换药1次。

主治：冻疮。

附记：引自《中国灸法集粹》

2. 大黄膏

穴位：患处

药物组成：取大黄适量。

制用方法：研为细末，加冷开水调如糊膏状。敷于患处，纱布覆盖，胶布固定，每日换药1次。

主治：冻疮。

附记：引自《中国灸法集粹》

3. 山楂膏

穴位：患处

药物组成：鲜山楂（去皮）适量。

制用方法：捣如泥膏状，敷于患处，纱布包扎，每日换敷1次。

主治：冻疮。

附记：引自《中国灸法集粹》

4．生姜膏

穴位：患处

药物组成：取鲜姜适量。

制用方法：捣如泥膏状，敷于患处，纱布包扎，每日换敷 1 次。

主治：冻疮。

附记：引自《中国灸法集粹》

5．柏杏软膏（柏叶膏）

穴位：患处

药物组成：柏叶 120 克（炙干为末），杏仁 40 枚（去皮研），血余炭 15 克，盐 15 克，乳香 0.3 克（研），黄蜡 30 克，清油 30ml。

制用方法：先煎油令沸，次下众味药，以血余炭消尽为度，次下黄蜡搅匀，瓷器中收。每日 1 洗 1 换，如疮渐好，即 3 ～ 4 日 1 换。

主治：冻疮（冻伤）。

附记：引自《圣济总录》

6．白芷软膏（玉红膏）

穴位：患处

药物组成：白芷 12 克，当归 12 克，紫草 12 克，红花 12 克。

制用方法：以上药料用香油 1000ml 炸枯，去渣滤净，加黄蜡 180 克收膏，每 15 克装盒。涂抹患处。

主治：红肿疼痛，冬日冻疮，水火烫伤。

附记：引自《全国中药成药处方集》

【医生建议】

欲减少冻疮的发生，关键在于入冬前就开始预防，加强运动锻炼，提高机体耐寒能力。入冬后注意全身及手足的保暖和干燥，衣帽鞋袜也应宽松干燥。饮食上可适当多吃些温性及热性食物，如羊肉、鹿肉、韭菜、茴香等。冬季应注意四肢的血液循环，多反复搓擦面部、双手、双耳，多起身活动以促进气血流通，避免久站久坐。受冻后不宜立即烘烤或用热水浸泡，应在温水中逐渐复温。对严重冻伤者应密切注意生命体征，必要时通过按摩来增强心脏功能，并在保暖的情况下进行抢救性治疗。

第十二节、烧烫伤

【病证概述】

烧烫伤是火焰、灼热气体、液体、固体或电击及化学物质等作用于人体而引起的一种损伤，临床以火焰伤和烫伤最为多见。轻者损伤皮肤，出现肌肤肿胀、水泡和疼痛；严重者皮肤烧焦，神经、血管、肌肉等同时受损。烧烫伤面积过大或程度过深时可因剧痛、渗出、电解质紊乱等原因引起休克，晚期易出现感染、败血症等并发症，严重威胁生命。

Ⅰ度烧烫伤受损面较小，只伤及表皮层，创面皮肤潮红、肿胀、火辣疼痛，无水泡或水泡较小，液体不多；愈后皮色正常。

Ⅱ度烧烫伤又分为浅Ⅱ度和深Ⅱ度。前者表现为局部潮红，出现水泡，基底部呈均匀的淡红色，疼痛剧烈，局部有皮肤绷紧感，感觉过敏，愈后留有色素沉着。后者表现为大量水泡，破溃处可见苍白的基地中间有明显的红色小点，疼痛迟钝，愈后留有瘢痕。二者的共同点为伤及真皮层。

Ⅲ度烧烫伤皮肤及皮下脂肪、肌肉、骨骼均受到损害，表现为皮肤坚硬无弹性，呈蜡白色；静脉焦如树枝状，疼痛消失。Ⅲ度烧伤多需要手术治疗，愈后留有瘢痕和瘢痕挛缩。

【治疗方法】

1. 地乌软膏（赤膏）

穴位：患处

药物组成：生地黄汁 140ml，生乌麻脂 60 克，薰陆香 8 克（末），丁香末 8 克，黄丹 12 克，黄蜡 2 枚（如鸡子黄）。

制用方法：先微火煎地黄汁和乌麻脂，待三分减一，乃下丁香末、薰陆香末，煎三十沸，乃下黄丹，次下黄蜡，煎之使消，以匙搅数千次，下之待凝，摊用患处。

主治：火伤，烫伤，金伤（烧伤、外伤、枪刀伤）。

附记：引自《千金翼方》

2. 栀子软膏（清凉膏）

穴位：患处

药物组成：栀子仁 0.3 克，黄连 0.3 克，生地黄 60 克，葱白 10 根，白芷 0.3 克，黄蜡 15 克，清麻油 20ml。

制用方法：上药细切，于油锅内煎，以地黄焦黑为度，绵滤去渣澄清，即于锅内入蜡，慢火熬，候蜡消，倾于瓷盒内。每使用时，用毛笔涂抹。

主治：烫泼火伤（烫伤、烧伤）。

附记：引自《中国膏药学》

3．三脂软膏（止痛膏）

穴位：患处

药物组成：羊脂0.9克，松脂0.9克，猪脂0.9克，蜡15克。

制用方法：取羊、猪脂，同于锅中煎，令沸，次下松脂和蜡，令熔尽搅匀，倾于瓷盒内盛。每日涂2～3次。

主治：烫火所损（烫伤、烧伤）。

附记：引自《太平圣惠方》

4．赤紫软膏（治烫火伤方）

穴位：患处

药物组成：赤芍18克，紫草18克，甘草9克，梅片0.6克，当归18克，白芷18克，轻粉3克，血竭3克。

制用方法：麻油500ml熬煎，熬至白芷为黄色去渣，次入白蜡30克调匀后，再入轻粉、血竭、梅片。下味，搅匀，毛笔敷涂伤面。

主治：烫泼火伤（烫伤、烧伤）。

附记：引自《宋人医方三种》

5．蜂香膏（保肤膏）

穴位：患处

药物组成：大蜂房1个，香油250ml，血余炭15克，黄蜡60克，大黄末60克，樟脑末30克（后2味研细末，最后和入）。

制用方法：煎油沸，入大蜂房、血余炭，炼枯滤渣，再入黄蜡熔化，待温，后和入黄丹樟脑。膏成贮之备用。用时摊贴伤面。

主治：烫火烧及臁疮，秃疮（烫伤、烧伤、深部脓胞病、头癣）。

附记：引自《外科大成》

6．柏叶软膏（慈航膏）

穴位：患处

药物组成：鲜侧柏叶240克，川大黄60克（碾末），当归60克，地榆60克，血余炭60克，露蜂房1个，黄蜡（冬用150克，夏用210克，春用150克），香油1000ml，樟脑0.6克。

制用方法：先将油煎沸，下侧柏叶，次下当归，再下地榆，候煎至枯黑色，捞出药渣，下血余炭、蜂房，待枯捞出，再下大黄末，再下黄蜡，待完全熔化离火，再入樟脑，搅匀即成。贮净缸中备用。将膏摊敷伤面，敷纱布，或将膏药摊纱布上贴之。如烧伤起水泡者，宜刺破，将水用药棉轻轻拭干后敷膏。轻者用药数次即愈，重者每日换药1次。

主治：水烫，火烧（烫伤、烧伤）。

附记：引自《中国膏药学》

禁忌：在治疗期间，忌食辛辣烟酒等刺激性东西。

7. 香米膏（烫火药膏）

穴位：患处

药物组成：香油1000ml，米壳60克，铅粉1000克，生地10克，冰片6克。

制用方法：先将香油烧开，再炸生地、米壳两味，炸枯去渣滤净，再入铅粉成软膏，候温兑冰片，敷患部。

主治：火烧伤，皮肤被热水或蒸气及油类烫伤，局部红肿，起水泡，疼痛不止。

附记：引自《全国中药成药处方集》

8. 紫黄獾油膏

穴位：患处

药物组成：獾油1000克，紫草50克，大黄50克，黄柏50克，地榆30克，珍珠粉15克，冰片10克。

制用方法：将獾油入锅加热沸后，入大黄、黄柏、地榆，熬枯去渣，加紫草炸枯。过滤后加冰片、珍珠粉，冷却成膏，外敷患处，多用暴露疗法，每天换药1次。

主治：烫伤，烧伤。

附记：引自《中医外治疗法集萃》

9. 大黄烫伤油膏

穴位：患处

药物组成：大黄15克，栀子15克，黄柏15克，紫草15克，薄荷15克，石膏50克。

制用方法：将药物放入500克麻油中浸泡24小时，再放入锅中加热，炸枯去渣，离火后趁热加黄蜡150克，搅均匀成膏，备用。

主治：烧烫伤

附记：引自《中医外治疗法集萃》

【医生建议】

烧烫伤发生后应立即脱离热源，用自来水或冰水冲洗烫伤部位，亦可用冰块冷敷直至疼痛消除。受伤部位冷却后在未肿胀前应除去各种饰物，松解皮带、鞋带，剪开与皮肤粘连的衣物，暴露出病位。Ⅰ度烧烫伤患者可酌情使用敷料并加以包扎，Ⅱ度烧烫伤患者则不可随意涂抹药剂，亦不可随意挑破水泡，应用消毒纱布覆盖伤处，包扎后就医治疗。Ⅲ度烧烫伤患者应平躺，垫高患处，暴露出病位，注意生命体征，维持呼吸道畅通，迅速送医治疗。当遇到各种化学烧伤或伤及眼睛、食道等处时，在现场要及时用大量清水冲洗，以免组织受到严重的腐蚀导致失明或形成食道瘢痕。

第十三节、褥疮

【病证概述】

褥疮又称为压力性溃疡，见于长期卧床的患者，特别是中风和瘫痪患者。由于身体局部组织长期受压血液循环障碍，加上局部皮肤与外界的摩擦刺激，皮肤和皮下组织出现缺血缺氧、坏死、溃烂。褥疮好发于骨突部位，如肩胛部、骶骨部、髋部、前臂及足跟等处。

炎性浸润期（Ⅰ期）：受压部位局部充血，皮肤发红或表皮破口，有少量渗出，若压力去除则48小时内红肿可恢复。

化脓坏死期（Ⅱ期）：受压部位局部瘀血并出现大小不等的水泡，皮肤可见破溃渗出，表皮及真皮受损，尚未累及深层组织。

浅溃疡形成期（Ⅲ期）：皮肤破溃，累及皮下组织及筋膜，溃疡基底部缺乏血供而呈白色，周围肉芽水肿，渗出较多。

深溃疡形成期（Ⅳ期）：皮肤破溃深达肌肉，组织因缺血而坏死呈酱色。病变可侵犯到骨组织，出现骨坏死和骨感染。

【辩证分析】

气滞血瘀：局部皮肤出现褐色红斑，继而紫暗红肿，或有破损，舌质暗，舌苔薄，脉弦。

蕴毒腐溃：褥疮溃烂，腐肉及脓水较多，或有恶臭，重者溃烂可深及筋骨，四周漫肿，伴有发热或低热，口苦且干，形神萎靡，不思饮食，舌质红，舌苔少，脉细数。

气血两虚：疮面腐肉难脱，或腐肉虽脱，新肌色淡，愈合缓慢，伴有面色㿠白，神疲乏力，纳差食少等，舌质淡，舌苔少，脉沉细无力。

【治疗方法】

1. 如意金黄散

穴位：患处

药物组成：如意金黄散 10 克，加红花干粉 3 克。

制用方法：取如意金黄散 10 克，加红花干粉 3 克，以 70％的酒精消毒后，用茶水调成糊状，局部涂抹包敷，隔日换药 1 次。

主治：褥疮。

附记：引自《中医外治疗法集萃》

2. 木耳散

穴位：患处

药物组成：黑木耳 30 克。

制用方法：取黑木耳 30 克，焙干去杂质后研为细末，加等量白糖混匀，温开水调成膏状外用，隔日换药 1 次。

主治：褥疮。

附记：引自《中医外治疗法集萃》

3. 黄滑散

穴位：患处

药物组成：生大黄 50 克，雄黄 15 克，滑石 50 克，黄柏 20 克，煅石膏 50 克，冰片 5 克。

制用方法：将上述药物研成极细末。用时先将褥疮消毒后洗净拭干，再将药面撒于褥疮局部，重者 3 ～ 4 次，轻者 1 次，至痊愈为止。

主治：褥疮。

附记：引自《中医外治疗法集萃》

4. 白糖生肌散

穴位：患处

药物组成：白糖、滑石粉各 10 克，炉甘石 5 克，白琥珀、滴孔石各 4 克，朱砂 1 克，冰片 0.5 克。

制用方法：研末混合，疮面喷洒后用凡士林油纱条、无菌纱布包扎，隔日换药 1 次。

主治：褥疮。

附记：引自《中医外治疗法集萃》

5．七味白榆散

穴位：患处

药物组成：白及、地榆各 30 克，黄柏、龙胆草各 25 克，蒲公英、没药各 20 克，黄连 15 克。

制用方法：将上药研为细末，局部常规消毒，取 1/5 量药粉，均匀撒布患处，每日或隔日换药 1 次，1 个月为 1 个疗程。

主治：褥疮。

附记：引自《外治心悟》

【医生建议】

褥疮的治疗应本着预防为主，早发现早治疗的原则。要避免局部组织长期受压，最好每 2 小时协助患者翻身 1 次，动作尽量轻柔，防止摩擦损伤皮肤。保持患者皮肤的清洁干燥；床铺保持柔软，定期整理，避免潮湿。可通过温水擦浴、局部按摩的方法促进患者血液循环，改善局部营养状况，但应注意破溃处不要进行按摩，以免扩大伤口。给予患者高蛋白饮食，增强机体营养，同时多食果蔬，保持大便通畅。

第十四节、疔疖疮疡

【病证概述】

疮疡是中医外科疾病中最常见的一大类病证，是体表化脓感染性疾患的总称，包括痈疽、疔疮、疖肿、流痰、流注、瘰疬等。多因肌肤不洁，或铁木刺伤而妄施针挑挤压，以致火毒乘隙侵袭，邪热蕴结肌肤；或因恣食膏粱厚味以及酗酒等因，引起脏腑积热，毒自内发所致。如见壮热烦躁，眩晕呕吐，神识昏愦者，为疔疮内攻之象，称为"疔疮走黄"，则数危急重症，应及时救治。

疔发病迅速，易于变化且危险性较大，特点是疮形小，根脚坚硬而深犹如钉状，局部麻痒、红、肿、热、痛；全身抵抗力降低时可出现畏寒、发热，好发于颜面和手足。疔疮的种类较多，根据发病部位和性质的不同可分为颜面部疔疮、手足疔疮、红丝疔（发生于四肢，患处有红丝上窜）、烂疔、疫疗，相当于西医的气性坏疽、皮肤炭疽、急性淋巴管炎等急性化脓性疾病。

此病如处理不当，易引起败血症而危及生命。

疔是生于皮肤浅表处的一种疮疡，特点是小结节突起根浅，肿势局限，热痛轻微，易成脓、易破溃、易收敛，脓出即愈；好发于毛囊和皮脂腺丰富的部位，小儿和青年多见。疖可分为有头疖、无头疖两种，相当于西医的毛囊炎及皮脂腺或汗腺的急性化脓性炎症。疖一般无明显的全身症状，但若发生在血供丰富的部位且抵抗力减弱时，可引起全身不适、畏寒、发热、头痛、厌食等症状。

【辩证分析】

主症为初起如粟粒状小脓头，发病迅速，根深坚硬如钉，始觉麻痒而疼痛轻微，继则红肿灼热，疼痛加剧，可伴有恶寒发热等全身症状。疔疮为火毒蕴结肌肤之证。若四肢部疔疮，患处有红丝上窜者，名"红丝疔"，为火毒流传经络；若疔疮兼见壮热烦躁，眩晕呕吐，神识昏愦者，为疔疮内攻脏腑之危候，称为"疔疮走黄"。疖、痈均为火热之邪郁于皮肤所致，故治疗大法应清热解毒。

【治疗方法】

1. 五神膏

穴位：患处

药物组成：杏仁 30 克，玄参 15 克，蛇蜕、蜂房、乱发各 7.5 克，麻油 80ml，黄丹 20 克。

制用方法：上药共熬成药膏备用。将药膏贴脐部，以泻为度。

主治：内痈外疖。

附记：引自《理瀹骈文》

2. 英矾膏

穴位：患处

药物组成：栀子、蒲公英、白矾、鸭蛋清，用药根据创面大小、病势轻重而定。

制用方法：前 3 味药研成细粉末，打入鸭蛋清调成糊状，外敷患处。

主治：疔疮、疖。

附记：引自《中医外治疗法集萃》

3. 菊叶软膏

穴位：患处

药物组成：鲜菊叶 120 克，防风 15 克，黄柏 30 克，血余炭 60 克，木鳖子 60 克，金银花 60 克，川红花 15 克，大黄 60 克，黄芩 30 克，当归 30 克，羌独活各 15 克，甘草 90 克，赤芍 60 克，皂针 90 克，僵蚕 6 克。

制用方法：用麻油 2500ml，将药浸 3 日，煎枯去渣，滤清用漳丹收膏，再加五灵脂、乳香、没药各 9 克，共为细末，搅匀成膏，摊贴患处。

主治：疗疮热毒（疽、发烧感染）。

附记：引自《中国膏药学》

4．香绿膏（拔疔神效膏）

穴位：患处

药物组成：九制松香150克，铜绿150克，百草霜150克，乳香90克，没药90克，黄蜡90克，麻油500ml。

制用方法：先将麻油熬沸，再将铜绿、百草霜熬之，下松香、黄蜡搅匀，待冷，最后下乳香、没药，敷于患处。

主治：疗疮。

附记：引自《中国膏药学》

5．苍耳膏（苍耳虫膏）

穴位：患处

药物组成：苍耳草 30 克，蓖麻子肉 40 粒（捣烂），黄蜡 4.5 克，杏仁 1.5 克，松香 300 克，葱汁 30 克，朱砂 4.5 克。

制用方法：捣至极细和成膏，每用 3 分贴患处，轻者能消肿或拔出脓头。

主治：疗疮，肿疡（脓肿）。

附记：引自《中医外科诊疗学》

6．蜈蚣指套

穴位：患处

药物组成：蜈蚣 1 条（焙干研末），松香 18 克。

制用方法：上药研细末，两药混合调匀，倒入开水少许，即成胶状粘成团块，趁热用手捏成指套形状，套在手指上，即为"蜈蚣指套"，有拔脓之功。

主治：疗疮。

附记：引自《中医外治疗法集萃》

7．千捶膏

穴位：患处

药物组成：土木鳖 5 个，巴豆肉 5 粒，苦杏仁 3 克，蓖麻油 23 克，真铜绿3克，制乳香10克，制乳药10克，松香125克。

制用方法：先将松香、乳香、没药、铜绿分别研末，再将土鳖、巴豆肉、苦杏仁、蓖麻仁分别研碎，置石臼内捣和，加上药继续捣和成膏为度。用药膏做成药饼，外贴敷患处。未溃者3天换药1次，已溃者2天换药1次。

主治：用于疗疮肿毒。

附记：引自《中医外治疗法集萃》

8. 甘草软膏

穴位：患处

药物组成：甘草60克（切碎），胡粉30克（研），大黄30克（切碎），猪脂250克。

制用方法：上4味先熬猪脂待沸，下甘草、大黄煎，候甘草色黑，滤去渣，入胡粉，以柳棍搅匀，瓷盒盛，每日3～5次涂敷疮上。

主治：痈疮，疗疮（痈、疖）。

附记：引自《圣济总录》

9. 百消膏

穴位：患处

药物组成：芙蓉叶、蒲公英各50克，紫荆皮9克，生大黄15克，垂盆草30克，冰片1.5克。

制用方法：将上药晒干研为细末，入冰片同研和匀，装瓶备用。用时取本药散适量，用凉茶水或食醋调拌糊状，敷于患处，用纱布覆盖，外用胶布固定。1～2日换药1次，溃破后停用。

主治：一切痈疽阳证，红肿热痛者。

附记：引自《穴位贴敷治百病》

10. 丁桂膏（丁香膏）

穴位：患处

药物组成：丁香15克（末），桂心15克（末），麻油500ml，漳丹210克，黄蜡30克，当归15克（末）。

制用方法：上药先炼油，次下蜡，以绵滤过，都入锅中，下漳丹不停地搅，候色黑，即入丁香、桂心、当归等末，搅匀，以瓷盒盛。用细布摊贴患处，每日换2次。

主治：痈疮（痈）。

附记：引自《太平圣惠方》

11. 龙骨膏（生肌长肉膏）

穴位：患处

药物组成：龙骨 60 克（研），清油 300ml，木香 1 克，槟榔 1 克，黄连 1 克（去须，三味同为末）。

制用方法：先将油入锅内，慢火熬沸，下龙骨再熬如稀膏则止去火，候稍温即下 3 味药末不停地搅冷，以瓷盒内收，随疮大小贴疮上。

主治：痈疽，肿疡（痈、脓肿）。

附记：引自《中国膏药学》

12. 归白膏（排脓生肌神效膏）

穴位：患处

药物组成：当归 60 克，白芷 45 克，乳香 1 克（细研），松脂 30 克，川芎 30 克，白蔹 45 克，黄丹 300 克，木鳖子 30 枚（去壳），杏仁 30 克（汤去皮尖双仁者），木香 45 克，甘草 45 克，黄蜡 60 克，麻油 110ml，血余炭 15 克（细研）。

制用方法：先取油入锅内炼熟，将 8 味药细切下油中浸，以微火煎白芷色黑，滤去渣，下松脂、蜡、乳香等再煎令消，以绵滤去渣，复入锅内，下黄丹不停地手搅变黑色，膏成，用瓷器盛，用时以细布摊贴于患部，每日 2 次。

主治：痈疽（痈）。

附记：引自《中国膏药学》

13. 木甘膏（神效膏）

穴位：患处

药物组成：木通 30 克（切），甘草 30 克（炙），当归 30 克（切，炙），白芷 30 克（去芦），防风 30 克（去芦），细辛 30 克，栀子仁 30 克，黄连 30 克（去须），黄芩 30 克，漳丹 180 克，黄蜡 15 克，清油 500ml，垂柳枝 60 克（切）。

制用方法：上药除丹、蜡、油外切碎。先以油内浸药一宿，于火上熬煎候白芷赤黑色，滤去渣，再熬即下蜡、丹，柳棍搅候变黑色，软硬得所，瓷盒盛。细布上摊贴于患部，每日 2 次。

主治：痈疽，疮疖，肿疡（痈、疖、脓肿）。

附记：引自《圣济总录》

14．没药膏

穴位：患处

药物组成：香油500ml，没药0.3克，麟麒竭0.3克，乳香0.3克（细研），当归0.3克（去芦），木鳖子仁15克，杏仁15克，血余炭60克，黄丹180克。

制用方法：先于石器内或砂锅内露天地将油炼熟，次下木鳖子、当归、杏仁、血余炭，慢火熬黄焦，油耗半数离火，用绵滤粗不用，再入锅下黄丹，以新柳棍10条，旋搅不停，候黑色，硬软得所，取下火，入3味研药再搅匀，瓷盒内盛放地上，以盆合一宿，出火毒。用时，帛上或纸上摊贴患处，每日1换。

主治：痈疽，疔疮，伤折（痈、疖、骨折）。

附记：引自《外科精义》

【医生建议】

疮疡患者在饮食上宜食用清淡寒凉之物，忌辣椒、生姜、小茴香等辛辣刺激之物，也不宜食用羊肉、狗肉、韭菜等温热类食物。生活中避免潮湿环境，经常更换内衣，并以淋浴代替盆浴，以免感染身体的其他部位。避免用力抓挠，特别是颜面部的疔疖，千万不能随意挤压和针挑，防止感染出现败血症。常规治疗效果不佳者应及时就医，诊察是否患有糖尿病，以便对症治疗。

第十一章、骨关节病症

第一节、风湿性关节炎

【病证概述】

风湿性关节炎中医称"痹证"，临床以关节疼痛、僵硬、肿大和活动受限为主要特征，晚期可有关节畸形。本病多累及颈椎、腰椎、膝及指间关节。中医认为其病机是由风、寒、湿、热等邪痹阻局部经脉或年老肝肾气血不足致关节失养所致。古代痹证的概念比较广泛，包括内脏痹和肢体痹，本节主要讨论肢体的痹证。骨性关节炎可参考治疗。

本病与外感风寒湿热等邪和人体正气不足有关。风寒湿等邪气，在人体卫气虚弱时容易侵入人体而致病。汗出当风，坐卧湿地，涉水冒雨等，均可使风寒湿等邪气侵入机体经络，留于关节，导致经脉气血痹阻不通，不通则痛，正如《素问·痹论》所说："风寒湿三气杂至，合而为痹。"根据感受邪气的相对轻重，常分为行痹（风痹）、痛痹（寒痹）、着痹（湿痹）；风邪善行数变，故可见疼痛游走不定；寒性收引，故见疼痛较剧，得热痛减；湿性重浊，故见疼痛困重，或伴关节肿胀。若素体阳盛或阴虚火旺，复感风寒湿邪，邪从热化，或感受热邪，留注关节，可见关节红肿热痛兼发热，为热痹。总之，风寒湿热之邪侵入机体，痹阻关节肌肉筋络，导致气血痹阻不通，产生本病。

【辩证分析】

行痹（风痹）：疼痛游走，痛无定处，时见恶风发热，舌淡，苔薄白，脉浮。

痛痹（寒痹）：疼痛较剧，痛有定处，遇寒痛增，得热痛减，局部皮色不红，触之不热，苔薄白，脉弦紧。

着痹（湿痹）：肢体关节酸痛重着不移，或有肿胀，肌肤麻木不仁，阴雨天加重或发作，苔白腻，脉濡缓。

热痹：关节疼痛，局部灼热红肿，痛不可触，关节活动不利，可累及多个关节，伴有发热恶风，口渴烦闷，苔黄燥，脉滑数。

【治疗方法】

1. 复方紫荆膏

穴位：患关节处

药物组成：紫荆皮 30 克，赤芍、独活各 18 克，葱白 7 寸。

制用方法：共研细末，每次取 15 克，加葱搅拌如泥状，烘热摊纱布上，贴敷患处。

主治：风湿性关节炎。

附记：引自《常见病验方研究》。

2. 防风乌芷散

穴位：患关节处

药物组成：川乌、防风、白芷各 30 克。

制用方法：共研细末，略加开水，趁热调敷痛处。

主治：风湿性关节炎，老人关节疼痛。

附记：引自《常见病验方研究》。

3. 复方秦艽热敷散

穴位：患关节处

药物组成：秦艽、桂枝、羌活、独活各 30 克，桑枝 50 克，乳香、没药各 20 克。

制用方法：共研细末，干炒热拌适量白酒，装入布袋，敷患处。敷时不限，凉后再加热敷，每日 2～3 次，均加酒。每付药可用 2 天。

附记：引自《常见病简易方药》。

4. 痹症方

穴位：患关节处

药物组成：处方 1：生半夏 30 克，生栀仁 60 克，生大黄 15 克，黄柏 15 克，桃仁 10 克，红花 10 克。

处方 2：生川乌、生草乌、生半夏、生南星各 15 克，肉桂 10 克，樟脑 10 克。

制用方法：处方 1 和处方 2 分别研细末后，装瓶备用。处方 1：适用于热痹。用醋调敷患处，干则再加醋调敷。处方2：适用于寒偏重的风湿性关节炎。用40%酒精调敷患处，每日1次，7～10日为1个疗程，每疗程间隔3～5日。

主治：风湿性关节炎。

注意事项：凡皮肤炎症，药物过敏者慎用。处方2所含诸生药，毒性颇重，切忌入口，敷至局部发热微红即去药。

附记：引自《中医外治法》。

5. 白花二乌膏

穴位：阿是穴

药物组成：白花菜子、川乌、草乌、江子霜、蟾酥、透骨草、杜仲炭各等份。

制用方法：上药共研细末，备用。用时取药末适量，以人乳调和成软膏状，贴敷于阿是穴（在痛点或患处），外以纱布盖上，胶布固定。约20小时内，患处奇痒，或出现水泡时即去药，待泡消失后，再敷之。

主治：风湿性关节炎。急、慢性风湿性疼痛。

附记：引自1988年《医学文选》（1）中祖传秘方验方集。方名为笔者拟加。

6. 桂姜膏

穴位：阿是穴

药物组成：肉桂、干姜各120克，白胡椒、细辛各60克，公丁香、生川乌、生草乌、甘松各30克，蜂蜜680克。

制用方法：蜂蜜炼成膏，同时将余药共研细末，入蜂蜜膏内，拌匀即成，备用。用时取上药膏摊在白布上，贴患处，再以绷带包扎固定，不可中途解开。敷后患处有灼热感和奇痒，这是正常现象。经过这个阶段，病情即将好转。

主治：风湿性关节炎。

附记：引自1988年《医学文选》（1）中祖传秘方验方集。方名为编者拟加。

7. 捉虎膏

穴位：阿是穴

药物组成：独蒜汁、韭菜汁、葱汁各120克，艾叶汁30克，好白酒600克，生姜汁、麻油各120克。

制用方法：先将诸药汁、白酒煎取浓汁，入麻油，熬至滴水成珠，加松香、东丹搅匀，成膏，备用。用时取药膏摊在布上，贴于患处。

主治：关节炎、神经痛。

附记：引自 2001 年《新中医药》（12）。此为祖传秘方。

8. 穴位外敷方

穴位：大椎、阳陵、肩髃、曲池、肾俞、天宗、阿是穴；次髎、腰阳关、大肠俞

药物组成：斑蝥 1 克，腰黄 1.6 克。

制用方法：上药共研细末，备用。用于游走性关节炎，取大椎、阳陵、肩髃、曲池、肾俞、天宗、阿是穴。腰骶关节炎，取次髎、腰阳关、大肠俞。肥大性脊椎炎或类风湿性关节炎，取病变部位的脊椎上下左右旁开 1 寸为主，配合循经取穴。选好穴位后，将上药末置普通膏药上贴敷于所选穴位上，外用胶布固定。24 小时后局部起泡后，揭去膏药，用消毒针穿破，排出分泌液，并清洁局部。换敷青冰散（冰片、青黛、浙贝母、天花粉、赤芍、月石、煅石膏）。24 小时后换敷阳春丹膏（桂心、丁香、乳香、没药、牛膝、血竭、麝香），于 72 小时取下（如有分泌液可续贴）。每次选用 2～4 穴。

主治：关节炎。

附记：引自《中药贴敷疗法》。

9. 解痛布

穴位：阿是穴

药物组成：肉桂、附子、川乌各 12 克，大黄 9 克，当归 12 克，地龙、僵蚕、白芍、白芷、乳香、没药、木香、川芎、独活、秦艽各 6 克，半夏 9 克，细辛 3 克。

制用方法：上药共研细末，加高粱酒适量，调成薄糊状，再加生姜汁适量，然后用脱脂棉花浸透药糊，晒干或烘干备用。用时取上药棉外包纱布 1 层，盖贴于疼痛的关节处，用绷带包扎即可。

主治：风湿痛（风湿性关节炎）。

附记：引自 2008 年《上海中医药杂志》（11）。

10. 灵仙防芷膏

穴位：阿是穴

药物组成：防风、秦艽、威灵仙、独活、海桐皮、川椒、川芎、赤芍、白芷、当归、马钱子、甘草各等份。

制用方法：上药共研细末、和匀，用陶器加水适量，调成糊状煮沸后煎3～5分钟，将药膏平铺于白布上包好，备用。用时取上膏药置于治疗之部位（患部或阿是穴）。药敷布上或袋上须加油调成一层油状，外用油布或棉垫保温。每日1次，每次30分钟，一般15～20次为1疗程。

主治：慢性风湿性关节痛。

附记：引自2000年《江西中医药》（6）。方名为编者拟加。

11．川草膏

穴位：阿是穴

药物组成：生川乌、生草乌、附片、当归、丹参、白芥子各30克，生麻黄、干姜各15克，桂枝、木通各12克，白芍20克，细辛、乳香各10克，三七5克（另包），虎力散4支，马钱子散2包，葱白4根、白酒适量，麝香适量。

制用方法：上药除麝香外，全部中药共研细末，将与马钱子散、虎力散掺入药末中、拌匀，再将葱白捣烂均匀和入后，入白酒，调成稀糊状，备用。用时将调好的药入锅内炒热，至不灼伤皮肤为度。入麝香0.25克和匀，约0.5厘米厚度摊于敷料上，趁热敷于患处（阿是穴），外以绷带包扎固定。

主治：风湿性关节炎（痛痹）。

附记：引自1984年《四川中医》（5）。

①敷药可采用晚敷晨去法。上药1剂可重复使用5-7次。每次重复使用时，须按上法加入麝香、葱白、白酒，随炒随用。②此药严禁内服。若为湿热痹痛，亦禁用此法。③用药后局部有灼热或痒感，且皮肤略红，为药之效。若疼痛加重，并伴红肿，则应停药，或减干姜、白芥子量，加冰片5～10克，研细调入，改白酒为陈年老醋调敷。④若患处皮肤用药起泡，应即停药，局部涂以龙胆紫药水，以防感染。

12．菖姜方

穴位：阿是穴

药物组成：水菖蒲120克、干姜粉12克、樟脑90克、松香300克。

制用方法：先将松香熔化，加入樟脑，后入水菖蒲根及干姜粉，搅拌均匀制成膏药，备用。用时将膏药烤软揭开，贴于患处。每天在膏药处热敷1次。

主治：风湿性关节疼痛。

附记：引自《中国中医秘方大全》。

【医生建议】

1. 临床上，有些类风湿性关节炎患者的病情虽然基本控制，处于疾病恢复期，往往由于劳累而重新加重或复发，所以要劳逸结合，活动与休息要适度。

2. 要防止受寒、淋雨和受潮，关节处要注意保暖，不穿湿衣、湿鞋、湿袜等。夏季暑热，不要贪凉受露，暴饮冷饮等。秋季气候干燥，但秋风送爽，天气转凉，要防止受风寒侵袭。冬季寒风刺骨，注意保暖是最重要的。

3. 经常参加体育锻炼，如保健体操、练气功、太极拳、做广播体操、散步等，大有好处。凡坚持体育锻炼的人，身体就强壮，抗病能力强，很少患病，其抗御风寒湿邪侵袭的能力比一般没经过体育锻炼者强得多。

第二节、痛风性关节炎

【病证概述】

痛风性关节炎是指嘌呤代谢紊乱尿酸排泄减少致使尿酸沉积在关节囊、滑膜囊、软骨、骨质，而引起的关节周围软组织出现明显红肿热痛，局部不能忍受被单覆盖或周围震动，午夜足痛惊醒，痛如刀割或咬噬样的慢性关节炎，反复发作后可以导致关节肿大、畸形和活动障碍。此外，尚有痛风性关节炎，好发于跖趾、趾间、掌指及耳外郭等处，可以导致肾结石及肾病。痛风常见于 30 岁以上的男性，可有阳性家族史。由于患者常以关节疼痛就诊，所以中医将其归入"痹证"范围，其中又包括了"痛风"、"白虎历节"、"脚气"、"石淋"、"关格"等症状。

【辩证分析】

湿热痹阻：关节红肿热痛，肿胀疼痛剧烈，筋脉拘急，手不可近，更难下床活动，日轻夜重，舌红苔黄、脉滑数。

脾虚湿阻：关节酸楚沉重、疼痛部位不移，关节畸形、僵硬，有痛风石，自觉气短，纳呆不饥，舌淡红苔白腻，脉濡而数。

肝肾亏虚：痛风日久，关节肿胀畸形，不可屈伸，重则疼痛、腰膝酸软、肢体活动不便，遇劳遇冷加重，时有低热，畏寒喜暖，舌淡苔薄白，脉沉细数或沉细无力。

寒湿痹阻：肢体关节疼痛剧烈，红肿不甚，得热则减，关节屈伸不利，局部有冷感，舌淡红苔白，脉弦紧。

【治疗方法】

1. 芙黄赤豆膏

穴位：阿是穴（患关节处）

药物组成：芙蓉叶、生大黄、赤小豆各等份。

制用方法：上药共研细末，按 4∶6 之比例加入凡士林，调和为膏，敷于患处，每日 1 次，10 次为 1 个疗程。

主治：痛风性关节炎。

附记：笔者采自民间方，屡用有效。

2. 金黄散

穴位：阿是穴（患处）

药物组成：金黄散（成药，散剂）

制用方法：茶水调金黄散外敷患处 10 天为 1 个疗程，治疗 2 个疗程。

主治：痛风性关节炎。

附记：笔者采自民间方，屡用有效。

3. 消痛外敷膏

穴位：阿是穴（患处）

药物组成：泽兰、赤芍、姜黄各 200 克，大黄、栀子、黄柏各 150 克，生地、生南星、玄参各 100 克，白花蛇 10 克。

制用方法：共研细末，过 60 目筛，以饴糖、蒸馏水、凡士林共制为膏。用时敷患处，上盖棉垫，胶布固定。2 天换药 1 次。

主治：痛风性关节炎。

附记：笔者采自民间方，屡用有效。

4. 痛风灵湿贴敷

穴位：阿是穴（患处）

药物组成：独活、苍术、黄柏、丹皮、泽泻各15克，白芷、郁金、大黄、牛膝各25克，板蓝根30克。

制用方法：上药制成浸膏，用3层无菌纱布浸渍成贴敷，每贴含生药10克，外贴患处，绷带包扎，每日1次，7日为1个疗程。

主治：痛风性关节炎。

附记：笔者采自民间方，屡用有效。

5. 四黄散

穴位：阿是穴（患处）

药物组成：大黄、栀子各5份，黄柏4份，黄芩3份。

制用方法：上药共研细末，过80目筛，制为四黄散。用时加温开水调匀，外敷患处，3天换药1次，并服白虎加苍术汤，1日1剂，7天为1个疗程。

主治：急性痛风性关节炎。

附记：笔者采自民间方，屡用有效。

【医生建议】

1．本病患者宜低嘌呤饮食，防止肥胖，定期门诊复查。

2．本病病机重点为湿热痹阻，气血不畅，病久则痰瘀互结，留滞关节，损伤肝肾。贴敷治疗清热利湿，同时化瘀止痛。药物直接贴于疼痛处，注意贴敷时间，勿伤局部皮肤。

第三节、颈椎病

【病证概述】

颈椎病是指颈椎间盘退行性病变及颈椎骨质增生，刺激或压迫邻近的脊髓、神经根、血管及交感神经，并由此产生颈、肩、上肢一系列表现的疾病，简称颈椎病。随着年龄的增长及各种急、慢性劳损的累积效应，最后形成骨赘。当突出的椎间盘与增生的骨赘刺激或压迫邻近的脊神经根、椎动脉或脊髓，使其产生损伤、无菌性炎症、修复后反应等，就出现了颈椎病的临床症状。

【辩证分析】

寒湿阻络：头痛或后枕部疼痛，颈僵，转侧不利，一侧或两侧肩臂及手指酸胀痛麻；或头疼牵涉至上背痛，肌肤冷湿，畏寒喜热，颈椎旁可触及软组织肿胀结节。舌淡红，苔薄白，脉细弦。

气血两虚夹瘀：头昏，眩晕，视物模糊或视物目痛，身软乏力，纳差，颈部酸痛，或双肩疼痛。舌淡红或淡胖，边有齿痕，苔薄白而润，脉沉细无力。

气阴两虚夹瘀：眩晕反复发作，甚者一日数十次，即使卧床亦视物旋转，伴恶心，呕吐，身软乏力，行走失稳，或心悸，气短，烦躁易怒，咽干口苦，眠差多梦等。舌红、苔薄白或微黄而干，或舌面光剥无苔，舌下静脉胀大。脉沉细而数，或弦数。

【治疗方法】

1. 劲痛处敷方

穴位：颈椎部

药物组成：吴茱萸 60 克，菟丝子 60 克，白芥子 60 克，莱菔子 60 克，苏子 60 克。

制用方法：将5药用布包裹，微波炉加热敷颈，1日2-3次，每次45分钟。

主治：神经根型颈椎病。

附记：笔者采自民间方，屡用有效。

2. 颈椎病外敷液

穴位：颈椎部

药物组成：葛根12克，桂枝12克，当归12克，赤芍12克，威灵仙18克，鸡血藤30克，菝草30克，肉苁蓉20克，骨碎补20克。

制用方法：上药连续煎熬 2 次，得煎液适量，置火上保温，用厚布蘸汤液热敷患处 30 分钟，药液可连续用 3 天。

主治：颈椎病。

附记：笔者采自民间方，屡用有效。

3. 颈椎病外敷方

穴位：颈椎部

药物组成：三七 10 克，川芎 15 克，血竭 15 克，乳香 15 克，没药 15 克，杜仲 15 克，天麻 15 克，白芷 15 克，川椒 5 克，麝香 2 克。

制用方法：前 10 味药共研细粉，放入 150 毫升白酒微火煎成糊状，或用米醋拌成糊状，摊在纱布上，并将麝香撒在上面，敷于患处。干后可将药重新调成糊状再用，每剂药可连用 3 ～ 5 次，15 次为 1 个疗程。

主治：各型颈椎病。

附记：引自《颈椎病的中医防治》。

4. 威灵散

穴位：枕后

药物组成：威灵仙、山楂各100克，羌活、苍术、川乌、大茴香各50克，桂枝、吴茱萸各30克，川芎、姜黄、白芷各50克。

制用方法：上药烘干，碾细粉，装药袋30厘米×20厘米×5厘米。将药袋置于枕后每天10小时，10天为1个疗程。

主治：各型颈椎病。

附记：笔者采自民间方，屡用有效。

5．活血散

穴位：风池、天柱、大椎、曲池、肾俞、合谷

药物组成：红花6克，桃仁6克，制川乌6克，制草乌6克，生半夏6克，羌活9克，全当归12克，独活9克，制南星10克，白芥子3克，冰片3克，松香3克，樟脑5克。

制用方法：上药共研细末过筛，用酒适量调匀备用，用时敷上述穴位，每日1次，连敷10-30次。

主治：各型颈椎病。

附记：引自《民间简易疗法》。

【医生建议】

1．加强颈肩部肌肉的锻炼。在工间或工余时，做头及双上肢的前屈、后伸及旋转运动，既可缓解疲劳，又能使肌肉发达，韧度增强，从而有利于颈段脊柱的稳定性，增强颈肩顺应颈部突然变化的能力。长期伏案工作者，应定时改变头部体位，按时做颈肩部肌肉的运动锻炼。

2．避免高枕睡眠的不良习惯。高枕使头部前屈，增大下位颈椎应力，有加速颈椎退变的可能。

3．下面有一首《颈椎歌》在此分享给大家。

颈椎歌

何因导致颈椎痛？骨骼肌肉不平衡；

刺激风府手三里，一朝疼痛无踪影。

第四节、腰椎间盘突出症

【病证概述】

腰椎间盘突出症是由于纤维环退变破裂，髓核突出，在局部机械压迫及化学性物质的刺激下，微循环及神经营养障碍，神经根产生水肿、充血、渗出及与周围组织粘连等炎性反应，从而引起腰腿痛的发生。在手术切除腰椎间盘中，可见肉芽和纤维组织增生，机体体液免疫和细胞免疫均异常，产生一系列临床症状，是临床常见病及多发病，多见于L4/L5及L5/S1处。

本病多因多次扭伤、劳损、感受风湿寒邪等原因发病，属中医"痹证"、"腰腿痛"的范畴，主要病机为经络阻滞，气血不畅。

【辩证分析】

气滞血瘀：腰痛症状明显，脊柱侧弯，腰4～5间有明显压痛点，向下肢放射，患者在咳嗽、大笑时症状加重，疾病晚期可见患者肌肉萎缩，直腿抬高试验阳性，强迫体位，脉弦数或细涩，舌质暗紫。

风寒夹湿：患者腰腿疼痛有沉重感，自觉四肢湿冷，症状随天气变化，脊柱侧弯、椎旁压痛或放射痛，患者喜暖恶寒，脉沉迟，舌苔白腻。

湿热阻络：腰腿疼痛，肢体无力，疼痛处有热感，遇热或者雨天疼痛加重，患者恶热口渴，小便短赤，脉弦数或濡数，舌苔黄腻。

肝肾亏虚：腰腿疼痛久治不愈，症状反复发作，患者筋骨萎软，按压疼痛处症状有所缓解，劳累后症状明显加重，侧卧时症状减轻，有时腿部发麻时伴有耳鸣耳聋，脉弦细尺脉弱，舌淡苔白。

【治疗方法】

1. 复方当归敷剂

穴位：腰部

药物组成：当归、狗脊各120克，石楠藤150克，木瓜、牛膝、伸筋草、骨碎补、丹参、苍术、桂枝、桑寄生、透骨草、五加皮各100克，红花、羌活、独活、秦艽、防风、千年健、威灵仙、寻骨草各50克，制川草乌各30克，米醋8斤。

制用方法：上药研细末，分2份用，取1份以米醋拌和以握成团、落地即散为度，入锅炒温度达50～60℃，分别装2个30厘米×20厘米的布袋，轮换热敷腰突部位，凉后加醋加温，日敷3～4次，8天为1个疗程。

主治：腰椎间盘突出。

附记：笔者采自民间方，屡用有效。

2. 腰痛外敷膏

穴位：阿是穴、大肠俞、关元俞、阳陵泉、环跳穴

药物组成：牡丹皮、马钱子、两面针、秦艽、洋金花，按3：0.5：3：3：0.5配药。

制用方法：上药研粉，用水、蜜调制糊状热敷穴位，用时每穴每次5～10克，纱布覆盖，胶布固定。隔日1次，每次6～8小时，15次为1个疗程。

主治：腰椎间盘突出症。

附记：笔者采自民间方，屡用有效。

3. 腰痛活血贴

穴位：环跳、承扶、委中、承筋、阳陵泉

药物组成：甘遂、白芥子、没食子、千金子各 50 克，牙皂、威灵仙、全蝎、蜈蚣各 40 克，地龙、地鳖虫各 30 克，丁香、肉桂、雄黄各 60 克，冰片 100 克。

制用方法：上药共研极细末，密闭保存备用。临用每穴取上药末 2 克，醋调成膏状，制成直径约 1 厘米的药饼置麝香壮骨膏中外敷，3 日换药 1 次，15 日为 1 个疗程。

主治：腰椎间盘突出症。

附记：引自《民间简易疗法》。

4. 腰痛祛风贴

穴位：大肠俞、环跳、阳陵泉、委中、绝骨

药物组成：羌活 12 克，独活 12 克，桑枝 12 克，木瓜 12 克，京三棱 12 克，川芎 10 克，桂枝 6 克，当归 15 克，海风藤、丹参各 15 克，乳香、没药各 5 克。

制用方法：上药共研细末，用醋调匀，制成饼状。贴敷时根据患者病情分别选取足太阳膀胱经穴或足少阳胆经穴，如大肠俞、环跳、阳陵泉、委中、绝骨等，一般取患侧穴，用追风膏将药饼固定在穴位上。每 2 日换 1 次，10 次为 1 个疗程。

主治：腰椎间盘突出症。

附记：引自《民间简易疗法》。

【医生建议】

腰椎间盘突出症的治疗方法有非手术治疗和手术治疗之分。绝大多数患者经非手术治疗能够缓解症状甚至治愈不发。非手术治疗最好选择安全、绿色的外用中药贴剂，这是由于病根是在骨头上，病变部位血液循环很微弱，口服药物难以到达，长期服用还会损伤胃、肠、肝、肾等。而牵引、按摩、理疗等虽能暂时缓解症状，却无法清除病根，极易复发。

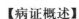
第五节、腰痛

【病证概述】

腰痛又称"腰脊痛"，是以自觉腰部疼痛为主症的一类病证。本证常见于西医的腰部软组织损伤、肌肉风湿、腰椎病变及部分内脏病变。

病因主要与感受外邪、跌仆损伤和劳欲太过等因素有关。感受风寒，或坐卧湿地，风寒水湿之邪浸渍经络，经络之气阻滞；或长期从事较重的体力劳动，或腰部闪挫撞击伤未全恢复，经筋、络脉受损，瘀血阻络；上述因素可导致腰部经络气血阻滞，不通则痛。素体禀赋不足，或年老精血亏衰，或房劳过度，损伐肾气，"腰为肾之府"，腰部脉络失于温煦、濡养，可产生腰痛。

腰部从经脉循行上看，主要归足太阳膀胱经、督脉、带脉和肾经（贯脊属肾）所主，故腰脊部经脉、经筋、络脉的不通和失荣是腰痛的主要病机。

【辩证分析】

疼痛在腰脊中部，为督脉病证；疼痛部位在腰脊两侧，为足太阳经证；腰眼（肾区）隐隐作痛，起病缓慢，或酸多痛少，乏力易倦，脉细者，为足少阴经证，即肾虚腰痛。兼见腰部受寒史，遇天气变化或阴雨风冷时加重，腰部冷痛重着、酸麻，或拘挛不可俯仰，或痛连臀腿者，为寒湿腰痛；腰部有劳伤或陈伤史，劳累、晨起、久坐加重，腰部两侧肌肉触之有僵硬感，痛处固定不移者，为瘀血腰痛。

【治疗方法】

1. 腰痛贴膏

穴位：肾俞（双）、脾俞（双）、腰眼（双）

药物组成：生姜自然汁150毫升，黄明胶90克，乳香末6克，川椒末12克，醋炒麸皮适量。

制用方法：将生姜自然汁和黄明胶入锅加热熔化，再放入乳香、没药，熬二三沸取下，放在沸汤上炖，以柳条不停地搅动。成膏后放入川椒末再搅匀，离汤取下锅，待温时，以牛皮纸摊贴肾俞、脾俞、腰眼，以布包醋炒麸皮，放膏药上熨之。5～7天取下，穴起小泡为度。

主治：腰痛（寒湿型）

附记：引自《穴位贴药疗法》。

2. 温经散寒法

穴位：腰部穴位，如命门、肾俞、膀胱俞等。

药物组成：肉桂 30 克，吴茱萸 90 克，生姜 120 克，葱头 30 克，花椒 60 克。

制用方法：将上药共炒热，以布包裹，熨敷腰部穴位，如命门、肾俞、膀胱俞及阿是穴。

主治：腰痛（寒湿型）

附记：笔者采自民间方，屡用有效。

3. 白芥威灵膏

穴位：肾俞、环跳、委中、腰阳关

药物组成：白芥子、威灵仙各等份。

制用方法：将二味药物共研为细末，取药末 5 克左右，以黄酒适量调药末成厚膏。取药膏如黄豆大，分别贴敷在以上穴位上，外以纱布覆盖，用胶布固定。每次贴敷 12 小时，或自觉局部有烧灼、麻痛感时揭去。一般 3～5 日贴药 1 次，5 次为 1 个疗程。

主治：腰痛。

附记：笔者采自民间方，屡用有效。

4. 复方乳没糊

穴位：肾俞、环跳、委中、腰阳关、阿是穴

药物组成：乳香 30 克，没药 30 克，白芍 20 克，细辛 3 克，白芥子 3 克，桃仁 10 克，杏仁 10 克，威灵仙 20 克，骨碎补 12 克，韭子 3 克，川乌 6 克。

制用方法：上药共为细末，分 3 剂，1 日 1 剂。治疗时用鸡蛋清将药末调成糊状，贴敷于以上穴位或疼痛部位，外用消毒纱布包扎。24 小时换 1 剂，6 次为 1 个疗程。

主治：腰椎骨质增生症、腰肌纤维炎。

附记：笔者采自民间方，屡用有效。

【医生建议】

1. 勿事勉力举重，不做没有准备动作的暴力运动。本证本在肾虚，故应避免房事及劳役过度。

2. 避免坐卧湿地，若涉水、淋雨或身劳汗出后即应换衣擦身，暑天湿热郁蒸时应避免夜宿室外或贪冷喜水。

3. 对腰椎间盘突出引起的腰痛，应睡硬板床，平时保持腰部免受风寒侵袭，适当参加腰部运动锻炼，以利腰部功能活动的恢复。

第六节、坐骨神经痛

【病证概述】

坐骨神经痛是以坐骨神经径路及分布区域疼痛为主的综合征。坐骨神经痛的绝大多数病例是继发于坐骨神经局部及周围结构的病变对坐骨神经的刺激压迫与损害，称为继发坐骨神经痛；少数系原发性，即坐骨神经炎。这种疼痛往往从腰、臀部经大腿后、小腿外侧向足部放射。中医认为坐骨神经痛属于"痹症"、"痛风"、"腰腿疼"的范畴。

【辩证分析】

风寒湿痹：腰腿冷痛，上下走窜，屈伸不便，遇阴雨寒冷气候加重，或伴下肢肿胀；苔薄白或白腻，脉浮紧或沉。

瘀血阻滞：有腰部内挫伤史，腰腿刺痛，痛处拒按，按之刺痛放散，夜间痛甚，不能俯仰，转侧不利；舌紫暗或有瘀斑，脉滞涩。

正气不足：腰腿隐痛，反复发作，遇劳则甚，下肢萎软，恶风畏寒，喜揉喜按，神疲乏力，面色无华；舌淡苔少，脉沉细。

【治疗方法】

1. 乌头膏

穴位：阿是穴

药物组成：生乌头 150 克，醋适量。

制用方法：上药加醋磨成糊状，入炒锅内熬至酱色为度（100℃，约 2 分钟），摊于布上厚约 0.5 厘米，贴敷痛处，每日换药 1 次，至愈为止。

主治：坐骨神经痛（寒痹型）。

附记：引自《内病外治》。

2. 斑雄丸

穴位：环跳、风市、委中、阳陵泉、承山、昆仑

药物组成：斑蝥（去头、足、翅）12 克，雄黄 2 克，蜂蜜适量。

制用方法：二药共研细末，加蜂蜜适量，制成如绿豆粒大小药丸。将穴位局部皮肤常规消毒，取药丸 2～3 粒，分别置于约 2cm^2 的胶布中央，贴于选定的穴位上。每次贴敷 3～6 小时，或局部皮肤出现烧灼、麻痒感即可揭去。每次以贴 2～3 穴为宜，诸穴交替使用，一般每隔 3 日贴 1 次，5 次为 1 个疗程。

主治：坐骨神经痛。

附记：笔者采自民间方，屡用有效。

3. 止痛散

穴位：环跳、殷门、委中、承山

药物组成：制川乌 200 克，赤芍 200 克，续断 200 克，泽兰 200 克，白芷 200 克，生南星 200 克。

制用方法：上药共研细末过筛，用蜂蜜调匀，将药贴敷于患侧穴位，5 天换药 1 次，连治 5～10 次。

主治：坐骨神经痛。

附记：引自《民间简易疗法》。

4. 温阳活血贴

穴位：环跳、殷门、委中、承山

药物组成：草乌（炒）6 份，干姜（煨）6 份，赤芍（炒）2 份，白芷 2 份，南星（煨）2 份，肉桂 1 份。

制用方法：将上药共研细末，装瓶备用。用时取上药 50 克加酒适量，再加水调成膏状，炒热贴敷患侧穴位。隔日换药 1 次，连治 5～10 次。

主治：坐骨神经痛。

附记：引自《民间简易疗法》。

5. 腰骶贴敷方

穴位：腰骶部

药物组成：透骨草、伸筋草、寻骨风、马钱子、桑寄生、独活、乳香、没药、血竭、木瓜、牛膝、天麻、红花各 30 克。

制用方法：上药水煎后取液加醋及皮肤促透剂，纱布浸泡后进行腰骶部湿热敷。每日 1 次，每次 30 分钟，15 天为 1 个疗程。

主治：坐骨神经痛。

附记：引自《中医正骨》。

【医生建议】

1. 坐骨神经痛的患者日常生活中一定要养成良好的生活习惯，按时作息，早睡早起。最好是睡硬板床，对恢复坐骨神经痛起到辅助作用，太软的床对身体以及骨骼是没有好处的。

2. 注意饮食的调节，尽量不吃生冷寒凉的食物，要多参加体育运动注意锻炼身体，增强体质，要注意腰部和患处的保护，不要受凉、受寒。

3. 坐骨神经痛和坐姿、站姿以及睡姿有很大的关系，平时一定要注意这些姿势，如果姿势不正确就一定要及时纠正。

第七节、骨质增生

【病证概述】

骨质增生又称骨刺或骨赘，好发于中老年人，属中医"痹证"的范畴。其病因病机主要是由于肝肾功能衰退，肾虚不主骨，肝亏不养筋，复加劳累或风寒湿邪乘虚内侵，致气血不和，瘀血阻滞，久而成积，而致骨、关节增生。其本在肝肾，其症在骨，病久痛处固定，压痛明显者属瘀，治疗以补肝肾、强筋骨、散瘀止痛为主。临床常见腰椎骨质增生、颈椎骨质增生、跟骨骨质增生、膝关节骨质增生。

【辩证分析】

肝肾阴虚：形体偏瘦，骨关节病处疼痛，局部有灼热感，得热则痛增，得冷则痛减，关节屈伸不利，甚至关节畸形或强直，面色潮红，唇干口苦，二便短少，或伴头晕耳鸣，腰酸膝软，烦躁不安，夜眠不实，舌红苔少或舌质红绛，脉弦细数。

肝肾阳虚：形体偏丰或臃肿，骨关节作胀，有冷痛感，屈伸不利，喜按摩及温熨，遇冷则痛剧，神疲肢冷，倦怠无力，面色㿠白或虚浮，口淡乏味，小便清长，大便偏溏，舌淡苔白滑，脉沉细弱。

气血瘀阻：骨关节局部久痛不止，疼如针刺，昼轻夜重，稍事活动后局部疼痛可有所减轻，舌质偏暗有紫色，或有瘀斑，苔薄白，脉沉细涩。

寒湿痹痛：骨关节疼痛时轻时重，常与气候变化有关，平素恶风寒，易罹外邪，伴头晕目眩，自汗神疲，肢体麻木，面色苍白，舌淡苔薄白，脉濡细弦或沉紧。

【治疗方法】

1．消骨质增生膏

穴位：患处

药物组成：当归30克，川芎15克，红花、赤芍、益母草各30克，乳香、没药各15克，木瓜、川牛膝、桃仁、三棱、莪术、皂角刺、白蒺藜、羌活、茜草、威灵仙、五加皮、六路通、木防己、鸡血藤、青风藤、石楠藤、海风藤、骨碎补、续断、独活、苍术各30克，白花蛇1条，蜈蚣10克，全蝎15克，白附子、淫羊藿各 30 克，虎骨 15 克（可用狗骨或狗胫骨倍量代之），海马 10 克，杜仲、花椒、透骨草各 30 克。

制用方法：用香油 10 斤，将上药放入油锅煎熬，捞出渣滓，然后加黄丹 5 斤，制成黑膏药，摊在四寸方布上。另外用麝香 0.5 克，血竭 30 克，银珠 15 克，轻粉 30 克，三七 15 克，冰片 30 克共研为细末，撒在已摊好的黑膏药上面，即成消骨质增生膏。用时取上药膏，加热化开，贴在患处，每 7 天换药 1 次。

主治：骨质增生病。

附记：引自《正骨术》。

2. 热敷方

穴位：患处

药物组成：土鳖虫 40 克，五灵脂 30 克，白芥子、三棱、制草乌各 30 克，威灵仙 40 克，藁本、海藻、皂角刺、蒲公英、元胡、防己各 60 克。

制用方法：将上药装入纱布袋，煎煮 30 分钟，再放入老葱 100 克、食醋 100 毫升便可使用。用时将多层纱布或毛巾用药液浸湿，以药液不流为度，热敷患处，凉则换敷，每晚 1 次，每次 40 分钟。每剂药可用 4 天，每次煎煮都需加葱和醋，量同上。

主治：骨质增生症。

附记：引自《中华效方汇海》。此方局部热敷，安全简便，疗效满意，适用范围广。

3. 活络通络膏

穴位：腰部

药物组成：独活、续断、制川乌、制草乌、熟地各 15 克，桑寄生、丹参、黄芪各 30 克，细辛 5 克，牛膝、地龙、乌药、炙甘草各 10 克，地鳖虫 6 克。

制用方法：每日 1 剂，水煎。一方两用，上药日服 2 次，早晚分服。同时将药渣用纱布包趁热敷于腰部，以不损伤皮肤为度，每日 1 次。

主治：腰椎骨质增生（即肥大性脊柱炎）。

附记：引自《中国中医秘方大全》。

4. 骨刺膏

穴位：患处

药物组成：乌梢蛇、细辛各 10 克，白花蛇 1 条，皂角刺、豨莶草、透骨草、穿山甲、生乳香、生没药、杜仲、威灵仙、淫羊藿各 15 克，五灵脂

20克，生川乌、生草乌各9克。

制用方法：上药共研细末，取适量以陈醋或米醋调成泥膏状，备用。用时贴敷患处及相应穴位上，隔日1次，10次为1疗程。

主治：骨质增生症。

附记：引自1988年《北京中医》（1）。

5．一味川芎膏

穴位：阿是穴（患处）

药物组成：川芎6～9克。

制用方法：上药研细末，以老陈醋调成浓稠糊状，备用。用时上药用少许凡士林调匀，涂敷患处，并盖上一层塑料纸再贴上纱布，用胶布将纱布四周封固。每2天换药1次，10次为1疗程。

主治：各处骨质增生。

附记：引自《中国秘方验方精选》。

6．消瘀止痛散

穴位：阿是穴（患处）

药物组成：当归20克，川芎、乳香、没药、栀子各15克。

制用方法：上药共研细末，备用。用时将药粉敷在白纸上（药粉面积按足跟大小，厚约0.5厘米），加热后敷于患处，外以纱布包扎固定。每2—3天换药1次。

主治：足跟痛（因跟骨骨刺所致）。

附记：引自《中国中医秘方大全》。

7．黄白膏

穴位：阿是穴（患处）

药物组成：姜黄、大黄、白蒺藜、栀子各12克，炮山甲10克，冰片5克。

制用方法：上药共研细末，贮瓶备用。每用30克以醋调成膏状，夜间外敷于痛处，覆以塑料薄膜包扎固定，药干后再加醋。白日除下，20天为1疗程。

主治：跟骨骨刺。

附记：引自1990年《山东中医杂志》（6）。

8．消刺糊贴

穴位：阿是穴（患处）

药物组成：苍耳子2500克，急性子2500克，木瓜1000克，透骨草

穴位贴敷治疗

1000 克，白藓皮 1000 克，穿山甲 1000 克，苦参 500 克。

制用方法：上述药研成细末，取适量与凡士林、老陈醋调成糊状外敷患处，1 日 1～2 次，15 次为 1 个疗程。

主治：各型足跟骨刺。

附记：笔者采自民间方，屡用有效。

9．半夏南星散

穴位：足底

药物组成：生半夏、生南星、生草乌、白芷、白术、桃仁、红花、丹参各等份。

制用方法：上药混合研成细粉末，用凡士林调膏，摊于纱布上外贴患足底 6～8 小时，每日 1 次。

主治：足跟痛。

附记：笔者采自民间方，屡用有效。

10．白矾散

穴位：足底

药物组成：白矾 200 克，食醋 1000 克，生姜 50 克，大粒食盐 1000 克。

制用方法：将白矾置醋中加热熔化，待凉后，取生姜切片，浸泡48小时，取大粒食盐用锅炒热后装入布袋，将浸泡后姜片贴于患足底，将热盐置于患足20～30分钟。

主治：足跟痛。

附记：笔者采自民间方，屡用有效。

【医生建议】

1．中药外敷治疗骨质增生疗效显著，发病初期，应当积极进行治疗，否则骨质增生会造成对人体的一系列损害，如颈椎骨质增生会引起头晕、头痛、上肢麻木疼痛等症状；腰椎骨质增生会引起腰痛、下肢麻木疼痛等症状；膝关节内骨质增生会引起膝关节肿痛甚至变形等。

2．骨质增生患者日常生活上应当注意，避免长时间剧烈运动，减轻体重，适当进行体育锻炼，关节部位要保暖，避免受寒受潮，饮食上注意进食高钙食品，以保证骨质正常代谢的需要等。

第八节、落枕

【病证概述】

落枕是指急性单纯性颈项强痛，活动受限的一种病症，系颈部伤筋。轻者 4～5 日自愈，重者可延至数周不愈；如果频繁发作，常常是颈椎病的反映。

睡眠姿势不正，或枕头高低不适，或因负重颈部过度扭转，使颈部脉络受损；或风寒侵袭颈背部，寒性收引，使筋络拘急；颈部筋脉失和，气血运行不畅，不通而痛。颈项侧部主要由手三阳经和足少阳经所主，因此，手三阳和足少阳筋络受损，气血阻滞，为本病的主要病机。

【辩证分析】

主症为颈项强痛，活动受限，头向患侧倾斜，项背牵拉痛，甚则向同侧肩部和上臂放射，颈项部压痛明显。本病属手三阳和足少阳经筋证；兼见恶风畏寒者，为风寒袭络；颈部扭伤者，为气血瘀滞。

【治疗方法】

1. 落枕外敷方

穴位：颈部

药物组成：木瓜 60 克，地鳖虫 60 克，大黄 150 克，蒲公英 60 克，栀子 30 克，乳香 15 克，没药 30 克。

制用方法：上述药物研末备用，用时取药末适量调凡士林敷患处，1 日 1 次，3 日为 1 个疗程。

主治：各型落枕。

附记：引自《中医伤科学讲义》。

2. 贴敷 1

穴位：大椎、肩进、肩颈部

药物组成：丹参 60 克，红花 60 克，当归 60 克，延胡索 40 克，生大黄 100 克，冰片 10 克。

制用方法：上药共研细末过筛，以蜂蜜与 70% 酒精各半，调其药粉为糊状备用。每日 1 次贴大椎、肩井、肩颈部。每次 30 分钟，10 次为 1 疗程。

主治：落枕。

附记：引自《经穴贴敷疗百病》。

3. 贴敷 2

穴位：颈部

药物组成：海桐皮、透骨草、乳香、没药、红花、川芎、当归、防风、延胡索、白芷各 15 克。

制用方法：水煎加热制成药物泥。局部敷于颈部，每次 1 次，每次 30 分钟，10 次为 1 疗程。

主治：落枕。

附记：引自《经穴贴敷疗百病》。

4. 蓖麻叶膏

穴位：阿是穴

药物组成：蓖麻叶适量

制用方法：上药捣烂如泥膏状，贴敷颈部阿是穴，上覆油纸固定，每日 1 次，3 次为 1 疗程。

主治：落枕（风寒型）。

附记：引自《中国灸法集粹》。

5. 薄贴法

穴位：阿是穴

药物组成：木瓜 60 克，地鳖虫 60 克，大黄 150 克，蒲公英 60 克，栀子 30 克，乳香 15 克，没药 30 克。

制用方法：上药共研细末，调适量凡士林敷患处，每日 1 次，3 次为 1 疗程。

主治：落枕。

附记：引自《当代中药外治临床大全》。

【医生建议】

贴敷治疗落枕疗效极好，常立即取效选择合适的枕头、端正睡姿、注意颈部保暖和积极治疗颈椎病是预防落枕的重要措施。贴敷药物多选择祛寒温经、活血行气之品。

第九节、胁痛

【病证概述】

胁痛以胁肋部一侧或两侧疼痛为主要表现的病症。肝居胁下，其经脉布于两胁，胆附于肝，其脉亦循于胁，所以胁痛多与肝胆疾病有关。凡情志抑郁，肝气郁结，或过食肥甘，嗜酒无度，或久病体虚，忧思劳倦，或跌仆外伤等皆可导致胁痛。辨证时，应先分气血虚实，一般气郁者多为胀痛，痛处游走不定。血瘀者多为刺痛，痛有定处。虚证胁痛多隐隐作痛，实证胁痛多疼痛突发，痛势较剧。

【辩证分析】

肝气郁结：胁肋胀痛，痛无定处，常因情绪波动而增减，胸闷不畅，嗳气频作，时欲太息，食欲减。舌苔薄，脉弦。

气滞血瘀：胁肋刺痛，痛处不移，痛甚拒按，晚间尤重，肋下或可触及结块。舌质紫黯，或有瘀点，脉沉涩。

肝胆湿热：胸闷胁痛，口干口苦，可见恶寒发热，恶心呕吐，纳差，或伴黄疸。舌红苔黄腻，脉弦滑数。

肝阴不足：胁痛隐隐，绵绵不休，头晕目眩，虚烦少寐，口干咽燥。舌红苔少，脉沉弦细或细数。

【治疗方法】

1. 三黄乳没散

穴位：阿是穴

药物组成：生大黄、黄连、黄柏各 30 克，乳香、没药各 15 克。

制用方法：诸药共研细末，加米醋适量调成糊状，每日 1 料分 2 次外敷患处。一般 1～2 日疼痛消失，4～6 日肿胀压痛消失。

主治：肋软骨炎（火热毒邪型）

附记：笔者采自民间方，屡用有效。

2. 蒲黄五灵脂糊

穴位：阿是穴

药物组成：生蒲黄、五灵脂各 20 克。

制用方法：生蒲黄、五灵脂共研细末，加米醋适量调成糊状，每日 1 料分 2 次外敷患处。

主治：肋软骨炎（血瘀阻滞型）

附记：笔者采自民间方，屡用有效。

3. 胁痛散

穴位：大包、期门、甘俞、日月、阿是穴

药物组成：川芎 15 克，香附 10 克，柴胡 5 克，陈皮 5 克，枳壳 5 克，夏菇草30克，桃仁5克，地龙20克，鸡血藤20克，木香5克。

制用方法：将药物研成细末，用麻油调拌成糊状，贴于穴位，胶布固定。每日1次，每次12～18小时。

主治：胁痛。

附记：引自《民间敷灸》。

4．葱白莱菔散

穴位：阿是穴

药物组成：葱白12克，莱菔子6克。

制用方法：上药捣烂后加热，贴敷痛处。

主治：胁痛。

附记：引自《中国民间敷药疗法》。

5．三棱莪术散

穴位：阿是穴

药物组成：三棱12克，莪术10克。

制用方法：上药研细末，用凡士林调和后贴敷痛处。

主治：胁痛。

附记：引自《中国民间敷药疗法》。

6．白芥吴萸散

穴位：章门、京门

药物组成：白芥子、吴茱萸各等份。

制用方法：上药粉碎为末过筛，加水调如糊状。取药糊涂敷章门、京门穴上，干后更换，1日数次。

主治：胁痛。

附记：引自《穴位贴药疗法》。

7．香附盐

穴位：胁肋

药物组成：香附30克，盐20克。

制用方法：上药捣烂如泥，贴敷胁肋处，然后温灸。

主治：胁痛。

附记：引自《中国民间敷药疗法》。

8．疏肝止痛膏

穴位：阿是穴、大包（双）、期门（双）、章门（双）

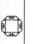

药物组成：川芎 12 克，香附 10 克，柴胡 6 克，芍药 6 克，青皮 6 克，枳壳 6 克。

制用方法：将上药研细。调拌麻油贴于胁肋痛处，或将药物敷于大包、期门、章门穴。肝郁化热，加夏枯草 30 克，钩藤 12 克；血瘀加鸡血藤 20 克，桃仁 6 克，骨碎补 12 克；痰火内蕴加地龙 20 克，木香 6 克，穿山甲 3 克。

主治：胁痛。

附记：引自《中国民间敷药疗法》。

【医生建议】

胁痛皆与肝的疏泄功能失常有关。所以，精神愉快，情绪稳定，气机条达，对预防与治疗有着重要的作用。除注意休息、劳逸结合外要多食蔬菜、水果、瘦肉等清淡而富有营养的食物。饮食尤应注意忌酒、忌生冷，忌胀气之物，忌肥甘厚味和辛温助热之品，以免加剧肝胆负担，使症状加重或复发。

第十节、腱鞘囊肿、腱鞘炎

【病证概述】

腱鞘囊肿是发生于关节部腱鞘内的囊性肿物，内含有无色透明或呈淡黄色的浓稠黏液，多发于腕背和足背部。患者多为青壮年，女性多见。本病属中医学"筋结"、"筋瘤"的范畴，为经筋劳伤，气津凝滞，病位在筋，属经筋病。多因患部关节过度活动、反复持重、经久站立等，劳伤经筋，以致气津运行不畅，凝滞筋脉而成。

西医学认为：本病多与关节或腱鞘部的慢性劳损、机械性刺激、外伤等有关。主症为腕背或足背部缓慢发展的囊性肿物，呈圆球状，表面光滑，边界清楚，质软，有波动感，无明显自觉症状或有轻微酸痛；囊液充满时，囊壁变为坚硬，局部压痛。

腱鞘炎是指因机械性摩擦而引起的慢性无菌性炎症改变。在日常生活和工作中，局部频繁活动引起过度摩擦，使腱鞘发生充血、水肿、渗出等无菌反应。迁延日久，加之反复创伤，则导致慢性纤维结缔组织增生、肥厚、粘连，使腱鞘狭窄，肌腱与腱鞘之间发生粘连，肌腱变性、变形所致。

【辩证分析】

本病病机为筋肉损伤，络脉随之受损，瘀血凝结，局部组织肥厚、粘连以致肿硬筋翻，经络不通。临床以局部疼痛，活动、劳累加剧，压痛明显，关节活动受限，严重者局部肿胀发硬为特点。治疗以温散风寒，行气散结，祛瘀消肿，止痛为主。临床以手指屈指肌腱腱鞘炎及桡骨茎突部狭窄性腱鞘炎最为多见。

【治疗方法】

1．消肿散

穴位：肿块处

药物组成：红花3克，桃仁2克，山栀4克，川芎3克，赤芍3克，皂角3克，乳香3克，没药3克，三棱2克，莪术2克，桂枝2克，当归2克。

制用方法：诸药晒干或焙干，研极细粉末过筛，视肿块大小，取适量粉末，加少许白面粉及适量白酒，共调拌匀呈稠糊状。将糊剂外敷于肿块上，以遮盖整个肿块，厚度约为1～2毫米为好，外加一小块塑料薄膜覆盖，再以绷带包扎固定，松紧适宜，每晚换药1次。

主治：腱鞘囊肿（气滞血瘀湿聚型）。

附记：笔者采自民间方，屡用有效。

2．芒硝蒜泥膏

穴位：肿块处

药物组成：芒硝60克，大蒜60克，凡士林适量。

制用方法：将大蒜剥皮后与芒硝加入铁钵内捣如泥备用。囊肿在腕关节及手背者，芒硝分量大于大蒜（6∶4）；发于腘窝处及膝关节者，芒硝分量小于大蒜（4∶6）。用时先在囊肿皮肤处（约6厘米×8厘米）涂上一层凡士林防止皮肤损害，然后将药敷囊肿处，用布包扎。如敷2～4小时后皮肤觉有发热灼痛者，去除敷药，抹去凡士林，隔半小时重新敷药。

主治：腱鞘囊肿（寒凝痰湿瘀阻型）。

附记：笔者采自民间方，屡用有效。

3．栀红膏

穴位：阿是穴（患处）

药物组成：生栀子10克，生石膏30克，桃仁9克，红花12克，土鳖虫6克。

制用方法：将上药研成末，用75%酒精浸湿，1小时后加适量的蓖麻油调成糊状备用。将备用的栀红膏涂于纱布贴敷患处，用胶布固定即可，隔日换药 1 次。5～6 次为 1 个疗程。

主治：腱鞘炎。

附记：笔者采自民间方，屡用有效。

4．复方干姜膏（腱鞘炎膏）

穴位：阿是穴（患处）

药物组成：干姜 4.5 克，炒草乌 24 克，肉桂 30 克，香白芷 90 克，煅南星 30 克，炒赤芍 10 克，没药 30 克，乳香 15 克，细辛 15 克，炒大黄 4.5 克。

制用方法：上药共研细末，再加入麝香 3 克（也可用冰片代替），混匀后，用凡士林调成糊膏状，密贮备用。贴敷时取药膏适量贴于患处压痛最明显的部位，上盖油纸，纱布包扎即可。隔日换敷 1 次。

主治：腱鞘炎。

附记：引自《中国灸法集粹》。

5．复方山栀膏

穴位：阿是穴（患处）

药物组成：生山栀 30 克，连翘 15 克，炒乳香、炒没药各 6 克，共研细末。

制用方法：外敷时用鸡蛋清、白面、白酒将药面调成糊状，平摊在布上（约 0.5 厘米厚），贴敷患处。每日换药 1 次。一般轻症、新病贴敷 1 次，重症、久病连贴 5 次即愈。

主治：腱鞘炎，跌打损伤。

附记：引自《中医外治经验选》。

6．徐长卿酊

穴位：肿块处

药物组成：徐长卿全草（干品）200 克，50% 的酒精 500ml。

制用方法：将徐长卿全草浸入 50% 的酒精中，10 天后即可使用。局部常规消毒，然后用不锈钢针穿刺囊肿如梅花样，力求把囊肿刺透；接着把徐长卿酊剂棉球湿敷，加盖敷料并用胶布固定，如果将要干燥则再加入药液，并经常使棉球保持一定的湿度。隔口针刺囊肿 1 次，依上法湿敷，7 日之内囊肿即可完全消失，皮肤不留任何痕迹。

主治：腱鞘囊肿，寒凝痰湿瘀阻型。

附记：引自《当代中药外治临床大全》。

7．白芥子糊

穴位：阿是穴（患处）

药物组成：白芥子适量，砂糖少许。

制用方法：将白芥子捣成碎末，放入 1/10 砂糖混匀，加温开水调成稠糊状。视患处大小取 1 块胶布，在胶布中央剪一同患处相等的圆孔，把胶布贴敷于皮肤上，其孔正对阿是穴（即疼痛部位）。取适量药糊放入胶布孔内阿是穴上，上盖消毒纱布，外用胶布固定。贴敷 3～5 小时局部有烧灼感或蚁行感时，去掉。

主治：腱鞘炎。

附记：引自《百病外贴疗法》。

8. 乌头糊

穴位：阿是穴（患处）

药物组成：生川乌、生草乌、肉桂、细辛、血竭、地鳖虫、红花、青皮、生大黄、皂角各 15 克，冰片 10 克，黄酒适量。

制用方法：将上药共研细末，入瓶密封备用。视患处取药末 2 克，用黄酒调成糊状，外敷患处，用纱布、绷带包扎固定。

主治：腱鞘炎。

附记：引自《百病外贴疗法》。

9. 消肿止痛膏

穴位：阿是穴（患处）

药物组成：马钱子、制乳香、制没药、生甘草各 90 克，生麻黄 120 克。

制用方法：上药共研细末，用凡士林调成糊状。用时取药膏适量，贴敷患处，上盖纱布，胶布固定。3 天换药 1 次，连续贴敷 1～2 个月。

主治：腱鞘囊肿。

附记：引自《穴位贴敷治百病》。

【医生建议】

1. 腱鞘炎和腱鞘囊肿的产生大多由于长期保持某一体位，并进行重复性的某一动作，肌腱和腱鞘之间经常发生摩擦，以致水肿、纤维性变，最终导致疾病产生。中药外治当选擅长流通气血、性烈味厚之品，如乳香、没药被清代医家张锡纯称为"流通经络之要药"，川乌、草乌辛热味苦，擅长温通经络止痛等，是治疗腱鞘炎、腱鞘囊肿的常用药。《内经》指出"在筋守筋"，故取局部腧穴采用贴敷法，可起到活血散结，疏调经筋的作用。

2. 腱鞘炎、腱鞘囊肿患者应当注意工作时的正确姿势，避免关节的过度劳损，定时休息，如电脑工作中每工作半小时后注意改变体位，活动颈肩腕肘，使紧张的肌肉、韧带暂时放松，有助于缓解病痛或避免病情加重。

第十一节、肱骨外上髁炎

【病证概述】

肱骨外上髁炎属中医"伤筋"的范畴，一般起病缓慢，常反复发作，无明显外伤史，多见于从事旋转前臂和屈伸肘关节的劳动者，如木工、钳工、水电工、矿工及网球运动员等。

病因主要为慢性劳损。前臂在反复地做拧、拉、旋转等动作时，可使肘部的筋脉慢性损伤，迁延日久，气血阻滞，脉络不通，不通则痛。肘外部主要归手三阳经所主，故手三阳经筋受损是本病的主要病机。

【辩证分析】

本病主症为肘关节活动时疼痛，有时可向前臂、腕部和上臂放射，局部肿胀不明显，有明显而固定的压痛点，肘关节活动不受限。

若肘关节外上方（肱骨外上髁周围）有明显的压痛点，属手阳明经筋病证（网球肘）；若肘关节内下方（肱骨内上髁周围）有明显的压痛点，属手太阳经筋病证（高尔夫球肘）；若肘关节外部（尺骨鹰嘴处）有明显的压痛点，为手少阳经筋病证（学生肘或矿工肘）。

【治疗方法】

1. 活血通络散

穴位：曲池、手三里、肘髎、阿是穴

药物组成：血竭150克，冰片2克，乳香、没药、红花各25克，朱砂、儿茶各20克。

制用方法：烘干，共研极细末，收贮于瓷瓶中备用。用时取上述药末适量，以酒调成糊状，敷于曲池、手三里、肘髎和阿是穴，外贴代温灸膏，每日1换，7日为1个疗程。

主治：肱骨外上髁炎。

附记：引自《民间简易疗法》。

2. 腱鞘炎膏

穴位：阿是穴

药物组成：干姜 4.5 克，炒草乌 24 克，肉桂 30 克，香白芷 90 克，煨南星 30 克，炒赤芍 10 克，没药 30 克，乳香 15 克，细辛 15 克，炒大黄 4.5 克。

制用方法：上药共研细末，再加入麝香 0.3 克（也可用冰片代替），混匀后，用凡士林调成糊膏状，密贮备用。贴敷时取药膏适量贴于患处压痛最明显的部位，上盖油纸，纱布包扎即可。隔日换敷 1 次。

主治：肱骨外上髁炎。

附记：引自《中国灸法集萃》。

3．消痛贴

穴位：阿是穴

药物组成：麻黄、生半夏、生天南星、白芥子各 100 克，生草乌、生川乌、白芷、细辛、桃仁、红花各 60 克，血竭 40 克，吴茱萸 80 克，麝香 2 克，冰片 70 克。

制用方法：将上药研为细末，过 100 目筛后，用蜂蜜为基质，将其搅拌成糊状，置罐中备用。用时取药膏适量，摊在棉纸上，均匀敷于患肘部最明显压痛处，外用绷带包扎固定，每日更换 1 次，7 次为 1 疗程。

主治：肱骨外上髁炎。

附记：引自《图解贴敷疗法》。

4．斑雄粉

穴位：阿是穴

药物组成：斑蝥 1 份，雄黄 3 份。

制用方法：将上药按比例研为细末，置罐中备用。治疗时以斑雄粉少许，用蜂蜜将其搅拌成糊状，如绿豆大小，均匀敷于患侧肘部最明显压痛处，以胶布固定，8～24 小时起泡后揭去胶布。如局部水泡较小者，5～7 天可自行吸收；水泡较大者，可用消毒三棱针穿刺排液，防止感染。约 1 周后创面愈合，可重复治疗。

主治：肱骨外上髁炎。

附记：引自《图解贴敷疗法》。

【医生建议】

肱骨外上髁炎多见于网球运动员，因此又称"网球肘"，中医称为"肘劳"，主要由于手腕及手指背向伸展的肌肉过度重复用力而引起，外治方法有很好的疗效。急性期表现为严重红、肿、痛，早期贴敷以凉血活血为主，中后期以温通化瘀为主。除治疗手段外，要注重休息，找出受伤的原因，改变运动的方式，有助于早日康复。

第十二节、跌打损伤

【病证概述】

跌打损伤是指四肢关节或躯体部的软组织（如肌肉、肌腱、韧带、血管等）损伤，而无骨折、脱臼、皮肉破损等情况。临床主要表现为损伤部位疼痛肿胀和关节活动受限，多发于腰、踝、膝、肩、腕、肘、髋等部位。

多由剧烈运动或负重持重时姿势不当，或不慎跌仆、牵拉和过度扭转等原因，引起某一部位的皮肉筋脉受损，以致经络不通，经气运行受阻，瘀血壅滞局部而成。

【辩证分析】

主症为损伤部位疼痛，关节活动不利或不能，继则出现肿胀，伤处肌肤发红或青紫。兼见皮色发红多为皮肉受伤，青色多为筋伤，紫色多为瘀血留滞；新伤疼痛肿胀，活动不利者，为瘀血阻滞；若陈伤每遇天气变化而反复发作者，为瘀血阻络，寒湿侵袭。

【治疗方法】

1. 紫黄膏

穴位：患处

药物组成：紫荆树根皮1000克，大黄400克，儿茶100克，无名异200克，红花100克，蜂蜜适量。

制用方法：将前5味药共研细末，细罗过筛，然后加入蜂蜜适量调匀成软膏状，收贮备用。用时取药膏适量外敷患处，外以纱布盖上，胶布固定。每日或隔日换药1次，至愈为度。

主治：跌打挤压伤所致皮下瘀血。

附记：引自1984年《四川中医》（1）。

2. 消肿散

穴位：阿是穴（患处）

药物组成：杏仁、栀子各5克，红花、蝉蜕各1克。

制用方法：上药共研细末，贮瓶备用。用时取药粉适量，以蜂蜜调匀贴敷伤处（其厚 2～4 毫米），用纱布或绷带固定。隔日换药 1 次。

主治：跌打肿痛。

附记：引自 1984 年《四川中医》（3）。敷用剂量视其患处面积大小而定。

3. 活血消肿散

穴位：阿是穴（患处）

药物组成：血竭、大黄、黄柏各150克，土鳖虫、广木香各100克，乳香、没药、儿茶、生川乌各50克。

制用方法：上药分别研细末，再加冰片 30 克混合拌匀，贮瓶备用，勿泄气。用时取药粉适量，以醋调和成糊状，伤在 24 小时之内者，直接将药敷于患处，如已超过 24 小时者，须将药加热并入少许白酒再敷，最后用纱布，绷带包扎固定。隔日换药 1 次。

主治：血肿。

附记：引自 1986 年《四川中医》（6）。用药前应先进行手术复位推拿后，然后敷药为宜。

4. 活血膏

穴位：阿是穴（患处）

药物组成：轻粉 20 克，红粉 5 克，乳香、没药各 20 克，儿茶 10 克，血竭 20 克，黄丹、蜂腊各 100 克，头发、蛇蜕各 10 克，香油 400 克，麝香 1 克，冰片 5 克。

制用方法：香油煮沸，入蛇蜕、头发炸枯（过滤）加入黄丹，此为活血膏油，加入轻粉、红粉、乳香、没药、儿茶、血竭六味细粉搅拌均匀。再加入麝香，冰片细粉，充分搅匀即成膏。收贮备用。每用少许，敷于患处。

主治：跌打损伤，兼治痈疽未破或久不收口者。

附记：引自《中药制剂手册》。

5. 破瘀膏

穴位：阿是穴（患处）

药物组成：生姜 50 克，赤芍、杜仲、红花、牛膝、川芎各 15 克，天麻 25 克，续断 1.5 克，五加皮 10 克，草乌 15 克，桂枝 10 克，当归 25 克，狗脊 10 克，土鳖虫 25 克，川乌 15 克，木瓜 50 克，乳香、朱砂、旱三七、冰片、没药、珍珠各 15 克，血竭 50 克，自然铜 25 克，麝香 15 克。

制用方法：先将乳香、没药、血竭、自然铜、三七、冰片、珍珠、麝香、川芎共研细粉，余药用香油 1500 克炸枯、去渣，炼至滴水成珠，下黄丹

900 克，搅匀成膏。入前细粉和匀，摊膏每帖 50 克重。外敷患处。

主治：跌打损伤，肿胀、疼痛。

附记：引自《外科正宗》。

6．双柏散

穴位：阿是穴（患处）

药物组成：黄柏 500 克，侧柏叶 1000 克，蒲黄 250 克，泽兰 500 克，薄荷 50 克。

制用方法：上药共研细末，贮瓶备用。每取药末适量，以鸡蛋清调敷患处。

主治：跌打瘀血肿痛。

附记：引自《外治汇要》。此为河南中医学院验方。

7．活血消肿膏

穴位：阿是穴（患处）

药物组成：生木瓜、生大黄、地鳖虫、天花粉、蒲公英、干橘叶、栀子仁、乳香、没药各50克。

制用方法：上药焙干共研细末、过筛，用凡士林调和成软膏状，瓶装备用（不需高压消毒）。每取药膏适量均匀涂布在敷料上，覆盖在患处，以胶布或绷带固定，2～3 天换药 1 次，4～6 天为 1 疗程。

主治：局部血肿。

附记：引自 1987 年《广西中医药》（5）。

8．跌打红英膏

穴位：阿是穴（患处）

药物组成：红花粉、蒲公英粉各 120 克，栀子粉 150 克，樟脑醑 90 克，松节油 360 克，羊毛脂 60 克，甘油、凡士林各 50 克。

制用方法：取羊毛脂、凡士林烘热使熔，然后加入甘油、松节油及樟脑醑搅匀，最后将上述中药粉掺入调匀，即成。使用时将药膏直接涂敷患处，外以油纸或塑料纸盖上，纱布包扎固定。每天换药 1 次。

主治：跌打损伤。

附记：引自 1981 年《江苏中医杂志》（3）。

9．跌打散（膏）

穴位：阿是穴（患处）

药物组成：全当归、川红花各 30 克，生大黄、乳香（去油）各 15 克，白芷 12 克，瓜儿血竭、没药（去油）各 9 克，儿茶 6 克，朱砂、肉桂、明雄黄、广三七各 3 克，当门子麝香、冰片各 1．2 克。

制用方法：朱砂水研以无声为度备用；当归、红花、生大黄、白芷、肉桂晒干共研细末，过筛和匀；乳香、没药、冰片、雄黄、三七、儿茶、血竭分别研细末备用。以上各药和匀，再研极细粉，然后兑入麝香和匀、稍研，密贮置干燥处。凡有内伤（内有损伤），气滞血瘀腹痛者，用热黄酒或健康小儿小便冲服，每次 6 克，每日服 3 次。凡外伤者用好白酒调和外敷伤处包扎之，或用蜂蜜调敷，亦可干撒之。

主治：跌打损伤。

附记：引自 1981 年《广西中医药》（5）。除乳香、没药后味外，均要生晒，切勿见火。

【医生建议】

1．跌打损伤为临床常见病，中药贴敷能够起到活血化瘀、消肿止痛的作用，根据其临床分期不同，外敷中药也应有所不同。

2．如果软组织损伤日久，必然导致瘀血痹阻脉络，虽然肿胀不十分明显，但仍有疼痛和功能障碍等，治疗当以活血化瘀、通络止痛为主要治疗原则。

3．关节外伤后切忌立即用热毛巾敷，应该用冷水或者冰块冷敷 15 分钟。急性损伤除外敷中药治疗外，还应抬高肢体，利于静脉回流，瘀血消散。